U0874863

高等教育医药院校信息技术类系列教材

数据库原理及医学应用

主编　尚文刚　赵　云

科学出版社
北　京

内 容 简 介

本书强化理论知识与应用开发的结合，重视知识的实用性，围绕数据库原理，贴近实际应用。本书共 11 章，以医疗门诊数据库为主要案例，采用 SQL Server 2022 为实验环境，将内容组织为四部分：第 1 章至第 3 章，介绍数据库的基本概念和创建方法；第 4 章至第 5 章，介绍关系数据库结构化 SQL 语言和数据库编程技术；第 6 章至第 7 章，介绍关系数据理论和数据库系统设计；第 8 章至第 11 章，介绍数据库的并发与恢复、数据库的安全、数据库性能调优、数据库新技术。

本书可作为医药院校本科数据库课程的教学用书，也可作为从事计算机专业的科研人员、工程人员的技术参考书。

图书在版编目（CIP）数据

数据库原理及医学应用 / 尚文刚, 赵云主编. -- 北京 : 科学出版社, 2025. 7. --（高等教育医药院校信息技术类系列教材）. -- ISBN 978-7-03-082452-3

Ⅰ. R319

中国国家版本馆 CIP 数据核字第 2025C66S53 号

责任编辑：吕燕新　李程程 / 责任校对：赵丽杰
责任印制：吕春珉 / 封面设计：东方人华平面设计部

科学出版社 出版
北京东黄城根北街 16 号
邮政编码：100717
http://www.sciencep.com

三河市良远印务有限公司印刷
科学出版社发行　　各地新华书店经销
*
2025 年 7 月第　一　版　　开本：787×1092　1/16
2025 年 7 月第一次印刷　　印张：16 1/2
字数：392 000

定价：59.00 元

（如有印装质量问题，我社负责调换）
销售部电话 010-62136230　编辑部电话 010-62135397-2032

版权所有，侵权必究

编　委　会

主　编　尚文刚　赵　云

副主编　刘云鹤　郑先容　苏传琦　吴应江

编　委　（以姓氏笔画为序）

丘文峰　向　函　刘云鹤　苏传琦　李　闵

吴应江　张春明　尚文刚　周　融　庞土健

郑先容　赵　云　梁丹凝　韩成虎

秘　书　韩成虎

前　言

数据库技术产生于20世纪60年代末，经过50多年的迅猛发展，已经形成了完整的理论与技术体系，并成为计算机技术中的重要分支，其广泛地应用于各行各业，是信息科学技术领域的重要基础。

随着云计算、大数据、人工智能等技术的快速发展，数据库技术在研究、管理和应用数据领域成为备受瞩目的核心技术，在医学领域的应用也越来越广泛，因此很多医药院校开设了医药信息技术应用类本科专业，如医学信息工程学、信息管理与信息系统、数据科学与大数据处理、智能医学工程等。这些专业均将数据库技术列为专业的核心课程学习的内容，专业在开设初期基本采用理工类教材，未能充分结合医学学科特色进行教学内容的整合与创新。随着"新工科"建设进一步推进，如何培养医工融合的信息化人才，除了做好课程体系设置外，教材建设也是很重要的一个环节。为确保本书的质量，本书编委会由医药院校具有丰富的数据库教学及实践经验的专家和医疗信息化行业从业多年的技术专家组成，专家们共同研讨教材编写思路、制定教材大纲，本书凝聚了集体的智慧。

本书共11章，以医疗门诊数据库为主要案例，采用SQL Server 2022为实验环境，将内容组织为四部分。第1章主要介绍数据库系统涉及的基本概念、特点、组成、结构及应用等，第2章和第3章分别主要介绍数据模型和关系数据库；第4章和第5章，介绍关系数据库结构化SQL语言和数据库编程技术，在编写上注重理论知识和应用开发的结合；第6章和第7章，介绍关系数据理论和数据库设计，关系数据理论是数据库设计的重要理论之一，关系数据理论较抽象，数据库设计对知识和能力的综合运用要求非常高，在编写上结合案例，有重点，有层次，内容循序渐进，知识实用性强；第8章至第11章，介绍数据库的并发与恢复、数据库的安全、数据库性能调优、数据库新技术，这一部分内容在编写上注重数据库技术在医疗信息化领域的应用，以及数据库技术实际应用能力的培养要求，尽量做到理论和实际应用相结合。本书从医疗信息化领域的实际应用场景，抽取了多个案例，如医疗门诊数据库、医疗门诊预约数据库、药库数据库等，有助于医药类学生加深医药学知识与数据库相关知识的融合，使其既能掌握SQL Server数据库技术，又能熟悉企业广泛应用的SQL Server数据库技术。本书中标注星号（*）的章节为选讲内容。

本书由广东医科大学尚文刚、赵云任主编，具体编写分工如下：第1章由赵云编写，第2章由韩成虎、吴应江编写，第3章由郑先容编写，第4章由李闵编写，第5章由向函、丘文峰编写，第6章由苏传琦编写，第7章和第10章由刘云鹤、庞土健编写，第8章由周融、梁丹凝编写，第9章由尚文刚编写，第11章由张春明编写。

在本书的编写过程中，编者查阅了国内外大量数据库教材、专著、论文等资料，力求将数据库领域的新理论、新技术和新方法纳入本书，使之既包括数据库系统的基本理论、概念和技术，也能够反映数据库应用领域的最新进展。但是，由于编者学识有限，书中不足之处在所难免，真心希望使用本书的老师和同学不吝指教。

前言

目　　录

第 1 章　数据库系统概论

近年来，计算机科学技术发展迅速，而数据库技术是计算机科学技术发展较快的领域之一，也是应用较广的技术之一，更是信息系统的核心技术和重要基础。数据库技术研究和解决计算机信息处理过程中大量数据如何有效地组织、存储、管理和检索等问题，以及如何更好地实现数据共享、保障数据的安全和高效地检索、处理数据。医疗行业是数据库技术使用较广和普及较快的一个领域。随着新技术的不断出现，医学数据库开发和使用呈现蓬勃发展的新局面，为促进人类医学研究水平的发展，发挥着重要的作用。本章主要介绍数据库的基本概念、数据管理技术的发展过程、数据库系统的特点、数据库系统的组成、数据库系统的结构及数据库技术在医疗行业中的应用等内容。

1.1　数据库技术概述

在信息管理自动化程度日益提高的今天，数据库技术越来越多地渗透到人们日常工作和生活的各个方面，数据库技术的核心目标是高效、安全地管理大量数据，并提供可靠的数据检索、更新和维护功能。

1.1.1　数据库的基本概念

1. 数据

数据（data）是数据库中存储的基本对象，是描述事物的符号记录。计算机中的数据有多种形式，可分为两大类：一类是能够参与数值运算的数值型数据，是数据的一种传统和狭义的理解，如数字 98、−390、¥756、学生成绩、年龄等；另一类是不能参与数值运算的非数值型数据，种类很多，是数据的广义理解，如文字、图形、图像、声音、视频等。

在日常生活中，人们可以通过自然语言（如汉语）来描述事物。例如，可以这样来描述一位同学的基本情况：王一同学，男，2005-10-15 出生，广东人，计算机学院学生，2023 年入学。在计算机中要描述一个事物，通常采用一组数据，组成一个记录，如描述上述学生基本情况可以表达为

（王一，男，2005-10-15，广东，计算机学院，2023）

即把学生的姓名、性别、出生日期、出生地、所在院系、入学年份等组织起来，构成一个记录，这个记录就是描述学生的数据，是有结构的数据。

数据库中数据的表现形式并不能完全表达其内容，需要经过解释。例如，2023 是一个数字，可以代表入学年份，也可以代表毕业年份，还可以代表某个专业的人数等。数据库中的数据与其解释是不可分的，数据的解释是指对数据含义的说明，数据的含义称为数据语义。

2.· 数据库

数据库（database，DB），顾名思义，就是存储数据的仓库。人们收集和抽取一个应用所需的数据后，将其保存，以供加工处理和进一步的使用。现在人们借助计算机和数据库管理技术将大量的复杂数据，按照一定的格式保存在计算机存储设备中，以便于高效管理和充分利用这些宝贵的数据资源。

严格地讲，数据库是长期存储在计算机内的、有组织的、可共享的数据集合。数据库中的数据按一定的数据模型组织、描述和存储，具有较小的冗余度、较高的数据独立性和易扩展性，并可为各种用户共享。

3. 数据库管理系统

数据库管理系统（database management system，DBMS）是用户与操作系统之间的用于科学地组织和存储数据、高效地获取和维护数据的系统软件。它对数据库进行统一的管理和控制，以保证数据库的安全性和完整性。用户通过数据库管理系统访问数据库中的数据，数据库管理员通过数据库管理系统进行数据库的维护工作。数据库管理系统和操作系统性质相同，属于计算机的系统软件。它的主要功能包括：数据定义，数据操作，数据库的运行管理，数据组织、存储与管理，数据库的保护，数据库的维护，通信等。目前常用的关系数据库管理系统有 Oracle、SQL Server、MySQL 和 PostgreSQL 等，国产数据库管理系统有人大金仓（KINGBASE）、达梦（DM）和南大通用（GBASE）等。

4. 数据库系统

数据库系统（database system，DBS）是引入了数据库的计算机信息系统，是由计算机软硬件和数据资源共同组成的系统，目的是实现有组织地、动态地存储大量关联数据，以方便多用户对数据进行访问。目前，数据库已经成为现代信息系统的重要组成部分，具有数百吉字节（gigabyte，GB，2^{30}B）、数百太字节（terabyte，TB，2^{40}B），甚至千万亿字节（petabyte，PB，2^{50}B）的数据库已经普遍存在于经济、政务、国防等领域的信息系统中。各类管理信息系统（management information system，MIS）、办公信息系统（office information system，OIS）、计算机集成制造系统（computer integrated manufacturing system，CIMS）、地理信息系统（geographical information system，GIS）、Web 应用系统等都是使用了各类数据库技术的计算机应用系统。

1.1.2 数据管理技术的发展过程

随着计算机软件、硬件与网络技术快速发展，人们对数据处理的要求不断提高，数据管理技术也不断改进。数据管理的水平是和计算机硬件、软件的发展相适应的，随着计算机技术的发展，数据管理技术经历了人工管理阶段、文件系统阶段、数据库系统阶段、高级数据库系统阶段 4 个阶段。

1. 人工管理阶段

20 世纪 50 年代中期以前，计算机主要用于科学计算。在硬件方面，计算机的外存只有磁带、卡片、纸带，没有磁盘等直接存取的存储设备，存储量非常小。在软件方面，没有操作系统，没有高级语言，数据处理的方式是批处理，即机器一次处理一批数据，直到运算完成为止，然后才能进行另外一批数据的处理，中间不能被打断，原因是此时的外存（如磁带、卡片等）只能顺序输入。人工管理阶段具有如下特点。

（1）数据不保存。因为没有类似磁盘等直接存储设备，计算机主要用于科学计算，一般不需要将数据长期保存，只是在计算某一个任务时将数据输入，不仅原始数据不保存，结果也不保存。

（2）数据完全依赖于程序并由应用程序管理。没有相应的软件系统负责数据的管理工作，这个时期应用程序中不仅要规定数据的逻辑结构，而且要设计物理结构，因此程序员负担很重。

（3）数据不具有独立性。当数据的逻辑结构或者物理结构发生变化后，必须对应用程序做相应的修改，进一步加重了程序员负担。

（4）数据不共享、冗余度大。数据是面向应用的，一组数据只能对应一个程序。当多个应用程序涉及某些相同的数据时，由于必须各自定义，无法互相参照，程序与程序之间有大量的冗余数据。

2. 文件系统阶段

20 世纪 50 年代后期至 60 年代中期，数据管理技术发展到文件系统阶段。此时的计算机不仅用于科学计算，还用于管理。外存储器有了磁盘等直接存取的存储设备。在软件方面，操作系统中已有了专门的数据管理软件，称为文件系统。从处理方式上讲，系统不仅支持文件批处理，而且能够联机实时处理。文件系统阶段具有如下特点。

（1）数据可以长期保存在磁盘上。由于计算机大量用于数据处理，数据需要长期保存在外存储器上反复进行查询、修改、插入和删除等操作。

（2）由文件系统管理数据。文件系统将数据组织成相互独立的数据文件，利用“按文件名访问，按记录进行存取”的管理模型，实现了记录内部的结构性，但整体无结构。程序和数据之间由文件系统提供存取方法进行转换，使应用程序和数据之间有了一定的独立性。

（3）数据共享性差，冗余度大。文件和文件之间是相互独立的，文件之间的联系必须通过程序构造。每一个文件都是为特定的应用程序设计的，当不同的应用程序具有相同的数据时，也必须各自建立文件，而不能共享相同数据，数据冗余度大。

（4）数据独立性差。文件结构的设计仍然是基于特定的应用服务，程序仍然是基于特定的物理结构和存取方法编制的，因此，数据的存储结构和程序之间的依赖关系并未根本改变。当数据的存储结构改变时，必须修改相应的应用程序。

文件系统阶段相比人工管理阶段数据管理技术有了长足的进步，但文件系统提供的存取方法和数据管理仅仅是初级水平。这个阶段中得到充分发展的各种数据结构和算法等大大丰富了计算机科学，也为数据库技术的发展奠定了基础。

3. 数据库系统阶段

20 世纪 60 年代后期以来，计算机用于管理的规模越来越大，应用也越来越广泛，数据量急剧增长，同时多种应用、多种语言互相覆盖数据集合的要求越来越强烈。在这个阶段硬件已有大容量磁盘，磁盘的使用极大地改变了数据处理的方式。随着硬件价格的下降和软件价格的上升，编制和维护应用程序所需的成本相对增加；数据处理方式上，联机实时处理需求增大，开始提出和考虑分布式处理。数据管理技术从文件系统到数据库系统有一个质的变化，大致可以分为以下几个阶段。

（1）20 世纪 60 年代末期，随着磁盘的出现，层次数据模型被开发出来，1969 年美国国际商业机器公司（International Business Machines Corporation，IBM 公司）研发的数据库管理系统产品，用层次结构来表示数据和数据之间的联系，因此也可以说该系统支持的是层次数据模型。

（2）20 世纪 70 年代初，美国数据系统语言协会下属的数据库任务组（database task group，DBTG）对数据库方法进行了系统的研究，发展了数据库技术的很多概念、方法，提出了任意数据之间的联系方法，突破了层次结构的限制，因此将提出的新模型称为网状数据模型。可以说，20 世纪 70 年代是以 IBM 公司为代表的层次数据库和以 DBTG 为代表的网状数据库的鼎盛发展时期。层次数据库和网状数据库是面向专业人员的，要求使用人员有较高的技术水平和专业水平，使用起来比较困难。层次数据模型和网状数据模型也可以看作是第一代数据库系统。

（3）自 1970 年以来，IBM 公司 San Jose（圣何塞）研究室的研究员 Codd（科德）发表了一系列论文，定义了关系模型和在关系模型中查询数据的非过程化方法，开创了数据库关系方法和关系数据理论的研究，为关系数据库的发展和理论研究奠定了基础。Codd 因其所做的研究工作，于 1981 年获得了图灵奖。关系模型被提出后，在学术上很受重视，但因其性能不能和层次数据模型和网状数据模型相提并论，最初并没有实际的应用，直到 IBM 公司历时 6 年研发的关系数据库实验系统 System R 获得成功。1981 年基于 System R 原型的第一个关系数据库产品 SQL/DS 问世，关系数据库在性能上已经可以与层次数据模型和网状数据模型竞争，并简单易用，使得计算机可以自动完成更多的工作，以至于完全可以取代网状和层次数据库。在同一时期，多个商品化关系数据库问世，如 Oracle、IBM DB2、Ingres 等。可以说从 20 世纪 80 年代开始，关系模型在数据模型中独占鳌头，关系数据库取得了统治地位。关系数据库可以看作是第二代数据库系统。

在国内，20 世纪 70 年代就开始使用数据库的主要是政府机构、国防军事、气象预报、石油勘探等一些特殊的部门和行业。数据库技术真正得到广泛的推广和使用，可以说是从 20 世纪 80 年代初的 dBASE Ⅱ 开始的。

4. 高级数据库系统阶段

自 20 世纪 80 年代以来，关系数据库系统一直占据主流地位，有关数据管理和数据库的研究课题不断取得进展。

20 世纪 90 年代以来，随着互联网的爆炸式发展，数据库必须支持很高的事务处理速度，同时具有 24×7 的可用性，并行数据库、基于关系模型支持面向对象方法的关系对象模型数据库相继问世，如开放数据库技术和互联网上的 Web 数据库、支持移动应用的移动数据库等。

21 世纪以来，数据库系统中的数据类型迅速演变发展，半结构化的数据日益增加，可扩展标记语言（extensible markup language，XML）指一种使用简单标记来描述数据的脚本语言。它将页面的内容和展示分离，可标记不同类型的内容，使用样式表等技术确定如何把内容展示出来，是处理结构化文档的有力工具。

从谷歌（Google）公司 2003、2004、2006 年发表的经典三驾马车论文[《谷歌文件系统》（The Google File System）、《MapReduce：关于大型集群的简化数据处理》（MapReduce: Simplified Data Processing on Large Clusters）以及《Bigtable：结构化数据的分布式存储系统》（Bigtable: A Distributed Storage System for Structured Data）]开始，以 Hadoop 分布式系统基础架构开源生态为中心的大数据体系得到了蓬勃的发展，数据模型逐步由以表的主流形式来存储和查询关系型数据慢慢发展到以键值、列、文档、图等各种形式来存储和查询海量数据的非结构化查询语言（no structural query language，NoSQL）数据模型，关系数据库不再一枝独秀，非关系数据库技术应运而生。

NoSQL 采用更灵活的结构和分布式架构，能够支持更大的数据规模和更高的写入速度。然而，NoSQL 数据库牺牲了关系数据库强事务一致性和对复杂查询的处理能力，这对一些业务场景（如金融系统）是无法接受的。2011 年，数据库专家阿斯莱特（Aslett）提出了 NewSQL 数据库概念，用于描述一类新的数据库系统，这些系统通过创新的架构设计克服了传统关系数据库的可扩展性问题，同时保留了关系数据库查询语言和事务一致性的支持。

现代数据库系统不仅支持结构化数据管理，还可以高效处理对象存储（如图像、视频等）、知识图谱构建及语义推理等，相应的技术持续、交叉发展，很难再划分第 n 代数据库，人们把基于这些新技术的数据库应用称作高级数据库系统阶段。

1.1.3 数据库系统的特点

数据库技术经过 50 多年的发展，至今已经成为一门非常成熟的技术。当今数据库系统的技术深度与应用广度都远非昔日可比，其在数据管理、存储、操作以及维护等方面具有显著特点，这些特点使得数据库系统成为管理数据的强大工具，主要表现为如下方面。

（1）数据的独立性：数据库系统能够实现数据与应用程序的分离，使得应用程序无须关心底层数据的物理存储方式和逻辑实现形式，在 1.3.1 节进行详细介绍。

（2）数据的共享性：数据库系统允许多个用户和应用程序在同一时间访问和操作同一组数据，通过 DBMS 的控制和并发管理实现数据的共享，确保数据的一致性和完整性，有效地提升了系统的利用效率。

（3）数据的安全性和权限控制：数据库系统通过访问控制、加密和权限管理等机制，保护数据免受未授权访问或破坏，确保只有具备相应权限的用户或应用程序才能访问、修改或删除数据。

（4）数据的冗余控制：传统的数据存储方式往往会导致数据冗余，即同样的数据在多个地方重复存储。数据库系统通过规范化等技术减少数据的冗余，从而节省存储空间并降低数据不一致的风险。

（5）数据的持久性、高可用和数据恢复：数据库系统中的数据是持久化存储的，数据在事务成功提交后被永久保存，即使系统发生崩溃或意外关机，数据仍然可以通过备份或日志恢复机制快速恢复，有效地减少了数据的不可用时间。

（6）高效的数据检索和管理：数据库系统通过索引和优化器来加速数据查询，使得数据检索和管理更加高效。查询优化器根据查询语句生成最优的查询执行计划，提升系统的查询性能。

（7）支持复杂数据类型和操作：现代数据库系统不仅支持简单的数据类型（如整数、字符等），还支持复杂的数据类型（如数组、JSON、XML、地理空间数据等）。这些功能增强了数据库的表达能力，使得数据库技术能够适应更多的应用场景。

（8）分布式数据库管理：随着大数据和云计算等信息技术的发展，分布式数据库系统逐渐发展完善。它们允许将数据分布到多个物理节点上，为应用提供更高的性能、容错性和扩展性。例如，Google Spanner、Cockroach DB 等 NewSQL 数据库就是典型的分布式数据库系统。

（9）数据库系统支持扩展：包括垂直扩展（通过升级硬件增强计算和存储能力）和水平扩展（通过增加更多节点来分担数据和计算任务）。特别是现代分布式数据库和云数据库系统，支持跨服务器集群进行水平扩展。

信息技术发展日新月异，数据库系统在数据的管理方式、存储机制、用户访问方式等方面都实现了很大技术突破，使得数据库系统能够高效、安全、可靠地管理海量数据，并在现代信息系统中发挥核心作用。

1.2 数据库系统的组成

数据库系统一般由数据库、操作系统、数据库管理系统、应用系统及应用开发工具、数据库管理员（database administrator，DBA）等组成，其中，数据库管理系统是数据库系统的核心。数据库系统的组成如图 1-1 所示。

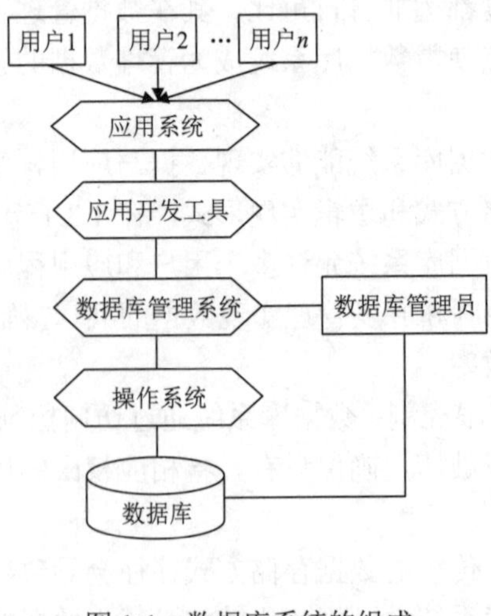

图 1-1 数据库系统的组成

1. 数据库

数据库是某一信息应用领域内与各项应用有关的全体数据的集合，可独立于应用、由数据库管理系统单独创建和维护。创建的数据库存储在磁盘等物理存储介质上，向应用系统提供数据支持。

2. 数据库管理系统

数据库管理系统是数据库系统最重要的系统软件，实现对数据库的管理与控制，为用户提供与数据库交互的接口，并负责数据的组织、存储及保障其安全性和完整性。

3. 应用开发工具

应用开发工具是以数据库管理系统为核心，为应用开发人员和最终用户提供的高效率、多功能的应用生成器、第四代语言等各种软件工具。它们为数据库系统的开发和应用提供了良好的、多功能的交互式环境。目前，典型的数据库应用开发工具有 Visual Studio Code、MyEclipse 和 Android Studio 等。

4. 应用系统

应用系统具体指为特定应用环境开发的数据库应用系统，如门诊预约挂号系统、药库管理系统等。

5. 数据库管理员

在数据库系统环境下有两类共享资源，一类是数据库，另一类是数据库管理系统软件。因此，需要有专门的管理机构来监督和管理数据库系统，数据库管理员的工作职责涵盖数据库的设计、配置、备份、恢复、安全管理、性能优化等多方面内容。数据库管理员是确保数据库系统稳定、高效和安全运行的关键角色，特别是在数据密集型和可用性要求高的企业应用中。数据库管理员的工作职责主要包括以下方面。

（1）数据库设计与架构。数据库管理员必须参与数据库设计的全过程，并与用户、应用程序员、系统分析员进行密切合作、协商，做好数据库设计和架构。

（2）数据库安全管理，帮助最终用户使用数据库系统。监控和防范数据库安全威胁，实施数据库访问控制，管理数据库用户及其权限，防止未经授权的访问。培训最终用户使用数据库系统，负责解决用户日常使用数据库系统遇到的问题。

（3）数据库系统运行管理和系统维护。监控数据库系统的运行状态、性能指标、日志文件等，及时发现并处理潜在问题，定期进行数据库维护。处理数据库系统的故障、错误和异常，并提供技术支持和问题解决方案。

（4）改进和重组数据库系统。数据库管理员根据系统运行情况，分析和优化数据库的性能，解决性能瓶颈；调整数据库配置、设计高效的索引策略等以提升数据库性能。

（5）转储和恢复数据库。为了减少硬件、软件或人为故障对数据库系统的破坏，数据库管理员必须制定并执行数据备份策略，定期进行数据库备份，同时制定数据恢复计划，当系统出现故障时，能够在最短时间将数据库恢复到正常状态。

（6）数据库升级与迁移。当用户的应用需求改变时，数据库管理员需要规划和执行数据库的版本升级、补丁安装等操作，负责数据库的跨平台迁移或跨版本迁移，确保数据完整性和系统兼容性。

数据库管理员在数据管理和维护中扮演着核心角色，以保障企业数据的安全、完整和高效。因此，数据库管理员必须具备广泛的技术知识和实践经验。随着数据量的爆炸性增长和数据库技术的不断演进，数据库管理员面临着越来越多的挑战和机遇。

6. *用户*

这里用户是指最终用户。最终用户通过应用系统的用户接口使用数据库,完成业务活动。常用的接口方式有浏览器、菜单驱动、表格操作、图形显示、报表书写等。

1.3 数据库系统的结构

数据库系统的结构从不同的角度和层次考察，可以进行不同的分类。从数据库应用开发人员角度看，数据库系统通常采用三级模式结构，这是数据库系统内部的结构。从数据库最终用户角度看，数据库系统的结构分为单用户结构、客户-服务器、浏览器-应用服务器-数据库服务器、并行数据库系统、分布式数据库系统等，这是数据库系统外部的体系结构。

1.3.1 数据库系统三级模式结构

一个可用的系统必须能高效地检索数据，这种对高效性的需求促使系统开发人员在数据库系统中使用复杂的数据结构来表示数据。为了简化用户与系统的交互，对用户屏蔽系统的复杂性，开发人员对系统进行了三层的数据抽象，如图 1-2 所示。

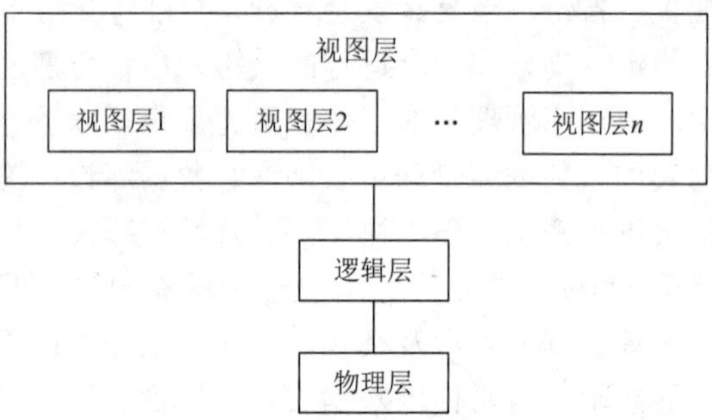

图 1-2 数据抽象的三个层次

（1）物理层：最低层次的抽象，描述数据在实际中如何存储，其详细描述了复杂的底层数据结构。

（2）逻辑层：中间层次的抽象，描述数据库中存储数据的类型以及这些数据之间的联系。逻辑层可通过少量相对简单的结构描述整个数据库。虽然逻辑层的简单结构的实现可能涉及复杂的物理层结构，但逻辑层的用户不必知晓其中的复杂性。这称为物理数据独立性。数据库管理员使用抽象的逻辑层时必须确定数据库中应该保存哪些信息。

（3）视图层：最高层次的抽象，只描述整个数据库的某个部分。尽管在逻辑层使用了相对简单的结构，但由于一个大型数据库中所存储信息的多样性，而只需要访问数据库的一部分，视图层抽象的存在正是为了使这些用户与系统的交互更简单。系统可以为同一个数据库提供多个视图。

随着时间的推移，信息会被插入或者删除，数据库也就会发生变化，特定时刻存储在数据库中的信息的集合称作数据库的一个实例。按数据不同的抽象层次，数据库系统具有三层模式。

1. 模式

模式对应着数据抽象的逻辑层，故又称为逻辑模式，是数据库中全体数据的逻辑结构和特征的描述，是所有用户的公共数据视图。它是数据库系统模式结构的中间层，既不涉及数据的物理存储细节和硬件环境，又与具体的应用程序、所使用的应用开发工具及高级程序设计语言无关。一个数据库只有一个模式。

2. 外模式

外模式对应着数据抽象的视图层，也称子模式或用户模式。它是数据库用户（包括应用程序员和最终用户）能够看见和使用的局部数据的逻辑结构和特征的描述，是与某一应用有关的数据的逻辑表示。外模式通常是模式的子集。一个数据库可以有多个外模式。由于外模式是各个用户的数据视图，如果不同的用户在应用需求、看待数据的方式、对数据保密的要求等方面存在差异，则其描述就是不同的。外模式是保证数据库安全性的一个有力措施。每个用户只能看见和访问所对应的外模式中的数据，数据库中的其余数据是不可见的。

3. 内模式

内模式对应着数据抽象的物理层，也称存储模式或物理模式。它是数据物理结构和存储方式的描述，描述数据在数据库内部的组织方式，一个数据库只有一个内模式。例如，记录的存储方式是堆存储还是按照某个（些）属性值的升（降）序存储，或按照属性值聚簇存储；索引按照什么方式组织，是 B+树索引还是哈希（Hash）索引；数据是否压缩存储，是否加密存储。

数据库模式和实例的概念可以通过与程序设计语言编写的程序进行类比来理解。数据库模式对应于程序中的变量声明以及与之关联的类型的定义。每个变量在特定的时刻会有特定的值，程序中变量在某一时刻的值对应于数据库模式的一个实例。

1.3.2 两级映像和数据的独立性

在这些模式中，因为程序员使用逻辑模式来构造数据库应用程序，从其对应用程序的影响来看，逻辑模式是最重要的一种模式。物理模式隐藏在逻辑模式之下，并且通常可以在不影响应用程序的情况下轻易更改。为了能够在系统内部实现这三个抽象层次的联系和转换，数据库管理系统在这三级模式之间提供了两层映像：外模式/模式映像和模式/内模式映像。正是这两层映像保证了数据库系统中的数据能够具有较高的逻辑独立性和物理独立性，如图 1-3 所示。

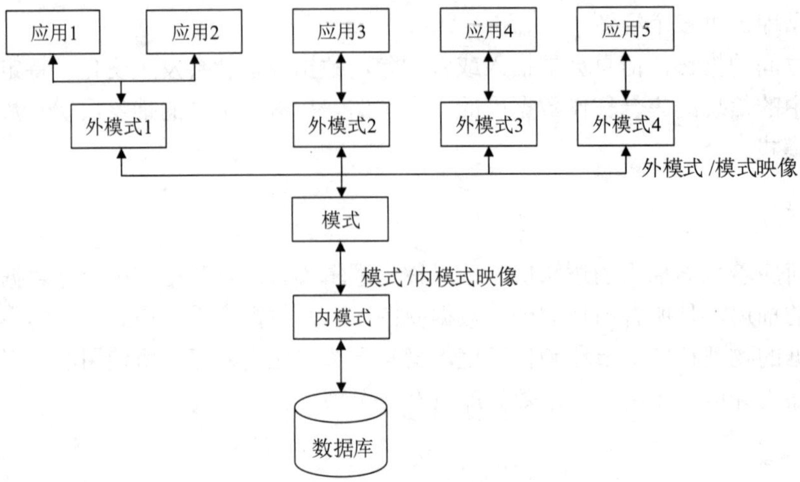

图 1-3 三级模式和两级映像

1. 外模式/模式映像

一个模式可以有任意多个外模式。对于每一个外模式，数据库系统都有一个外模式/模式映像，它定义了该外模式与模式之间的对应关系。这些映像定义通常包含在各自外模式的描述中。当数据库的模式改变时，如增加新的关系、新的属性、改变属性的数据类型等，数据库管理员对各个外模式/模式的映像做相应改变，可以使外模式保持不变。应用程序是依据数据的外模式编写的，因此应用程序不必修改，保证了数据与程序的逻辑独立性，简称数据的逻辑独立性。

2. 模式/内模式映像

数据库中只有一个模式，也只有一个内模式，所以模式/内模式映像是唯一的，它定义了数据全局逻辑结构与存储结构之间的对应关系。当数据库的存储结构改变时，如选用了另一种存储结构，数据库管理员对模式/内模式映像做相应改变，可以使模式保持不变，从而使应用程序也不必改变，保证了数据与程序的物理独立性，简称数据的物理独立性。

在数据库的三级模式结构中，数据库模式即全局逻辑结构，是数据库的中心与关键，它独立于数据库的其他层次。因此，设计数据库模式结构时应首先确定数据库的逻辑模式。

数据库的内模式依赖于它的全局逻辑结构，但独立于数据库的用户视图，即外模式，也独立于具体的存储设备。它是将全局逻辑结构中所定义的数据结构及其联系按照一定的物理存储策略进行组织，以达到较好的时间与空间效率。

数据库的外模式面向具体的应用程序，它定义在逻辑模式之上，但独立于存储模式和存储设备。当用户的应用需求发生较大变化，相应的外模式不能满足其视图要求时，该外模式就需要做相应改动，所以设计外模式时应充分考虑应用的扩充性。

特定的应用程序是在外模式描述的数据结构上编制的，它依赖于特定的外模式，与数据库的模式和存储结构独立。不同的应用程序有时可以共用同一个外模式。数据库的两级映像保证了数据库外模式的稳定性，从而从底层保证了应用程序的稳定性。

1.3.3 数据库系统的体系结构

数据库应用系统通常可以分为两个或者三个部分，如图 1-4 所示。较早一代的数据库应用系统采用两层体系结构，其中应用程序驻留在客户机上，通过查询语言语句来调用服务器上的数据库系统功能。当今的数据库应用系统普遍采用三层体系结构，客户机仅作为一个前端，它并不包含任何直接的数据库调用，Web 浏览和移动应用是目前普遍使用的应用客户端。前端与应用服务器进行通信，而应用服务器与数据库系统进行通信以访问数据。应用程序的业务逻辑，也就是说在何种条件下做出反应，被嵌入应用服务器中，而不是分布在多个客户机上。与两层的应用系统相比，三层结构的应用系统为应用提供了更高的安全性和更多的性能。

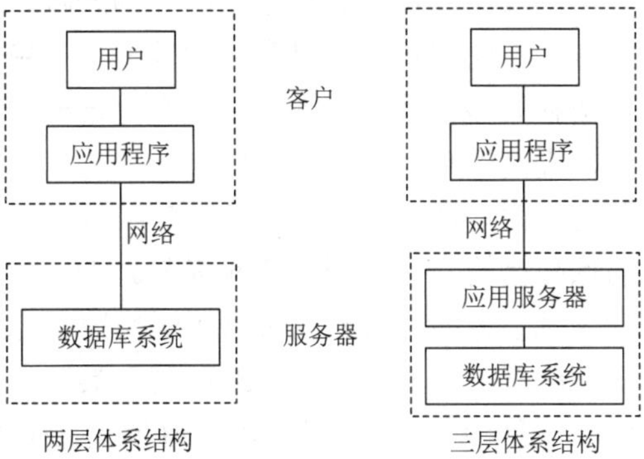

图 1-4 数据库系统体系结构

此外，数据库技术和并行计算技术相结合，产生了并行数据库系统，其核心思想是将数据和计算任务在多个处理单元上并行分布和执行，从而达到数据存储和处理的加速效果。并行数据库广泛应用于大规模数据处理和数据密集型应用中，如数据仓库、数据挖掘和联机事务处理（online transaction processing，OLTP）系统。数据库技术和网络计算技术相结合，产生了分布式数据库系统，其核心思想是将数据分布在不同的多个物理节点上进行存储和处理，从而提高系统的可扩展性、容错性和可用性。近年来随着大数据应用的飞速发展，云数据库系统（即将数据库部署和虚拟化在云计算环境下）应运而生，为企业数字化转型和业务创新提供了灵活的存储、处理和管理数据的能力。

1.4 数据库技术在医疗行业中的应用

随着我国经济的高速发展，人们对健康的重视程度不断提高，现代医院的建设对数据管理提出了更高的要求。医院信息系统（hospital information system，HIS）是指利用计算机软硬件技术、网络通信技术等现代化手段，对医院及其所属各部门的人流、物流、财流进行综合管理，对医疗活动各阶段中产生的数据进行采集、存储、处理、提取、传输、汇总、加工生成各种信息，从而为医院的整体运行提供全面的、自动化的管理及各种服务的信息系统。医院信息系统是现代化医院建设中不可缺少的基础设施与支撑环境，建设数字化医院是现代医院的一个必然趋势。

数字化医院建设是将传统的以人、财、物管理为主的模式，逐步转向面向管理、面向医疗、面向服务三位一体的管理模式，形成以患者就诊信息为主线，以电子病历为目标、以经济核算为核心，并与医院人、财、物管理相结合的管理型信息系统，为医院提供更好、更实用的系统解决方案，使医疗过程更加高效、有序、规范，使医院有序、健康地发展，给患者带来全新的就诊环境和更完善的医疗服务，从而提高医院各职能部门的工作效率和医院现代化管理水平。数据库技术是现代医院建设的基础，数据库技术实现了医疗卫生领域的各种数据有效地组织、存储、处理和管理，如患者管理、医疗诊断、医药管理、疫情监测等，是信息系统的核心。

随着人工智能、物联网、云计算、大数据等信息技术快速发展，以及医疗健康管理平台、医疗健康仪器设备等普及应用，医疗健康大数据呈爆炸式增长，基于医疗健康大数据的各种应用对医疗健康的基础工作模式带来了强烈的影响。

（1）在临床决策支持方面，医疗机构可以利用大数据分析患者的病史、症状、实验室检查资料、影像学检查资料等多种数据，为医生提供更精准的临床决策支持，从而可以更好地诊断和治疗疾病，提高治疗效果和医疗质量。

（2）在疾病预测和预防方面，通过分析大量的医疗数据，医生可以预测某些疾病的患病风险，并采取相应的预防措施，如早期筛查和提前介入。

（3）在新药研发和临床试验方面，大数据可以用于快速筛选新药研发和临床试验的受试者，提高了研究效率和质量。大数据可以帮助研发人员解密各类疾病的生物、衍生物信息或某种药物作用原理信息，将医药研发阶段中海量数据全部变成具有可读、可试、可用性质的各类知识，有效实现各类数据跨学科合理链接。

（4）在健康管理和健康教育方面，大数据可以帮助医生和患者更好地管理健康，从而提高自身健康水平。医生可以利用大数据分析患者的健康数据，为患者提供更为个性化的健康管理方案。患者也可以通过自我监测和数据分析，更好地管理自己的健康。

（5）在医学研究方面，大数据可以用于包括疾病的发病机制、治疗方案的研究、药物的副作用研究等，可以加速医学研究的进展，更好地服务于临床实践。

（6）在生物信息方面，海量的基因数据让医学界了解了相当多人类的祖源、个体特征、罹患疾病的可能性、基因缺陷、病变基因等知识，为疾病筛查、疾病诊断、精准治疗等提供了有效途径。

医疗健康大数据在医学中的应用非常广泛，可以提高医疗质量、改善医疗体验、推动医学研究和药物研发等。数据库是大数据技术中的重要组成部分，大数据技术的发展与数据库技术的不断改进密不可分，它们的结合使得大数据分析和存储任务变得更加简单、快捷、高效。

本 章 小 结

本章概述了数据库的基本概念，对数据库技术的发展进行了介绍，阐述了数据库系统的特点，重点介绍了数据库系统的三级模式和两级映像，这样的系统架构保证了数据库系统的物理独立性和逻辑独立性，简要介绍了数据库的三层体系结构，以及并行数据库、分布式数据库和云数据库。最后结合医疗的实际应用需求分析了数据库技术在医疗行业的应用。

习题 1

1. 简述数据、数据库、数据库管理系统、数据库系统的概念。
2. 简述数据管理技术的发展过程。
3. 简述数据库系统的特点。
4. 简述数据库系统的组成。
5. 数据库管理员的职责是什么？
6. 数据库系统如何保证数据的逻辑独立性和物理独立性？
7. 论述数据库系统的三层体系结构的特点。
8. 阐述并行数据库系统、分布式数据库系统和云数据库系统产生的技术背景。

第2章 数据模型

数据模型（data model）是数据库的核心和基础。本章主要介绍数据模型的概念、作用与组成要素，常见数据模型、概念模型的实体联系方法以及 PowerDesigner 数据建模软件和使用，为数据库设计打下坚实的基础。

2.1 数据模型概述

模型是现实世界特征的模拟与抽象，如一组建筑规划沙盘、精致逼真的飞机航模，都是对现实生活中事物的描述和抽象，见到它就会让人们联想到现实世界中的实物。数据模型也是一种模型，是现实世界数据特征的抽象，是严格定义的一组概念的集合，用于描述数据、数据结构以及数据在系统中的操作和约束规则。

2.1.1 数据模型的要素和作用

由于计算机不可能直接处理现实世界中的具体事物，因此人们必须事先把具体事物转换成计算机能够处理的数据，需要借助一个工具即数据模型，通过数据模型对现实世界中的人、事、物和概念来抽象、表示和加工处理。数据模型是数据库中用来对现实世界进行抽象的工具，是数据库中用于提供数据描述、数据组织和数据操作的形式构架，是现实世界的一种抽象模型，是数据库系统的基础，可以帮助用户理解和分析数据，实现对数据的有效管理和利用。

数据模型所描述的内容包括三个要素：数据结构、数据操作和数据完整性约束。

（1）数据结构。数据结构描述数据库的组成对象以及对象之间的联系，是所描述的对象的数据类型、内容、性质及数据之间联系等的集合。数据结构刻画了一个数据模型性质最重要的方面，因此在数据库系统中，人们通常按照数据结构的类型来命名数据模型。例如，层次结构、网络结构、关系结构的数据模型通常命名为层次模型、网络模型、关系模型。数据结构是对系统静态特性的描述。

（2）数据操作。数据操作是指对数据库中各种对象（类型）的实例（值）允许执行操作的集合，包括操作及有关的操作规则。数据模型必须定义这些操作的确切含义、操作符号、操作规则以及实现操作的语言。数据操作是对系统动态特性的描述。

（3）数据完整性约束。完整性规则是给定的数据模型中数据及其联系所具有的制约和依存规则，用以限定符合数据模型的数据库状态以及状态的变化，以保证数据的正确、有效和相容。

这三个要素共同组成了数据模型，不同的数据模型可以采用不同的数据结构、数据操作和数据完整性约束，以适应不同的应用需求。

数据模型应该反映和规定基于数据模型的数据库必须遵守的基本的完整性约束规则，并反映在 DBMS 上。例如，任何基于关系数据模型的关系数据库都要满足实体完整性和参照完整性。支持数据模型的 DBMS 还应该提供定义完整性约束的机制，以反映具体应用所涉及的数据必须遵守的特定的语义约束。

2.1.2 数据模型介绍

在开发实施数据库应用系统中需要使用不同的数据模型，数据模型包括概念数据模型（conceptual data model，CDM）、逻辑数据模型（logical data model，LDM）和物理数据模型（physical data model，PDM）。

概念数据模型也称信息模型，是指从用户的角度来对数据和信息建模，主要用于数据库设计。

逻辑数据模型主要包括层次模型、网状模型、关系模型、面向对象数据模型和对象关系数据模型、半结构化数据模型等，它是从计算机系统的角度对数据建模，主要用于数据库管理系统的实现。

物理数据模型是对数据最底层的抽象，它描述数据在系统内部的表示方式和存取方法，或在磁盘或磁带上的存储方式和存取方法，是面向计算机系统的。物理数据模型的具体实现是数据库管理系统的任务，数据库设计人员要了解和选择物理数据模型，最终用户则不必考虑物理级的细节。

这三个层次的数据模型相互关联，从概念到逻辑再到物理，逐步细化和具体化数据的表示和组织方式。每个层次的数据模型都有其特定的应用，可以根据具体需求选择适合的数据模型进行数据建模和设计。

1. 概念数据模型

概念数据模型是一种面向用户、面向客观世界的模型，主要用来描述现实世界的概念化结构。设计人员在数据库设计的初始阶段，摆脱计算机系统及 DBMS 的限制，集中精力分析数据组成和数据联系等方面的基础问题，建立概念数据模型。概念数据模型与具体的数据库管理系统无关。概念数据模型必须换成逻辑数据模型，才能在 DBMS 中实现。概念数据模型用于信息世界的建模，一方面应该具有较强的语义表达能力，能够方便直接表达应用中的各种语义知识；另一方面应该简单、清晰、易于用户理解。

概念数据模型中较著名的是实体-联系模型（entity relationship model，E-R 模型），由陈品山（Peter Chen）于 1976 年提出。该模型直接从现实世界中抽象出实体类型及实体间联系，然后用实体联系图（E-R 图）表示数据模型。设计 E-R 图的方法称为 E-R 方法，E-R 图是设计概念数据模型的有力工具，下面介绍相关的名词术语。

（1）实体。现实世界中客观存在并可相互区分的事物叫作实体。实体可以是一个具体的人或物，如药品、医疗仪器等，也可以是抽象的事件或概念，如购买一盒药品等。

（2）属性。实体的某一特性称为属性。例如，门诊数据库中医生实体有医生工号、医生姓名、医生职称、所在科室等属性。

（3）实体型。用实体名及其若干属性集合来表示同类实体，称为实体型。例如，患者编号、患者姓名、患者性别、出生日期、身份证号码、患者身份、患者联系电话就是一个表示患者的实体型。

（4）实体集。同类型实体的集合称为实体集，如某个科室所有的医生、所有的药品供应商等。

（5）码。能唯一标识一个实体的属性或属性集称为实体的码，如医生工号可以标识一个具体的医生，而医生姓名可能有重名，不能作为医生实体的码。

（6）域。属性值的取值范围称为该属性的域，如患者性别属性的域可定义为{男，女，未确定}。

（7）联系。在现实世界中，事物内部以及事物之间是有联系的，这些联系同样也要抽象和反映到信息世界中。在信息世界中，事物的联系将被抽象为实体型内部的联系和实体型之间的联系。实体型内部的联系通常是指组成实体的各属性之间的联系，实体型之间的联系通常是指不同实体集之间的联系。

两个实体型之间的联系有如下三种类型。

① 一对一联系（1∶1）。实体集 A 中的一个实体至多与实体集 B 中的一个实体相对应，反之亦然，则称实体集 A 与实体集 B 为一对一的联系，记作 1∶1。例如，一个临床科室只有一个主任，一个主任只能管理一个科室，主任和科室是一对一关系。

② 一对多联系（1∶n）。实体集 A 中的一个实体与实体集 B 中的多个实体相对应，反之，实体集 B 中的一个实体至多与实体集 A 中的一个实体相对应，记作 1∶n。例如，病房可住多个病人，一个病人只能住在一个病房，病房和病人是一对多关系。

③ 多对多联系（m∶n）。实体集 A 中的一个实体与实体集 B 中的多个实体相对应，反之，实体集 B 中的一个实体与实体集 A 中的多个实体相对应，记作 m∶n。例如，一个医生给多个患者看病，一个患者也可以找不同的医生看不同的病，医生和患者是多对多的关系。

实际上，一对一联系是一对多联系的特例，而一对多联系又是多对多联系的特例，可以用图形来表示两个实体型之间的这三类联系。

在 E-R 图中，使用如下图形表示实体、联系、属性。

矩形框：表示实体，在框中记入实体名。

菱形框：表示联系，在框中记入联系名。

椭圆形框：表示实体或联系的属性，将属性名记入框中。对于主属性名，则在其名称下画一条横线。

门诊系统就诊的 E-R 图如图 2-1 所示，具体 E-R 图设计方法参照后面的数据库设计章节。E-R 模型有两个明显的优点：一是接近人的思维，容易理解；二是与计算机无关，用户容易接受，因此 E-R 模型是数据库设计的重要方法。但是 E-R 模型只能说明实体间语义的联系，还不能进一步说明详细的数据结构。一般遇到一个实际问题，需要先设计一个 E-R 模型，然后再把 E-R 模型转换成计算机可以实现的数据模型。

2. 逻辑数据模型

逻辑数据模型是一种面向数据库系统的模型，是具体 DBMS 所支持的数据模型，以图形方式，通过数据和关系反映业务，此模型既要面向用户，又要面向系统，是业务人员进行信息技术处理的桥梁。数据库系统都是基于某种数据模型实现的。数据模型贯穿了数据库技术的整个发展过程，包括层次数据模型、网状数据模型、关系数据模型、半

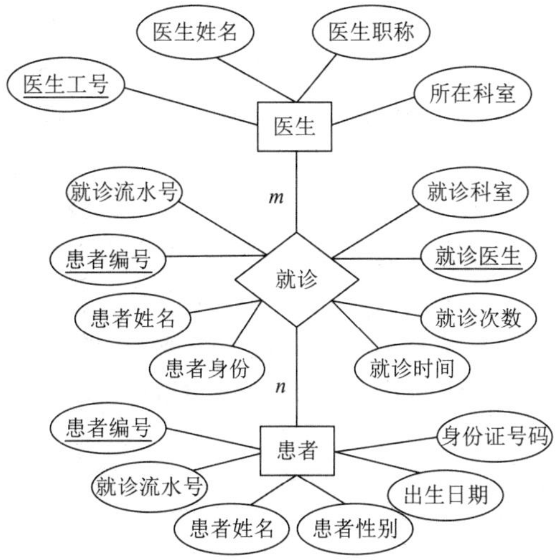

图 2-1 门诊系统就诊 E-R 图

结构数据模型、数据仓库多维数据模型等。随着大数据技术的不断发展，出现了各种需要管理的不同类型的数据，如文档数据、图数据、时空数据、流数据、多媒体数据等，这些数据通常比较复杂，需要使用数据仓库、多模数据模型等进行处理；同时也出现了多种新型数据模型，如键值对数据模型、XML 数据模型、图数据模型、时间序列数据模型等。

1）层次数据模型

层次数据模型是数据库系统中最早被提出的数据模型，出现于 20 世纪 60 年代，主要用于复杂制造项目的大量数据管理。层次数据库的典型代表是 IBM 公司的信息管理系统（information management system，IMS），这是 1968 年 IBM 公司推出的第一个大型商用数据库管理系统，曾经得到广泛的使用。

在数据库中定义满足下面两个条件的基本层次联系的集合为层次数据模型。

（1）有且只有一个结点没有双亲结点，这个结点称为根结点；

（2）根结点以外的其他结点有且只有一个双亲结点。

层次数据模型使用树状结构来组织数据，树的根结点表示顶层实体，而树的分支和叶结点表示实体之间的层次关系。树干代表根结点，树枝代表父结点和子结点之间的连接，树叶代表叶结点。图 2-2 所示为层次模型示例：R_1 为根结点；R_2、R_3 为兄弟结点，是 R_1 的子结点；R_4、R_5 为兄弟结点，是 R_2 的子结点；R_3、R_4 和 R_5 为叶结点。

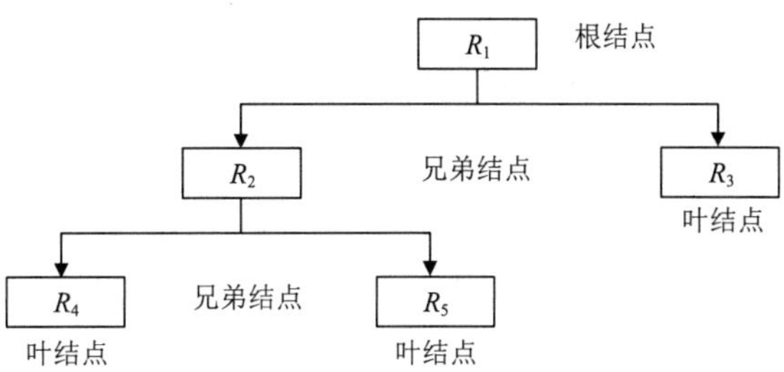

图 2-2 层次模型示例

层次数据模型在实际应用中有一些限制。例如，结点之间的关系是固定的，不能动态地改变，而且层次数据模型对于表示多对多的关系比较困难，需要使用冗余的结点来表示。因此，层次数据模型在现代数据库系统中并不常见，而关系数据模型更为广泛地应用于实际数据库设计中。

2）网状数据模型

网状数据库系统采用网状数据模型作为数据的组织方式。网状数据模型的典型代表是 DBTG 系统。它是 20 世纪 70 年代美国数据系统语言协会下属的数据库任务组提出的一个系统方案。后来不少的系统都采用 DBTG 模型或者简化的 DBTG 模型。例如，富士通公司 M 系列机上的 AIM（advanced information manager，高级信息管理程序）系统、惠普公司的图像系统等都是网状数据模型。

在数据库中，把满足以下两个条件的基本层次联系集合称为网状数据模型。

（1）允许一个以上的结点无双亲。

（2）一个结点可以有多于一个的双亲。

在网状数据模型中，数据被组织成一个网状的结构，每个数据元素都可以与其他多个数据元素直接连接。这种连接方式可以用于表示多对多的关系，以及具有多层次结构的数据。可想象为由多个岛屿组成的群岛，每个岛屿代表一个数据元素，而连接线则表示岛屿之间的桥梁。每个岛屿可以通过桥梁与其他岛屿相连，形成一个复杂的网络。这些岛屿之间的连接可以是双向的，也可以是单向的。

这样的网状结构可以清晰地表示数据元素之间的关系。每个结点可以有多个父结点和多个子结点，形成复杂的关系网。从一个结点到另一个结点可能有多条路径，数据的访问路径相对复杂。

层次数据模型中子结点与双亲结点的联系是唯一的，而在网状数据模型中这种联系可以不唯一。因此要为每个联系命名，并指出与该联系有关的双亲结点和子结点记录。如图 2-3 所示网状数据模型示例中，图（a）中 R_3 有两个双亲记录 R_1 和 R_2，把 R_1 和 R_3 之间的联系命名为 L_1，R_2 和 R_3 之间的联系命名为 L_2；图（b）和（c）中联系命名同理。

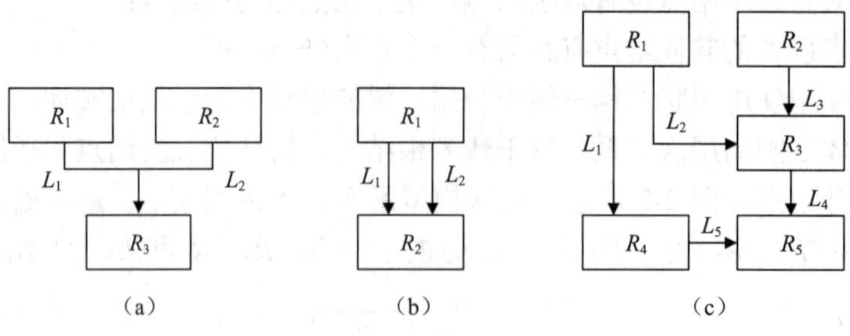

图 2-3 网状数据模型示例

由于数据元素之间的连接关系复杂，数据的访问和维护相对困难。网状数据模型容易出现数据冗余，导致数据的一致性和完整性难以保证。随着关系数据模型的出现，网状数据模型逐渐被取代，关系数据模型更加简单和直观，更适用于现代数据库系统的设计和管理。

3）关系数据模型

关系数据模型是一种用于组织和管理数据的概念模型，是当前应用较为广泛的数据模型。

20 世纪 80 年代以来，计算机厂商推出的数据库管理系统几乎都支持关系数据模型，非关系系统的产品也大都加上了关系接口。

在关系数据模型中，数据被组织成一系列的表格，每个表格被称为关系。每个关系由一组属性（列）和一组元组（行）组成。每个属性定义了关系中的一个数据项，而每个元组则代表了关系中的一个实例。

关系数据模型通过主码和外码来建立关系之间的连接。主码是关系中唯一标识一个元组的属性组合，而外码是关系中引用其他关系的属性。通过主码和外码的连接，可以建立起关系之间的关系，实现数据的关联和查询。

关系数据模型具有以下特点。

（1）简单和直观：使用表格的形式来表示数据，易于理解和使用。

（2）灵活性：可以根据需要添加、修改和删除数据，而不需要改变整个数据模型。

（3）数据一致性：通过主码和外码的约束，保证数据的一致性和完整性。

（4）查询和操作：通过关系代数和 SQL 等查询语言，可以进行复杂的数据查询和操作。

关系数据模型是目前最常用的数据库模型，广泛应用于各种数据库管理系统中，它提供了一种强大的工具，用于组织、存储和管理大量的结构化数据。关系数据模型可以形象地比喻为一张二维表格，类似于 Excel 表格，每个表格代表一个关系，表格中的每一列代表一个属性，每一行代表一个元组。如图 2-4 所示的关系数据模型的数据结构，通过二维表的形式来表示医生信息表。

医生工号	姓名	医生职称	医生简介	所在科室
00000001	黄医生	主任医师	2004 年毕业于广东医科大学，硕士研究生……	肾内科
00000002	钱医生	主治医师	…	颅脑外科
00000003	覃医生	主治医师	…	眼科
…	…	…	…	…

图 2-4 关系数据模型的数据结构

通过关系数据模型，用户可以轻松地进行各种操作。例如，可以在医生信息表中使用 SQL 查询语言来检索所有职称为主治医师的医生，或者按照所在科室排序医生信息。还可以通过添加外码来建立不同关系之间的连接，如可以在就诊信息表中添加一个外码来引用医生信息表，以表示医生和患者就诊信息之间的关系。

这种表格形式的关系数据模型非常直观和易于理解，使得数据的组织、存储和查询变得更加简单和高效。随着关系理论的深入研究与关系数据库管理系统的进一步研发，关系数据库得到蓬勃发展，使其在数据库领域内占据了主导地位，成为应用最为广泛的数据库产品类型。SQL Server、Oracle 等关系数据库管理系统便是典型代表，广泛服务于多样化的数据管理需求。

4）半结构化数据模型

关系数据库中的数据是模式固定的结构化数据，模式固定可以使数据组织成一定的数据结构，这样能有效地支持查询响应，但难以实现对数据结构的动态修改。半结构化数据是介于结构化数据和完全无结构数据（如声音文件、图像文件等）之间的数据，它具有一定的结构，但是结构不完整、不规则，或者结构是隐含的，数据通常以树状、图形或键值对的形式组织，可以包含不同类型和数量的字段，字段的顺序和出现频率也可以不固定。

关系数据模型和半结构化数据模型在数据组织和数据操作上有一些不同之处。

（1）数据结构：关系数据模型使用表格、列和行来组织数据，而半结构化数据模型使用标签、标记或元数据来描述数据的结构和关系。

（2）数据约束：关系数据模型有严格的数据约束，如主键约束、外键约束等，而半结构化数据模型对数据的约束较弱。

（3）数据操作：关系数据模型使用关系代数和 SQL 等查询语言来进行数据操作和查询，而半结构化数据模型通常使用特定的查询语言或应用程序接口（application program interface，API）来处理数据。

（4）数据灵活性：关系数据模型对数据的结构和格式有较严格的要求，而半结构化数据模型对数据的结构和格式没有严格的约束，更加灵活。

在实际应用中，选择关系数据模型还是半结构化数据模型取决于具体的需求和数据特点。关系数据模型适用于结构化数据和需要严格约束的场景，而半结构化数据模型适用于非规范化和半结构化数据的场景。半结构化数据模型在大数据、互联网和 Web 应用等领域得到广泛应用，它可以适应数据的动态变化和复杂性，并提供灵活的数据存储和查询方式。常见的半结构化数据模型包括 XML 数据模型、JSON 数据模型和键值对数据模型等，在处理半结构化数据时，常用的技术包括 XPath、XQuery、JSONPath 和 MapReduce 等。

5）数据仓库多维数据模型

随着大型机构的数据库体系日益庞大，机构决策者需要频繁访问多个数据库，而且可能还需要访问历史信息，在此背景下，数据仓库的概念应运而生。数据仓库扮演着数据集成的核心角色，能高效汇聚不同来源的数据，并以统一的格式加以诠释与保存，为用户提供了一个独立、标准化的数据接口，极大简化了决策辅助查询的过程。借助数据仓库，可根据不同的数据需求，构建多元的多维模型矩阵，形成面向不同用户群组的数据集市，相当于按需定制的数据解决方案超市，为各类数据需求者提供了丰富、便利的数据选择途径。

多维数据模型的构建旨在回应用户深层次、多维度的数据探查与分析诉求，立足于实际数据与多角度考量的基础，其设计初衷是实现联机分析处理（online analytical processing，OLAP）的高效执行。诸如切片、切块、旋转、上卷和下钻等多维分析手法，构成了用户全方位、多视角洞察数据的工具集，使数据的每一维度、每一层面均可被精细解析，深掘其内含的意义与价值。

进入大数据时代，数据类型更加丰富，单纯依赖关系型数据的数据仓库已难以满足应用需求，因此，数据湖的概念应运而生。数据湖就是一个以比较自然的方式存储企业原始数据的数据仓库或系统，包括结构化数据和非结构化数据，并且可以基于这些数据做处理和分析工作，为数据的深度挖掘与灵活应用开启了一片新天地。

除此之外还有非关系数据模型和多模态数据模型，这些内容将在第 10 章中进行介绍。

3. 物理数据模型

物理数据模型是数据库设计的一个阶段，是对数据最底层的抽象，它描述了数据在系统内部的表示方式和存取方法，包括记录结构、记录顺序和访问路径等信息。数据库的物理设计阶段必须在物理数据模型基础上进行详细的后台设计，包括数据库的存储过程、操作、触发、视图和索引表等。

物理数据模型定义了数据库中各个表格、列和索引的物理特性，包括存储格式、数据类型、大小、约束和索引等。

在物理数据模型中，需要考虑数据库的性能和可扩展性。例如，选择适当的数据类型和大小可以减少存储空间的使用，提高查询和操作的效率。定义适当的约束和索引可以确保数据的完整性和一致性并加快数据的检索速度。

物理数据模型还涉及数据库的分区和分片策略，分区是将数据库分割为多个独立的存储单元，每个分区可以独立地进行管理和操作。分片是将数据库分割为多个片段，每个片段可以在不同的服务器上进行存储和处理。分区和分片可以提高数据库的性能和可扩展性，使得大规模数据的管理更为高效。

2.2 PowerDesigner 数据建模入门

概念数据模型是用于描述数据库中数据的高层抽象表示，是在数据库设计阶段使用的一种工具，用于理解和描述数据的结构、关系和约束，主要目标是提供一个概念性的视图，使数据库设计人员和用户能够理解和沟通数据的含义和组织方式。

实体-联系方法是一种用于建立数据库模型的快捷方法，利用该方法可以建立一个清晰、易于理解和灵活的医院数据库模型，从而更好地管理和分析医院信息数据。建立数据库模型可通过计算机辅助软件工程（computer aided software engineering，CASE）工具，由逻辑模型自动生成物理模型，然后进行详细的后台设计，包括数据库的存储过程、操作、触发、视图和索引表等。下面以比较常用的 SAP PowerDesigner（简称 PowerDesigner）软件为例，简述建立概念数据模型的方法。

2.2.1 PowerDesigner 简介

PowerDesigner 是 Sybase（赛贝斯）软件公司发布的协作型企业建模工具。该软件采用模型驱动方法，将业务与信息技术结合，辅助部署有效的企业体系架构，并为研发生命周期管理提供强大的分析与设计技术。PowerDesigner 将多种标准数据建模技术[统一建模语言（unified modeling language，UML）、业务流程建模和市场领先的数据建模]集成于一体，并与.NET、WorkSpace、PowerBuilder、JavaEclipse 等主流开发平台集成，从而为传统的软件开发周期管理提供业务分析和规范的数据库设计解决方案。此外，它支持 60 多种关系数据库管理系统版本。PowerDesigner 运行在 Microsoft Windows 平台上，并提供了 Eclipse 插件。

PowerDesigner 是一款强大的数据库设计、数据库建模软件，该软件可以从概念数据模型和物理数据模型两个层次对数据库进行设计，概念数据模型描述的是独立于数据库管理系统的实体定义和实体关系定义；物理数据模型是在概念数据模型的基础上针对目标数据库管理系统的具体化。PowerDesigner 的 DataArchitect 工具可以利用 E-R 图为一个信息系统创建概念数据模型，并且可根据概念数据模型自动产生逻辑数据模型，还可以将逻辑数据模型生成基于某一特定关系型数据库管理系统的物理数据模型。

2.2.2 使用 PowerDesigner 建立数据模型的基本方法

打开“File（文件）”菜单，在“File”子菜单中单击“New Model（新建模型）”按钮，弹出“New Model”对话框。在左侧单击“Model types（模型类型）”按钮，打开“Model types”窗格，然后单击“Conceptual Data Model（概念数据模型）”按钮，在“Model name（模型名称）”文本框中为概念数据模型命名。本例命名为“门诊系统”，单击“OK”按钮，创建完成门诊系统的概念数据模型设计界面，如图 2-5 所示。

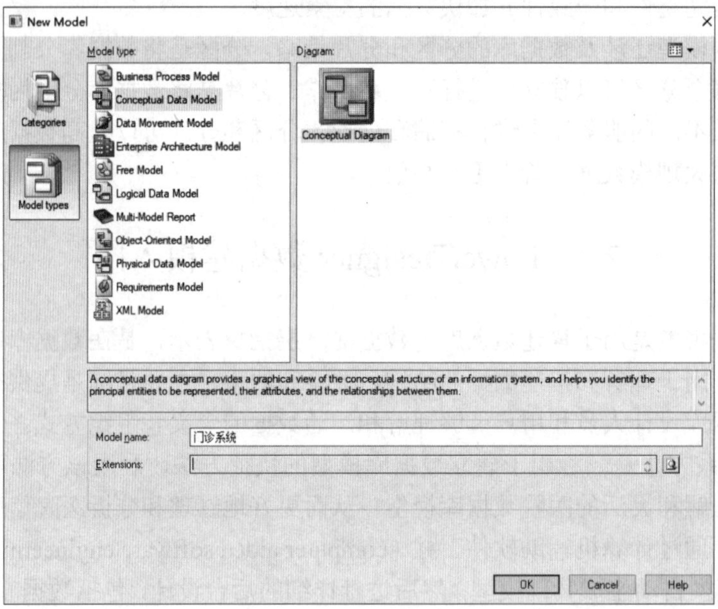

图 2-5 新建概念数据模型

门诊系统概念数据模型以图 2-1 所示 E-R 图实例作为蓝本进行设计。在此设计界面中，先创建实体，在“Palette（工具箱）”菜单中选择“Entity（实体）”组件，在设计窗口中选择待创建的实体即可完成创建，如图 2-6 所示，然后按需要对实体进行编辑。

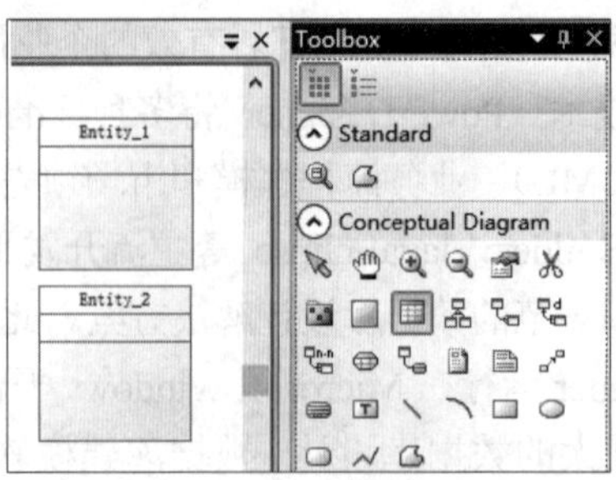

图 2-6 创建实体

右击 Entity_1 实体，单击“Attributes（属性）”选项卡，在此选项卡界面中可以为该实体设置属性，如图 2-7 所示。单击“General（常规）”选项卡，可在“Name（名称）”栏设置实体的名称。

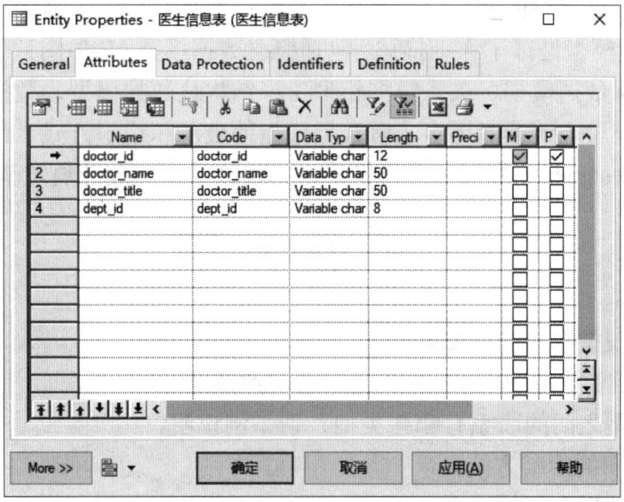

图 2-7 创建实体的属性界面

实体创建完成后，接下来创建实体之间的联系，在“Palette”菜单中选择“Reference（参照）”组件，然后连接“医生信息表”“患者基本信息表”“科室字典表”实体，就在医生与患者之间创建了一个联系，自动关联外码，一个概念数据模型就基本上创建好了。

在 PowerDesigner 中设计完成概念数据模型后，打开“Tools（工具）”菜单，选择“Generate Logical Date Model（生成逻辑数据模型）”命令，生成逻辑数据模型，具体结构如图 2-8 所示。通过确定实体和联系，建立一个医院门诊数据库模型，在模型中，每个实体都会被转换为一个表，每个联系都会被转换为一个关联表，表中的列表示实体和联系的属性。

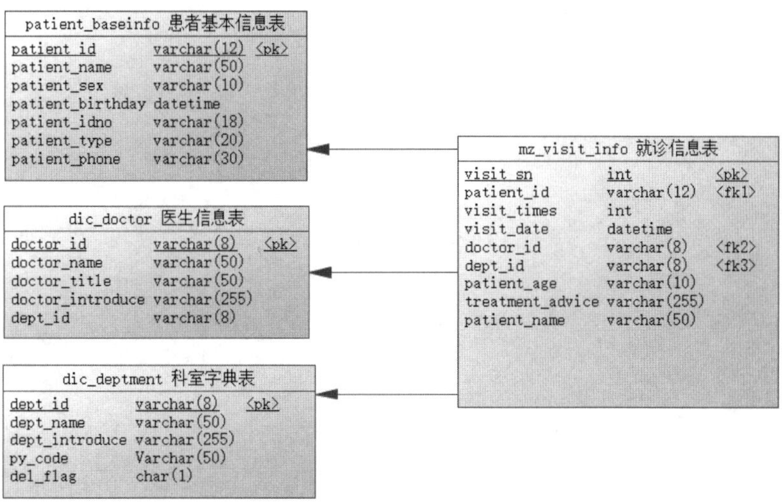

图 2-8 逻辑数据模型结构

本 章 小 结

本章概述了数据模型的概念以及组成三要素：数据结构、数据操作和数据完整性约束，对常见的数据模型进行了详细描述，包括概念数据模型（E-R 图），逻辑数据模型（层次数据模型、网状数据模型、关系数据模型、半结构化数据模型、数据仓库多维数据模型）及物理数据模型，让读者逐步了解数据模型的表示和组织方式。最后简单介绍数据建模软件 PowerDesigner 的发展和应用情况，为后续数据库设计奠定基础。

习题 2

1. 简述数据模型组成的三要素。
2. 在开发实施数据库应用系统中，通常会用到哪些数据模型，它们的关系是怎样的？
3. 两个实体型之间的联系有哪些类型？请举例说明。
4. 简述 E-R 图的绘制方法。
5. 简述关系数据模型的特点。
6. 常见的半结构化数据模型有哪些？各有什么特点？
7. 数据仓库多维数据模型的特点有哪些？
8. 简述使用 PowerDesigner 软件创建数据模型的流程和建立数据概念模型的方法。

第 3 章 关系数据库

在第 2 章中介绍了三种重要的逻辑数据模型，其中关系数据模型有着坚实的理论基础，是目前占主导地位的一种数据模型，当今广泛使用的关系数据库正是以关系数据模型作为理论基础，并采用关系数据模型的数据组织方式。本章讲解关系数据库，首先介绍关系数据库发展历程及其典型产品；然后讲述关系数据模型的基本概念、数据结构及其三类完整性规则；最后着重讲解关系数据库理论中的关系代数。本章将结合医药信息管理领域相关专业人员的需求，以医疗门诊数据库为例来剖析关系代数中的各种运算，从而使读者更好地理解医疗信息领域数据库的管理。

3.1 关系数据库的发展和产品介绍

关系数据库从 20 世纪 70 年代问世至今历经了长足发展。本节首先叙述这半个多世纪以来关系数据库的发展及目前关系数据库的典型产品。

3.1.1 关系数据库的发展

1970 年，Codd 在论文“A Relational Model of Data for Shared Data Banks”中首次提出关系和关系运算的概念。此后他陆续发表了多篇论文，奠定了关系数据库的理论基础，被称为关系数据库之父。这个时期的关系数据库产品往往仅提供数据管理的核心功能，如数据定义、数据存取和数据控制等，且严重依赖于硬件环境、网络环境和操作系统，典型产品有 dBASE Ⅱ、dBASE Ⅲ、SQL/DS 等。

20 世纪 80 年代中期，结构化查询语言（structured query language，SQL）很快成为所有关系数据库的标准。以 SQL 为标准开发的关系数据库管理系统具有跨硬件平台和操作系统的特点，对关系的操作也非常完备，但在事务吞吐量、性能、可靠性、数据完整性等方面还存在不足，典型产品有 Oracle 和 INFORMIX。

随着软硬件技术的发展与网络技术的日益成熟，多种具有开放性、分布性、可伸缩性的关系数据库系统应运而生。这些产品支持客户/服务器结构，支持联机事务处理，并在数据的安全性和完整性方面得到了更好的支持。典型产品有 Sybase，另外前期许多已发布的关系数据库管理系统也实时推出了新版本以支持新的功能和需求。直至今日，关系数据库一直占据市场主流。

3.1.2 关系数据库产品介绍

DB-Engines 是全球知名的数据库流行度排行榜网站，其排名每月更新一次。该网站在 2024 年 9 月发布的前十排名中，关系数据库产品占了七席。当月有 104 个关系数据库产品参与排名，其中排名前十的关系数据库产品如图 3-1 所示，近些年 Oracle、MySQL、Microsoft SQL Server 三者稳居前三。

423 systems in ranking, September 2024

Rank			DBMS	Database Model	Score		
Sep 2024	Aug 2024	Sep 2023			Sep 2024	Aug 2024	Sep 2023
1.	1.	1.	Oracle	Relational, Multi-model	1286.59	+28.11	+45.72
2.	2.	2.	MySQL	Relational, Multi-model	1029.49	+2.63	-82.00
3.	3.	3.	Microsoft SQL Server	Relational, Multi-model	807.76	-7.41	-94.45
4.	4.	4.	PostgreSQL	Relational, Multi-model	644.36	+6.97	+23.61
5.	5.	5.	MongoDB	Document, Multi-model	410.24	-10.74	-29.18
6.	6.	6.	Redis	Key-value, Multi-model	149.43	-3.28	-14.26
7.	7.	↑11.	Snowflake	Relational	133.72	-2.25	+12.83
8.	8.	↓7.	Elasticsearch	Search engine, Multi-model	128.79	-1.04	-10.20
9.	9.	↓8.	IBM Db2	Relational, Multi-model	123.05	+0.04	-13.67
10.	10.	↓9.	SQLite	Relational	103.35	-1.44	-25.85

图 3-1 DB-Engines 2024 年 9 月的关系数据库排名榜

1. Oracle 数据库

Oracle 数据库是美国 ORACLE（甲骨文）公司发布的软件产品，最早的版本可以追溯到 20 世纪 70 年代末，经过 40 多年的发展，其目前是世界上使用较为广泛的数据库管理系统之一。Oracle 数据库具有如下特点：完整的数据管理功能；能在所有主流平台上运行，支持所有工业标准来保证其开放性；支持分布式数据处理；提供最高认证级别的 ISO 标准认证以保证数据的安全性等。2024 年 5 月，ORACLE 公司宣布推出 Oracle Database 23ai，意味着 Oracle 数据库正式进入人工智能时代。

2. MySQL 数据库

MySQL 的第一个版本于 1996 年发布，是由瑞典 MySQL AB 公司开发的一款产品。MySQL 使用最常用标准化 SQL 来访问数据库，也支持跨平台，支持面向对象混合编程方式。相较于 Oracle，MySQL 的优势体现在其体积小、运行速度快、开放源码并且免费上。

3. Microsoft SQL Server 数据库

SQL Server 的第一个版本于 1988 年推出，现在是 Microsoft 公司的产品。到 2024 年 9 月，它的最新版本为 SQL Server 2022。SQL Server 具有使用方便、可伸缩性好、与相关软件集成程度高等优点。但它最显著的特点是只能在 Windows 上运行，由于使用 Windows 的用户数量大，SQL Server 本身功能也强大，因而它的用户群体数量庞大。

4. PostgreSQL 数据库

PostgreSQL 是一个功能非常强大的、源代码开放的客户/服务器关系数据库管理系统。PostgreSQL 最初设想于 1986 年，当时称为 Berkley Postgres Project（伯克利 Postgres 项目）。该项目一直到 1994 年都处于演进和修改中，直到开发人员 Andrew Yu（于安德鲁）和 Jolly Chen（陈乔莉）在 Postgres 项目中添加了一个 SQL 翻译程序，该版本称为 Postgres95，在开放源代码社区发放。

5. SQLite 数据库

SQLite 是一个轻量级的数据库，是遵守 ACID[数据库的原子性（atomicity）、一致性（consistency）、隔离性（isolation）、持久性（durability）]的关系数据库管理系统。它的设计目标是嵌入式的，而且已经在很多嵌入式产品中得到了应用，它占用资源非常少，在嵌入式设备中，可能只需要几百千字节的内存就够了。它支持 Windows/Linux/UNIX 等主流的操作系统，同时能够和很多程序语言相结合，如 Tcl、C#、PHP、Java 等，还有开放数据库连接（open database connectivity，ODBC）接口，与 MySQL、PostgreSQL 这两款开源的数据库管理系统相比，它的处理速度更快。SQLite 第一个 Alpha 版本诞生于 2000 年 5 月。它具有占用内存资源少、处理速度快、支持多款操作系统等优点，它可嵌入安卓内部，方便 APP 开发，因而在智能手机发展迅猛的今天，这款数据库的使用也更加广泛。

3.2　关系数据模型

每种数据模型均有着自己较为完整的概念集合，本节介绍关系数据模型的三要素、关系的形式化定义及关系的数据结构。

3.2.1　关系数据模型的三要素

关系数据模型的三要素为关系的数据结构、关系操作集合和关系的三类完整性约束。

1. 关系的数据结构

关系数据模型的数据结构是指描述关系数据模型的静态特性的数据集合。关系数据模型用关系来表达它的数据结构，这些关系描述了现实生活中的实体和实体之间的联系。通常可以把关系看成是一张二维表。

2. 关系操作集合

关系数据模型用关系运算来描述关系的动态特性，支持对数据库中各数据的部分操作。这些操作主要包括增加、删除、修改和查询数据库中的数据。关系数据操作语言建立在关系代数理论基础上。在关系数据模型中，把关系看作是集合，关系数据模型以集合为单位进行数据操作，操作的结果也是集合。

关系运算主要分为两大类：关系代数和关系演算，它们表达查询的方式不同。关系代数采用一系列运算操作符来描述如何一步一步得到查询结果。关系演算通过谓词来表达查询要求，关系演算根据其谓词变元的对象分为元组关系演算和域关系演算。本章重点介绍关系代数。

3. 关系的三类完整性约束

关系数据模型的完整性约束是一组规则的集合。这些规则是对模型中数据及数据之间的关系进行制约，是数据库中的数据必须满足的语义约束条件，这些约束条件能在一定程度上保证数据的正确性、有效性和相容性。关系数据模型提供了三类完整性约束：实体完整性、参照完整性和用户自定义完整性。

3.2.2 关系的形式化定义

关系数据模型是基于集合而进行数据操作的数据模型，本节以集合论的思想给出关系模型中数据的形式化定义。

1. 域

域（domain）是一组具有相同数据类型的值的集合，如小数、整数、医院就诊科室集合、患者年龄集合。以下 D_1、D_2、D_3 都是域。

D_1=医生集合 doctor_name={张小军，李勇，陈路}

D_2=职称集合 doctor_title={主任医师，副主任医师}

D_3=科室集合 doctor_dept={急诊科，眼科，耳鼻喉科}

2. 笛卡儿积

给定一组域 $D_1,D_2,\cdots,D_n$，且这些域可以相同。$D_1,D_2,\cdots,D_n$ 的笛卡儿积（Cartesian product）为

$D_1\times D_2\times\cdots\times D_n=\{(d_1,d_2,\cdots,d_n)|d_i\in D_i,i=1,2,\cdots,n\}$，其中（$d_1,d_2,\cdots,d_n$）叫作一个元组（tuple）。元组中每一个值 d_i 叫作一个分量（component）。元组中分量的个数为 n，可以把元组叫作 n 元组。若 D_i（i=1,2,⋯,n）为有限集，其基数（D_i 中元素的个数）为 m_i（i=1,2,⋯,n），则 $D_1\times D_2\times\cdots\times D_n$ 的基数为 $m=m_1\times m_2\times\cdots\times m_i$（$i$=1,2,⋯,$n$），其中 m 为笛卡儿积的基数。

如果对上述域 D_1 医生集合、D_2 职称集合、D_3 科室集合作笛卡儿积，将得到以下集合：

$D_1\times D_2\times D_3$={（张小军，主任医师，急诊科），（张小军，主任医师，眼科），
（张小军，主任医师，耳鼻喉科），（张小军，副主任医师，急诊科），
（张小军，副主任医师，眼科），（张小军，副主任医师，耳鼻喉科），
（李勇，主任医师，急诊科），（李勇，主任医师，眼科），
（李勇，主任医师，耳鼻喉科），（李勇，副主任医师，急诊科），
（李勇，副主任医师，眼科），（李勇，副主任医师，耳鼻喉科），
（陈路，主任医师，急诊科），（陈路，主任医师，眼科），
（陈路，主任医师，耳鼻喉科），（陈路，副主任医师，急诊科），
（陈路，副主任医师，眼科），（陈路，副主任医师，耳鼻喉科）}

$D_1\times D_2\times D_3$ 得到的结果是一个集合，这个集合的元素就是由如（张小军，主任医师，急诊科）等元组组成，且每个元组各不相同。可以看出，$D_1\times D_2\times D_3$ 笛卡儿积是 D_1、D_2、D_3 域的各元素间一切可能的组合。$D_1\times D_2\times D_3$ 的基数 m 为 18，这个数字由每个域的基数相乘得到，即 m=3×2×3=18。这 18 个元组如果用一张二维表来记录将更加清晰，如图 3-2 所示。

张小军	主任医师	急诊科
张小军	主任医师	眼科
张小军	主任医师	耳鼻喉科
张小军	副主任医师	急诊科
张小军	副主任医师	眼科
张小军	副主任医师	耳鼻喉科
李勇	主任医师	急诊科
李勇	主任医师	眼科
李勇	主任医师	耳鼻喉科
李勇	副主任医师	急诊科
李勇	副主任医师	眼科
李勇	副主任医师	耳鼻喉科
陈路	主任医师	急诊科
陈路	主任医师	眼科
陈路	主任医师	耳鼻喉科
陈路	副主任医师	急诊科
陈路	副主任医师	眼科
陈路	副主任医师	耳鼻喉科

图 3-2 元组记录二维表

3. 关系

在上述笛卡儿积中，很多元组没有实际意义，有意义的元组则组成关系（relation）。

域 $D_1,D_2,\cdots,D_n$ 笛卡儿积的子集可以称为关系，表示为 R（$D_1,D_2,\cdots,D_n$），其中 R 为关系名，n 是关系的目或度（degree），定义在 n 个域上的关系称为 n 元关系或 n 目关系。关系中的每个元素是关系中的元组，关系中的元组数是有限的，是笛卡儿积的真子集。现实中一个医生只能属于一个科室，只能有一个职称，因此在前面所述笛卡儿积中，只能选择三行相互不冲突的元组组成医生关系，如图 3-3 所示。

张小军	主任医师	眼科
李勇	副主任医师	耳鼻喉科
陈路	副主任医师	耳鼻喉科

图 3-3 医生关系

可以把关系看作是一张二维表，表中的每行对应一个元组，表中的每列对应一个域，同一关系中域可以相同，在表中需要为每个域各取一个名字，称为属性，同一表中属性名不可相同，n 目关系就有 n 个属性。

候选码（candidate key）：若关系中属性组（属性）能唯一标识元组，而其子集不能，则称该属性组（属性）为关系的候选码，也称候选键。

主码（primary key）：关系可能存在多个候选码，选择其中一个作为主码，通常也把主码称为主键。

主属性（prime attribute）：包含在候选码中的属性称为主属性。

非主属性（non-prime attribute）：不包含在任何候选码中的属性称为非主属性。

在上述医生关系中，假设医生不会重名，则医生姓名就是候选码，可以选为主码，医生姓名是主属性，而职称、科室为非主属性。

3.2.3 关系的数据结构及基本性质

关系数据模型用关系来表达它的数据结构，即关系数据模型的静态特性。

1. 关系的基本性质

如果将关系看作一张二维表，则关系应具有以下基本性质。

（1）每一个属性（列）的取值必须来自同一个域。

（2）不同的属性（列）可出自同一个域，但它们的属性名不能相同，即它们表达的语义可能有差异。假设在医生关系中增加两个属性（列），它们的域都是日期，一列表示某医生的出生日期，另一列表示就职日期。

（3）属性（列）的顺序理论上无序，可以任意交换，但在使用习惯上会约定它的顺序。例如上述医生关系，如果只有姓名、职称、科室三列，一般会把姓名放在最前面。

（4）任意两个元组不能完全相同。这是由笛卡儿积的性质决定的，笛卡儿积是一个集合，集合中的元素不可以相同。笛卡儿积中的元素就是元组，即元组不能相同，而关系是笛卡儿积的子集。

（5）行的次序也可以任意交换。

（6）每个元组在单个属性上对应的值称作分量，分量必须取原子值。关系数据模型要求关系必须是规范化的，而规范化关系最基本的要求就是关系的每一个分量都必须是不可分的数据项，即不能“表中有表”。

2. 关系模式与关系

在关系数据库中，关系模式（relational schema）是对关系数据库型的描述，每个关系模式在某一时刻对应的值，则称为关系，所有关系模式的值的集合，称为关系数据库。假如有如下定义：

医生（医生工号，医生姓名，医生职称，医生简介，所在科室，科主任工号）

这里定义一个名称为医生的关系，它包含六个属性，分别是医生工号、医生姓名、医生职称、医生简介、所在科室和科主任工号。如果把医生关系看成是一张二维表。表的名称就是关系名，即上述定义中的医生；表的列称为属性，即医生工号等，这些信息都用来记录关系的型。在表中所有元组的集合，用来记录所有医生的具体信息，这些内容称为关系的值。

从上述内容可以看出，关系模式一经描述，基本不变，较为稳定；而关系是关系模式在某一时刻的具体表现，可能随时间变化不断变化。在实际工作中，关系模式和关系往往统称为关系，需通过上下文来区别。

关系模式的形式化定义为：$R(U, D, DOM, F)$，其中 R 为关系名，U 为关系的所有属性集合，D 为属性 U 的域集，DOM 为属性向域的映像集合，F 为属性之间的函数依赖关系集。关系模式可以简记为 $R(U)$。本章仅讨论关系的属性、属性来自的域以及属性向域的映像。在医生关系中，医生工号和科主任工号来自相同的域，需要取不同的属性名。

还需要在模式定义中定义属性向域的映像以说明它们来自的域。

3. 关系数据库

在关系模型中，实体及实体之间的联系都采用关系来表示。就某一个应用领域而言，所有实体以及实体之间的联系产生的关系集合就构成了关系数据库。同关系一样，关系数据库也有型和值之分。关系数据库中所有关系模式的集合构成了关系数据库模式。某一时刻这些关系模式对应的值的集合就构成了关系数据库的值，也称关系数据库实例。同样，很多时候把关系数据库模式和关系数据库实例统称为关系数据库。

【例 3.1】 医疗门诊数据库模式如下。

医疗门诊数据库共包含四个关系，对应的关系模式分别是：

患者（患者编号，患者姓名，患者性别，出生日期，身份证号码，患者身份，患者联系电话）

医生（医生工号，医生姓名，医生职称，医生简介，所在科室）

就诊（就诊流水号，患者编号，就诊次数，就诊时间，就诊医生，就诊科室，患者年龄，处置意见，患者姓名）

科室（科室编号，科室名称，科室简介，拼音简码，停用标志）

各关系之间的主要联系说明如下。

（1）关系医生与科室之间存在多对一的“归属”联系，即一个科室由多位医生组成，一名医生只能归属于一个科室。

（2）关系患者与医生之间存在多对多的“就诊”联系，即一名医生可以诊治多个患者，一位患者由于其患病种类不同等原因可以有多名医生为其诊治。

3.3 关系模型的三类完整性

现实世界中的实体及实体之间的联系往往存在很多语义限制，如性别只有两种情况、医生的工号是唯一的、一名医生可以诊治多个患者，一位患者由于其患病种类不同可以有多位主诊医生等。在关系模型中，这些语义限制也应该被满足以确保数据的准确性和一致性。当用户对数据进行写操作时，需要按照一定的约束条件对数据进行检测，使违反语义要求的数据不能进入数据库，或是不能违规删除数据，以保证数据库中存储的数据正确、有效、相容。

完整性约束是保证数据库的一致性和正确性的重要手段。关系模型提供三种完整性约束来对数据进行制约，分别是实体完整性（entity integrity）、参照完整性（referential integrity）和用户自定义的完整性（user-defined integrity）。其中除了用户自定义的完整性约束条件外，实体完整性和参照完整性是应用系统必须满足的约束条件，称为关系的两个不变性。

3.3.1 实体完整性

实体完整性规则：若属性 A 是基本关系 R 的主属性，则 A 不能为空值。

实体完整性规则给出了主码取值的最低约束条件。现实世界的所有实体都是可以区分的，它们需要使用某种特性来唯一标识。在关系数据库中，一个关系可以对应一个实体集，也可以对应一个能相互区分的联系。因此，用来区分关系中各元组的主码就不能为空值。一旦主码为空值，或者部分为空值，元组就可能不唯一，该元组即不能唯一标识一个实体，则此元组失去了存在的意义，也违反了关系基于集合而创建的理论。这是因为元组就是关系这个集合中的元素，而集合中的元素是不能重复的。

例如，上述医生关系中，医生工号为主码，则医生工号不能取空值。在就诊关系中，若属性就诊流水号是主码，则它也不能取空值。

按照实体完整性规则规定，如果主码由若干属性构成，则所有主属性都不能为空值。在就诊关系中，不难发现患者编号+就诊时间+就诊医生也可以组成主码，则这三个属性都不能为空值。

实体完整性规则说明如下。

（1）关系是用来描述现实世界中的实体的，实体完整性规则是针对基本关系而言的。

（2）现实世界的实体是可以区分的。同类实体在关系模型中用关系描述，而关系用元组记录同类实体的不同个体，关系用主码来唯一标识元组。

（3）为保证关系中元组的唯一性，主码中的属性即主属性不能取空值。如果允许为空值，则存在不可标识的实体，与（2）矛盾，因此这个规则称为实体完整性规则。

3.3.2 参照完整性

现实世界中的实体之间往往存在一些联系。关系模型用关系来表示实体与实体之间的联系，则关系模型中的关系之间必然存在一定的联系。

接下来的关系举例中，下划线表示主码。

【例 3.2】 医生和科室关系之间存在属性参照问题。

医生（<u>医生工号</u>，医生姓名，医生职称，医生简介，所在科室）

科室（<u>科室编号</u>，科室名称，科室简介，拼音简码，停用标志）

可以看出，这两个关系中显然存在属性的引用，即医生关系引用了科室关系的主码“科室编号”，这个属性在医生关系中的属性名为“所在科室”，但属性名不同掩盖不了它们是同一数据的事实。医生“所在科室”必然来自科室能列出的“科室编号”。即医生关系中的“所在科室”的取值需要参照科室关系的“科室编号”取值。

【例 3.3】 患者、医生和就诊关系之间存在属性参照问题。

患者（<u>患者编号</u>，患者姓名，患者性别，出生日期，身份证号码，患者身份，患者联系电话）

医生（<u>医生工号</u>，医生姓名，医生职称，医生简介，所在科室）

就诊（<u>就诊流水号</u>，患者编号，就诊次数，就诊时间，就诊医生，就诊科室，患者年龄，处置意见，患者姓名）

这三个关系之间也存在属性的引用，就诊关系引用了患者关系和医生关系的主码。即在就诊关系中，患者必然是在患者关系中已经存在的患者。同样，医生也必须是医生关系中确实存在的医生。

如果说例 3.2 和例 3.3 表述的是几个关系之间的联系，那么同一关系内属性之间是否可能存在联系呢？

【例 3.4】 同一关系内部的属性参照问题。

如果把医生关系的属性集扩充为

医生（<u>医生工号</u>，医生姓名，医生职称，医生简介，所在科室，科主任工号）

在上述医生关系中，“医生工号”是主码，而“科主任工号”表示医生所在科室的科主任的工号，科主任本身也是该科室的一员，因此“科主任工号”必然来自该关系中的“医生工号”。

上述三个例子说明，关系与关系之间，同一关系内部均可能存在属性引用关系。只要有引用关系，就会有约束。

例如，在例 3.4 的医生关系中有某个元组，该元组在“科主任工号”上的值为“000247”。但医生关系没有元组的“医生工号”值为“000247”。在数据库中，这种情况是不应当出现的，因此需要一种完整性约束来禁止这种情况的出现。

外码的定义：设 F 是基本关系 R 的属性或属性组，但不是关系 R 的码。F 与基本关系 S 的主码 K_s 相对应，则称 F 是基本关系 R 的外码。R 称为参照关系，S 称为被参照关系或目标关系。基本关系 S 的主码 K_s 和基本关系 R 的外码 F 必然来自同一域。这里主码和外码提供了关系间或者关系内部联系的约束机制，且关系 R 和 S 可以是同一关系。外码并不一定要与对应的主码同名，尤其在同一关系中因为存在不同语义，它们的取名往往不同；但当外码与相应的主码属于不同关系时，为便于识别常取名相同。

在例 3.2 中，医生关系中的“所在科室”与科室关系中的主码“科室编号”相对应，因此“所在科室”是医生关系的外码。这里医生关系为参照关系，科室关系为被参照关系。

在例 3.3 中，就诊关系的“就诊医生”和“患者编号”分别与医生关系的主码“医生工号”和患者关系的主码“患者编号”相对应，因此“就诊医生”和“患者编号”均是就诊关系的外码。这里就诊关系为参照关系，医生关系和患者关系都是被参照关系。

在例 3.4 中，“科主任工号”属性与主码“医生工号”相对应，尽管它们来自同一关系，“科主任工号”也是外码。因此，医生关系既是参照关系也是被参照关系。

参照完整性规则定义外码与主码之间的引用规则。

参照完整性规则：若属性（或属性组）F 是基本关系 R 的外码，它与基本关系 S 的主码 K_s 相对应（R 与 S 可以是同一关系），则对于 R 中每个元组在 F 属性上的值要么取空值，要么等于 S 中某个元组的主码值。

在例 3.2 中，医生关系中的“所在科室”只可以取两类值：空值，表示该医生尚未分配科室；非空值，这时的取值必然来自被参照关系科室中某一元组的“科室编号”的取值，即该医生不可能被安排到一个不存在的科室工作。

同样，在例 3.3 中，就诊关系中某一元组“就诊医生”和“患者编号”的值如果非空，它们的取值一定分别与医生关系的某一元组和患者关系的某一元组在“医生工号”和“患者编号”上的取值相同。虽然按照参照完整性规则，它们可以取空值，但仔细查看该关系，如果就诊信息中没有“就诊医生”和“患者编号”的信息，也就表明这次诊疗不清楚哪位医生诊治了哪位患者，实际上这个元组也是无效的。究其原因是在就诊关系中“患者编号+就诊时间+就诊医生”可以组成候选码，候选码中的属性都是主属性，按照实体完整性规则的定义，主属性不可以为空，因而就诊关系中“就诊医生”和“患者编号”在元组中的值不可以为空。

在例 3.4 中，“科主任工号”为空值时，表示该科室暂时没有科主任，当它取非空值时，必须是该关系中某个元组的“医生工号”值。

一旦定义了关系间的主外码关系，参照完整性规则就在它们之间存在了，在以后修改、删除以及更新被参照关系的元组（主码）时就会检查参照完整性规则，形成一种约束。

3.3.3 用户自定义完整性

任何关系数据库系统都应该提供机制支持实体完整性和参照完整性以保证数据的正确性和有效性。此外，关系数据库系统根据其应用环境和需求的不同，往往还需要一些特殊约束条件。用户自定义的完整性是指在某一个具体的关系数据库系统中，所涉及的数据需要满足的特殊语义要求。例如，在实体完整性和参照完整性约束之后，要求某个或某些非主属性不能取空值，某个属性必须取唯一值，或者规定某个属性的取值范围等。

例如，在例 3.4 的医生关系中，“医生姓名”和“所在科室”这两个属性不是主属性，但可以要求它们非空，这是根据需求设计决定的。职称的具体取值对于某些医院来说可能必须为“主任”“副主任”“主治”等，不能是其他值，这些约束都归于用户自定义的完整性。关系数据库管理系统应该提供定义和检验这些完整性的机制，以便统一管理和处理，而不应完全把这些约束交给应用程序处理。

3.4 关系代数

关系代数是一种抽象的查询语言，它通过关系代数运算构成的表达式来表达查询。关系定义为元组的集合，集合中的元素为元组，关系代数运算是将关系代数运算符作用于关系上，得到预期的运算结果。关系代数运算对象是一个或多个关系，运算结果也是关系。关系代数用到的运算符包括两类：传统的集合运算符与专门的关系运算符。另外，关系运算中还用到算术比较运算符和逻辑运算符来辅助完成查询，如表 3-1 所示。

表 3-1 关系代数运算符

运算符		含义
集合运算符	$\cup$	并
	$-$	差
	$\cap$	交
	$\times$	广义笛卡儿积
专门的关系运算符	σ	选择
	π	投影
	$\bowtie$	连接
	$\div$	除

3.4.1 传统的集合运算

传统的集合运算是二目运算，包含并、差、交、广义笛卡儿积四种运算。其中并、差、交运算比较特殊，它们要求两个关系的属性集合必须是相容的和可并的，即它们应有相同的目，也就是属性个数必须相等，且要求相应的属性值来自同一域。

假设关系 R 和关系 S 具有相同的 n 个属性，且对应的属性值取自同一个域，t 是元组变量，$t\in R$ 表示 t 是 R 的一个元组，则可以如下定义并、差、交运算。

1. 并运算

关系 R 和关系 S 的并记作

$$R\cup S=\{t\mid t\in R\vee t\in S\}$$

$R\cup S$ 的结果仍为 n 目关系，即运算后属性不改变，结果关系的元组由关系 R 和关系 S 中的元组合并组成，但由于关系是基于集合理论的，因此需要去掉重复的元组。这一条对于所有的关系运算结果都成立。

2. 差运算

关系 R 和关系 S 的差记作

$$R-S=\{t\mid t\in R\wedge t\notin S\}$$

$R-S$ 的结果仍为 n 目关系，结果关系的元组是由关系 R 中移除也存在于关系 S 中的元组组成。

3. 交运算

关系 R 和 S 的交记作

$$R\cap S=\{t\mid t\in R\wedge t\in S\}$$

$R\cap S$ 的结果仍为 n 目关系，交运算结果元组由既属于 R 又属于 S 的元组组成。关系的交可以用差来表示：

$$R\cap S=R-(R-S)$$

4. 广义笛卡儿积

广义笛卡儿积也是二目运算，之所以称为广义笛卡儿积，是因为参与运算的元素是元组。广义笛卡儿积不要求两个关系的属性个数相同。两个分别为 n 目和 m 目的关系 R 和 S 的广义笛卡儿积是一个（$n+m$）目的元组的集合。元组的前 n 列是关系 R 的元组，后 m 列是关系 S 的元组。若 R 有 k_1 个元组，S 有 k_2 个元组，则关系 R 和关系 S 的广义笛卡儿积有 $k_1\times k_2$ 个元组，记作

$$R\times S=\{\widehat{t_r t_s}\mid t_r\in R\wedge t_s\in S\}$$

【例 3.5】 已知关系 R 和 S 如表 3-2 和表 3-3 所示，则它们的并、交、差和广义笛卡儿积如表 3-4～表 3-7 所示。

表 3-2 关系 R

X	Y	Z
a_1	b_1	c_1
a_1	b_2	c_2

表 3-3 关系 S

X	Y	Z
a_1	b_2	c_2
a_1	b_3	c_2

表 3-4 $R \cup S$

X	Y	Z
a_1	b_1	c_1
a_1	b_2	c_2
a_1	b_3	c_2

表 3-5 $R \cap S$

X	Y	Z
a_1	b_2	c_2

表 3-6 $R\text{-}S$

X	Y	Z
a_1	b_1	c_1

表 3-7 $R \times S$

$R.X$	$R.Y$	$R.Z$	$S.X$	$S.Y$	$S.Z$
a_1	b_1	c_1	a_1	b_2	c_2
a_1	b_1	c_1	a_1	b_3	c_2
a_1	b_2	c_2	a_1	b_2	c_2
a_1	b_2	c_2	a_1	b_3	c_2

3.4.2 专门的关系运算

在讲解专门的关系运算之前，需要介绍几个有用的记号。

（1）$t[A_i]$：设关系模式为$R(A_1,A_2,\cdots,A_n)$，它的一个具体的关系设为R；$t\in R$记为t是关系R的一个元组。$t[A_i]$则表示元组t对应于属性A_i的一个分量。例如，表 3-2 关系R中，当t指向第二个元组(a_1,b_2,c_2)时，$t[Y]$的值为(b_2)。

（2）$t[A]$：设关系模式为$R(A_1,A_2,\cdots,A_n)$，若$A=\{A_{i1},A_{i2},\cdots,A_{ik}\}$ $(i_1,i_2,\cdots,i_k \leqslant n)$是$A_1,A_2,\cdots,A_n$中的部分属性，则称$A$为属性列或属性组。$t[A]=(t[A_{i1}],t[A_{i2}],\cdots,t[A_{ik}])$则表示元组$t$在属性组$A$的值。例如，表 3-2 关系$R$中，当$t$指向第二个元组$(a_1,b_2,c_2)$时，$t[XY]$的值为$(a_1,b_2)$。

（3）$\overline{A}$：表示在R的所有属性U中去掉$A=\{A_{i1},A_{i2},\cdots,A_{ik}\}$后剩下的属性组。

（4）$\widehat{t_r t_s}$：若R和S分别为n目和m目关系，$t_r\in R \wedge t_s \in S$，则$\widehat{t_r t_s}$称为元组的连接。连接的结果也是一个元组，其属性个数是n+m，结果元组的前n个分量来自关系R的元组，后m个分量来自关系S的元组。

（5）Z_x：给定一个关系$R(X,Z)$，X和Z可以是属性或属性组。在关系R中，对于$\forall t\in R$，当$t[X]=x$时，x在R中的象集为$Z_x=\{t[Z]\,|\,t\in R,t[X]=x\}$。

Z_x象集是指在关系R中，当元组在X属性组上的值为某一具体值x时，这些元组在关系R属性组Z诸分量上的值的集合。例如，在表 3-4 中，c_1在关系$R\cup S$中的象集为$\{(a_1,b_1)\}$，c_2在$R\cup S$中的象集为$\{(a_1,b_2),(a_1,b_3)\}$。

下面介绍专门的关系运算（选择、投影、连接、除）的定义。

1. 选择

选择又称为限制，是在给定的某个关系中选择满足条件的诸元组，记作

$$\sigma_F(R)=\{t\,|\,t\in R \wedge F(t)=\text{'真'}\}$$

进行选择运算会得到一个新的关系，新关系的属性集是关系R的属性集，新关系的元组由R中的元组组成，但这些元组必须都能使F条件为真值。F是一个逻辑表达式，取逻辑值“真”或“假”。在关系 R 中选取元组时，该逻辑表达式的值为真的元组被选

取。可以看出，结果关系实际上是原关系的一个子集。逻辑表达式 F 可以是形如 $X\theta Y$ 的单个运算式，也可以是一个或多个这种运算式通过逻辑运算符 ¬、∧、∨ 连接而成的运算式。在 $X\theta Y$ 中，①θ：比较运算符（＞，≥，＜，≤，＝或< >）；②X，Y 等：属性名、常量、简单函数均可，当为属性名时可以用它的序号来代替。

例如，在表 3-2 关系 R 中做选择操作 $\sigma_{X='a_1'}(R)$ 或 $\sigma_{1='a_1'}(R)$ 均是从关系 R 中选择属性 X 的值为 a_1 的元组。由于在关系 R 中所有元组在 X 上的值都是 a_1，则这个选择运算的结果跟关系 R 没有区别。但如果是 $\sigma_{Y='b_1'}(R)$，得到的结果关系为$\{(a_1,b_1,c_1)\}$。

2. 投影

如果把关系看成是一张二维表，那选择操作可以看作是对表中的数据进行元组（行）选择。投影操作是在关系中挑选若干属性组成新的关系，这是选列的操作。关系 R 上的投影运算记作

$$\Pi_A(R)=\{t[A]\mid t\in R\}$$

上述表达式中，A 为属性或属性组。经过投影运算得到的新关系的属性是 A，A 与 R 的属性 U 之间的关系是 $A\subseteq U$。即投影后在原关系 R 中去掉了一些列，投影运算后可能有重复元组，新关系中要删除重复元组。

例如，对表 3-2 关系 R 做投影操作 $\Pi_X(R)$，得到的新关系的元组为$\{(a_1)\}$。如果对关系 R 做投影操作 $\Pi_{Y,Z}(R)$，得到的新关系元组为$\{(b_1,c_1),(b_2,c_2)\}$。

3. 连接

连接也称为 θ 连接，用于连接两个关系，因此是二目运算。θ 连接实际上是从关系 R 和 S 的广义笛卡儿积中选取属性间满足 θ 条件的元组，记作

$$R\underset{A\theta B}{\bowtie}S=\{\widehat{t_r t_s}\mid t_r\in R\wedge t_s\in S\wedge t_r[A]\theta t_s[B]\}$$

其中，A 为关系 R 的属性或属性组，B 为关系 S 的属性或属性组，θ 为关系运算符，A 属性（组）和 B 属性（组）之间应可以进行关系运算。θ 连接的运算过程是把关系 R 与关系 S 做广义笛卡儿积后的每个结果元组分别在 A 属性（组）和 B 属性（组）上做 θ 运算，选取满足条件的元组作为结果关系的元组。

等值连接是 θ 连接的一种特殊情况，记作

$$R\underset{A=B}{\bowtie}S=\{\widehat{t_r t_s}\mid t_r\in R\wedge t_s\in S\wedge t_r[A]=t_s[B]\}$$

实际上，等值连接是 θ 为“=”的连接，其运算过程是把关系 R 与关系 S 做广义笛卡儿积后的每个结果元组选取在 A 属性（组）和 B 属性（组）上相等的元组作为结果关系的元组。

由于等值连接是选择关系 R 与关系 S 连接后在 A 属性（组）和 B 属性（组）上相等的元组作为结果关系的元组。因此等值连接后的每个元组在属性（组）A 和 B 上的值相同。

自然连接是等值连接的特殊形式。如果关系 R 和关系 S 具有相同的属性或属性组 A，自然连接则要求连接后的结果元组在 A 的分量值上相等，并在结果关系中去掉重复的属性或属性组。如果 R 的属性组为 U_R，S 的属性组为 U_S，则自然连接记作

$$R \bowtie S = \{\widehat{t_r t_s}[U_R \cup U_S - A] \mid t_r \in R \wedge t_s \in S \wedge t_r[A] = t_s[A]\}$$

【例 3.6】 表 3-8 为关系 R，表 3-9 为关系 S，表 3-10 为某种 θ 连接的结果，表 3-11 为等值连接的结果，表 3-12 为自然连接的结果。

表 3-8 关系 R

A	B	C
a_1	b_1	2
a_1	b_2	3
a_1	b_1	4
a_2	b_2	3
a_2	b_1	4
a_3	b_2	1

表 3-9 关系 S

B	C	D
b_1	2	2
b_2	3	3
b_1	4	3

表 3-10 θ 连接 $R \underset{C>D}{\bowtie} S$

$R.A$	$R.B$	$R.C$	$S.B$	$S.C$	$S.D$
a_1	b_2	3	b_1	2	2
a_1	b_1	4	b_1	2	2
a_1	b_1	4	b_2	3	3
a_1	b_1	4	b_1	4	3
a_2	b_2	3	b_1	2	2
a_2	b_1	4	b_1	2	2
a_2	b_1	4	b_2	3	3
a_2	b_1	4	b_1	4	3

表 3-11 等值连接 $R \underset{R.B=S.B \wedge R.C=S.C}{\bowtie} S$

$R.A$	$R.B$	$R.C$	$S.B$	$S.C$	$S.D$
a_1	b_1	2	b_1	2	2
a_1	b_2	3	b_2	3	3
a_1	b_1	4	b_1	4	3
a_2	b_2	3	b_2	3	3
a_2	b_1	4	b_1	4	3

表 3-12 自然连接

A	B	C	D
a_1	b_1	2	2
a_1	b_2	3	3
a_1	b_1	4	3
a_2	b_2	3	3
a_2	b_1	4	3

可以看到，当把关系 R 与关系 S 做自然连接时，关系 R 中的元组$(a_3,b_2,1)$在(B,C)属性集上的值为$(b_2,1)$，由于关系 S 中(B,C)属性集上没有值为$(b_2,1)$的元组，所以结果关系中 R 的这个元组将被舍弃。即做自然连接时，连接符两端的关系中的元组如果在公共属性组上没有相同的值，这样的元组就会在结果关系中被舍弃。如果需要把自然连接舍弃的元组保留在结果关系中，就需要在另一个关系的属性上填空值（NULL），这种连接称为外连接，如表 3-13 所示。如果只把左边关系中要舍弃的元组保留就称为左外连接，只保留右边关系中要舍弃的元组就称为右外连接。

表 3-13 外连接

A	B	C	D
a_1	b_1	2	2
a_1	b_2	3	3
a_1	b_1	4	3
a_2	b_2	3	3
a_2	b_1	4	3
a_3	b_2	1	NULL

4. 除运算

假设关系 R 除以关系 S 得到关系 T，关系 T 的属性组成是由关系 R 的属性组去掉与 S 相同的属性组。T 的元组来自关系 R 对 T 中属性的投影，并且 T 的元组与关系 S 在 R 上的共同属性集上投影后的元组的所有组合都在 R 中。除运算定义如下。

给定关系 $R(X,Y)$和关系 $S(Y,Z)$，X、Y、Z 均为属性组。其中 R 中的属性组 Y 与 S 中的属性组 Y 的命名可不相同，但必须来自相同的域，则 $R \div S$ 可记作

$$R \div S = \{t_r[X] \mid t_r \in R \wedge \Pi_Y(S) \subseteq Y_X\}$$

其中 Y_X 是关系 R 中元组在 X 上分量值 x 的象集，如果某个分量值 x 的象集包含关系 S 在属性集 Y 上的投影，则 x 为结果关系 $T(X)$中的元组；$t_r[X]$ 表示结果关系是 R 在属性集 X 上的分量值。

【例 3.7】 表 3-8 为关系 R，表 3-9 为关系 S，$R\div S$ 的结果关系如表 3-14 所示。

在关系 R 中，与 S 相同的属性有(B,C)，因而结果关系只有属性 A，R 在 A 上的投影为$\{a_1,a_2,a_3\}$，其中：

表 3-14 $R\div S$

A
a_1

a_1 的象集为$\{(b_1,2),(b_2,3),(b_1,4)\}$。

a_2 的象集为$\{(b_2,3),(b_1,4)\}$。

a_3 的象集为$\{(b_2,1)\}$。

S 在(B,C)属性集上的投影为$\{(b_1,2),(b_2,3),(b_1,4)\}$。

R 中只有 a_1 的象集包含了 S 在(B,C)属性集上的投影，即 $R\div S$ 的结果为$\{(a_1)\}$。

本节介绍了关系代数中四种传统的关系运算（并、差、交、广义笛卡儿积）和四种专门的关系运算（选择、投影、连接和除运算）。关系代数的五个基本运算为并、差、选择、投影、广义笛卡儿积，其他三个运算可以通过这五个运算合成。3.4.3 节将介绍如何在实际数据库中综合运用这些关系运算表达查询需求。

3.4.3 用关系代数运算实现数据库操作

在关系代数中，关系的八种运算可以组成复杂的关系代数表达式来表达查询。本节对例 3.1 的医疗门诊数据库做了简化，并以此为例来剖析关系代数如何在该库中表达查询。医疗门诊数据库包含四个关系：医生（Doctor）、患者（Patient）、科室（Department）、就诊（Visit），如表 3-15～表 3-18 所示。下面举例对这四个关系进行关系运算。

表 3-15 医生（Doctor）

医生工号 doctor_id	医生姓名 doctor_name	医生职称 doctor_title	医生简介 doctor_introduction	所在科室 dept_id
00000001	黄医生	主治医师	……	00000006
00000002	钱医生	主治医师	……	00000006
00000003	覃医生	主治医师	……	00000006
00000004	任医生	主治医师	……	00000005
00000005	朱医生	主治医师	……	00000005
00000006	毛医生	副主任医师	……	00000001
00000007	黄医生	主治医师	……	00000006
00000008	刘医生	主治医师	……	00000005

表 3-16 患者（Patient）

患者编号 patient_id	患者姓名 patient_name	患者性别 patient_sex	出生日期 patient_birthday	身份证号码 patient_idno
000000000001	张**	女	1962/12/11	440127XXXXXXXXXXXX
000000000002	汤**	男	1949/1/8	440127XXXXXXXXXXXX

续表

患者编号 patient_id	患者姓名 patient_name	患者性别 patient_sex	出生日期 patient_birthday	身份证号码 patient_idno
000000000003	宋**	男	1942/10/12	441802XXXXXXXXXXXX
000000000004	何**	男	1976/6/23	441827XXXXXXXXXXXX
000000000005	黄**	女	1986/1/22	441827XXXXXXXXXXXX
000000000006	成**	女	1987/12/24	441823XXXXXXXXXXXX
000000000007	李**	女	1928/2/10	440127XXXXXXXXXXXX

表 3-17 科室（Department）

科室编号 dept_id	科室名称 dept_name	科室简介 dept_introduction	拼音简码 py_code
00000001	肾内科	……	SNK
00000002	颅脑外科	……	LNWK
00000003	眼科	……	YK
00000004	耳鼻喉科	……	EBHK
00000005	康复科	……	KFK
00000006	急诊科	……	JZK
00000007	脾胃科	……	PWK

表 3-18 就诊（Visit）

就诊流水号 visit_sn	患者编号 patient_id	就诊时间 visit_date	就诊医生 doctor_id	处置意见 treatment_advice
1	000000000001	2023/1/2	00000004	住院
2	000000000002	2022/10/23	00000006	住院
3	000000000001	2022/10/29	00000003	随诊
4	000000000004	2023/2/2	00000007	住院
5	000000000002	2023/2/20	00000006	随诊
6	000000000002	2022/7/31	00000003	随诊
7	000000000007	2023/4/4	00000004	随诊

【例 3.8】 查询所有主任医师的信息。

用关系运算表达查询首先要确定查询涉及的关系，一般从查询结果需要的属性及属性组和查询所涉及的条件来选择查询所需的关系。本例查询的结果是要显示医生信息，仅涉及医生关系，查询条件涉及的医生职称也在医生关系中，即该查询是对医生关系做选择运算。选择医生关系中在“医生职称”上的值为“主任医师”的元组作为结果关系的元组，可以如下表达查询：

$$\sigma_{\text{doctor\_title="主任医师"}}(\text{Doctor})$$

【例 3.9】 查询颅脑外科的科室信息。

$$\sigma_{\text{dept\_name="颅脑外科"}}(\text{Department})$$

【例 3.10】 查询医生的姓名和职称。

该查询仅要求获取医生的姓名和职称，涉及医生关系部分列，即对医生关系做投影操作即可。

$$\Pi_{doctor\_name,doctor\_title}(Doctor)$$

投影操作尽管是对列进行选择，但结果可能会减少元组的个数，这是因为取消了某些属性列后，元组可能重复，结果关系中重复的元组必须删除。例 3.10 中，如果有同名并且职称相同的医生出现，在医生关系中他们的工号不一样，但投影后工号列没有了，则结果关系必须删除重复的元组。

【例 3.11】 查询女性患者的患者编号和姓名。

$$\Pi_{patient\_id,patient\_name}(\sigma_{patient\_sex="女"}(Patient))$$

例 3.11 是对选择和投影操作进行组合的查询，当查询涉及选择和投影的组合时，需要注意的是这两种操作的顺序，一般来说会先进行选择操作，如果先进行投影操作，可能会过早把选择所需涉及的列删除，导致结果错误。

【例 3.12】 查询医生工号为“00000006”的医生诊治过的患者编号和患者姓名。

$$\Pi_{patient\_id,patient\_name}(\sigma_{doctor\_id="00000006"}(Visit \bowtie Patient))$$

可以在关系 Visit 中查到某个医生诊治的患者的编号，但是在该关系中没有患者姓名，患者姓名在关系 Patient 中，如果需要查询被某个医生诊治的患者的姓名，需要先把关系 Visit 和关系 Patient 进行自然连接，然后对连接后的关系进行选择和投影运算。

【例 3.13】 查询医生工号为“00000006”的医生姓名和其诊治过的患者编号和患者姓名。

$$\Pi_{doctor\_name,patient\_id,patient\_name}(\sigma_{doctor\_id="00000006"}(Doctor \bowtie Visit \bowtie Patient))$$

医生姓名在关系 Visit 和关系 Patient 中都不存在，只有在关系 Doctor 中才能找到，因此需要把这三个关系做自然连接，但一定要注意连接的顺序，关系 Doctor 与关系 Patient 是没有共同属性的，无法做自然连接，它们自然连接的结果实际上是二者做广义笛卡儿积的结果。由于关系 Visit 与另外两个关系都存在外主码联系，因而这三个关系在连接时将关系 Visit 放在中间位置才有意义。即先通过 Visit 的外码 doctor_id 与关系 Doctor 自然连接；结果关系中依然用 Visit 的外码 patient_id 与关系 Patient 做自然连接；结果关系再做选择和投影运算。

关系代数在做连接运算时会产生大量的数据，往往会浪费大量空间并降低查询效率，因而如何合理安排选择、投影和连接的顺序，对提高查询效率非常重要。查询优化策略中有一条是在关系代数表达式中尽可能早地执行选择操作，选择后的元组数量减少，这样会大大减少下一步连接运算的元组数量，从而达到优化查询的效果。

【例 3.14】 查询在该医院处置意见为“住院”和“随诊”的患者编号。

$$\Pi_1(\sigma_{treatment\_advice="随诊"}(Visit) \underset{1=6}{\bowtie} \sigma_{treatment\_advice="住院"}(Visit))$$

该查询先从关系 Visit 中找出处置意见为“随诊”的患者就诊信息，再从关系 Visit 中找出处置意见为“住院”的患者就诊信息，把这两个结果关系在 patient_id 上连接，找出 patient_id 相同的元组，由于连接的两个关系在属性名上存在相同情况，故而这里用属性的列编号代替属性名进行等值连接。最后在第一列即患者编号上投影。该查询也可以用除运算来完成：

$$\Pi_{patient\_id,treatment\_advice}(Visit) \div \Pi_{treatment\_advice}(Visit)$$

$\Pi_{patient\_id,treatment\_advice}(Visit)$ 得到的结果关系 R 如表 3-19 所示。

表 3-19 患者处置意见中间关系 *R*

患者编号 patient_id	处置意见 treatment_advice
000000000001	住院
000000000002	住院
000000000001	随诊
000000000004	住院
000000000002	随诊
000000000007	随诊

$\Pi_{treatment\_advice}$(Visit) 得到的结果关系 *T* 只有两个元组{'住院','随诊'}。

R÷*T* 结果关系的元组只有单个属性 patient_id。patient_id 在 *R* 中的取值如下：{'000000000001','000000000002','000000000004','000000000007'}。

其中，'000000000001'的象集为{'住院'，'随诊'}；'000000000002'的象集为{'住院'，'随诊'}；'000000000004'的象集为{'住院'}；'000000000007'的象集为{'随诊'}。

因而结果为{'000000000001','000000000002'}。

本 章 小 结

关系数据库是目前使用最广泛的数据库系统，本章介绍了关系数据库的三要素，数据结构、数据操作及完整性约束条件，最后重点介绍了关系代数。关系代数是关系数据库的一种抽象查询语言，关系代数可以用数学的形式表达进行数据库查询。本章介绍了八种关系代数运算，其中并、差、广义笛卡儿积、选择和投影这五种运算为基本的运算。其他三种运算，即交、连接和除，均可以用这五种基本运算来表达。

习题 3

1. 试述关系数据模型三要素的组成部分。
2. 试介绍目前使用广泛的关系数据库管理系统以及它们的特点。
3. 举例说明关系模式和关系的差别。
4. 关系完整性约束包含哪几类？简要说明每一类完整性规则要求。
5. 解释下列术语：域、广义笛卡儿积、关系、属性。
6. 简述候选码、主码、外码的概念以及它们之间的联系。
7. 关系代数的运算分为几类？它们分别有哪些运算？
8. 有如下药库数据库，包括四个关系，分别是：

供应商 drug_dic_provider（供应商代码 provider_id，供应商名称 provider_name，地址 provider_address，电话 provider_telephone，联系人 provider_contact）

药品 drug_dic_baseinfo（药品代码 drug_id，药品名称 drug_name，生产商 drug_production，药品类别 drug_category）

供应记录 drug_supply_main（供应记录单号 supply_sn，供应商代码 provider_code，供应日期 supply_date，备注 remark）

供应明细 drug_supply_detail（供应记录单号 supply_sn，药品代码 drug_id，批号 batch_no，生产日期 production_date，失效日期 expiring_date，单价 price，数量 quantity）

试用关系代数完成下列查询。

（1）查询所有西药的信息。

（2）查询供应记录单号为“1”的供应明细。

（3）查询供应商代码“1125”的供应商的供应记录单号。

（4）查询 2024 年 7 月开始失效的供应记录单号、药品代码、药品名称、批号、供应商代码。

（5）查询所有供应商都供应的药品代码、药品名称。

（6）查询单价低于 50 元的药品代码、药品名称、生产商、供应商代码、供应商名称、单价。

第 4 章 关系数据库标准语言

结构化查询语言是关系数据库的标准语言，它强调的是语言的结构化，以及对以二维表为基础的关系数据库的操作能力。当前几乎所有的关系数据库管理系统产品都支持SQL，如 SQL Server、Access、Oracle、DB2、Sybase 等。本章以医疗门诊数据库作为案例，介绍 SQL 的数据定义、数据查询、数据更新及视图的使用，所有实例的运行环境为SQL Server 2022。本章重点内容如下。

（1）SQL 的基本概念和特点。

（2）SQL 数据定义：数据库、表、索引的定义功能。

（3）SQL 数据查询：单表查询、连接查询、嵌套查询、集合查询。

（4）SQL 数据更新：插入数据、修改数据、删除数据。

（5）视图的定义、查询、更新和作用。

医疗门诊数据库表包括表 4-1 患者基本信息表（patient_baseinfo）、表 4-2 医生信息表（dic_doctor）、表 4-3 就诊信息表（mz_visit_info）、表 4-4 科室字典表（dic_department）。

表 4-1 患者基本信息表（patient_baseinfo）

字段中文名	字段名	类型	空值	备注
患者编号	patient_id	varchar(12)	No	主码
患者姓名	patient_name	varchar(50)	No	
患者性别	patient_sex	varchar(10)	No	男、女、未确定、未说明
出生日期	patient_birthday	datetime	Yes	
身份证号码	patient_idno	varchar(18)	Yes	
患者身份	patient_type	varchar(20)	Yes	缺省‘自费’
患者联系电话	patient_phone	varchar(30)	Yes	

表 4-2 医生信息表（dic_doctor）

字段中文名	字段名	类型	空值	备注
医生工号	doctor_id	varchar(8)	No	主码
医生姓名	doctor_name	varchar(50)	No	
医生职称	doctor_title	varchar(50)	Yes	主任医师、副主任医师、主治医师
医生简介	doctor_introduction	varchar(255)	Yes	医生简介
所在科室	dept_id	varchar(8)	No	外码

表 4-3 就诊信息表（mz_visit_info）

字段中文名	字段名	类型	空值	备注
就诊流水号	visit_sn	int	No	主码
患者编号	patient_id	varchar(12)	No	外码

续表

字段中文名	字段名	类型	空值	备注
就诊次数	visit_times	int	No	
就诊时间	visit_date	datetime	No	
就诊医生	doctor_id	varchar(8)	No	外码
就诊科室	dept_id	varchar(8)	No	外码
患者年龄	patient_age	varchar(10)	No	
处置意见	treatment_advice	varchar(255)	No	住院，随诊
患者姓名	patient_name	varchar(50)	No	

表 4-4　科室字典表（dic_department）

字段中文名	字段名	类型	空值	备注
科室编号	dept_id	varchar(8)	No	主码
科室名称	dept_name	varchar(50)	No	
科室简介	dept_introduction	varchar(255)	Yes	科室简介
拼音简码	py_code	varchar(50)	No	
停用标志	del_flag	char(1)	No	0：在用 1：停用

各表的数据示例参见表 4-5～表 4-8。

表 4-5　患者基本信息表（patient_baseinfo）实例数据

patient_id	patient_name	patient_sex	patient_birthday	patient_idno	patient_type	patient_phone
000000000001	张**	女	1962-12-11	440127XXXXXXXXXXXX	自费	1581635XXXX
000000000002	汤**	男	1949-01-08	440127XXXXXXXXXXXX	自费	1894804XXXX
000000000003	宋**	男	1942-10-12	441802XXXXXXXXXXXX	自费	1353596XXXX
000000000004	何**	男	1976-06-23	441827XXXXXXXXXXXX	自费	1812599XXXX
000000000005	黄**	女	1986-06-23	441827XXXXXXXXXXXX	自费	1812599XXXX
000000000006	成**	女	1987-12-24	440127XXXXXXXXXXXX	自费	1892660XXXX

表 4-6　医生信息表（dic_doctor）实例数据

doctor_id	doctor_name	doctor_title	doctor_introduction	dept_id
00000001	黄医生	主治医师	2004 年毕业于广东医科大学临床医学系，大学本科，学士学位。擅长急诊危重症抢救，常见病、多发病的救治……	00000006
00000010	徐医生	副主任医师	2001 年毕业于广西医科大学，本科学历，从事眼科临床工作 20 多年，有丰富的临床经验，曾到广西壮族自治区人民医院眼科及中南大学湘雅二医院眼科进修学习……	00000003
00000013	李医生	主任医师	毕业于广西医科大学，本科学历，学士学位，从事眼科临床工作 30 余年，曾到广西医科大学第一附属医院眼科进修……	00000003
00000014	宋医生	副主任医师	毕业于广东医科大学临床医学系，从事康复医学临床、教学、科研工作 10 余年，在神经康复和骨关节康复矫形等方面有深入研究……	00000005
00000026	颜医生	主治医师	NULL	00000002

表 4-7 就诊信息表（mz_visit_info）实例数据

visit_sn	patient_id	visit_times	visit_date	doctor_id	dept_id	patient_age	treatment_advice	patient_name
1	000000000001	7	2023-01-02 04:47:34.000	00000026	00000002	60 岁	住院	张**
2	000000000002	3	2022-10-23 16:25:29.000	00000010	00000003	73 岁	住院	汤**
3	000000000003	7	2022-10-29 16:53:03.000	00000026	00000002	80 岁	住院	宋**
4	000000000004	6	2023-02-02 10:41:52.000	00000013	00000003	46 岁	住院	何**
5	000000000005	7	2023-02-20 01:22:48.000	00000014	00000005	36 岁	随诊	黄**
6	000000000006	9	2022-07-31 03:05:05.000	00000001	00000006	34 岁	随诊	成**

表 4-8 科室字典表（dic_department）实例数据

dept_id	dept_name	dept_introduction	py_code	del_flag
00000001	肾内科	广东省临床重点专科、广东省标准化血液净化培训基地和药物临床试验基地，现有住院床位 70 张……	SNK	0
00000002	颅脑外科	主要收治各种类型颅脑创伤、各种类型脑出血、颅内肿瘤、脑血管病、椎管肿瘤等疾病患者……	LNWK	0
00000003	眼科	拥有较为完善的眼科现代化设备，包括进口眼科手术显微镜、进口超声乳化仪、进口玻璃体切割机……	YK	0
00000004	耳鼻喉科	科室内设有门诊、住院及手术室等功能区域，为患者提供全方位的耳鼻喉健康服务……	EBHK	0
00000005	康复科	主要采用物理、运动、作业、言语、体感音波等治疗，以及传统中医推拿、针灸、穴位注射等针对相关疾病进行专业有效的康复治疗	KFK	0
00000006	急诊科	急诊科是承担院前急救、送院急诊、危急重医学的临床科室……	JZK	0
00000007	脾胃科	我院脾胃科是以中西医结合诊疗为特色的临床科室。主要从事消化系统器质性或功能性疾病的中西医结合内科诊疗……	PWK	0

4.1 SQL 的发展、特点和涉及的基本概念

SQL 是一种高级数据库操作语言，它不要求用户指定对数据的存取方法，也不需要用户了解具体的数据存储方式，利用其即可对不同的关系数据库进行数据访问操作。此外，SQL 语句还可以嵌套在许多编程语言中，实现应用程序对数据库的访问操作。

本节主要介绍 SQL 的发展、特点以及涉及的基本概念。

4.1.1 SQL 的发展

SQL 是使用关系数据模型的数据库应用语言，于 20 世纪 70 年代由 IBM 公司的博伊斯（Boyce）和钱伯林（Chamberlin）开发出来，作为 IBM 关系数据库原型 System R 的原型关系语言，实现了关系数据库中的信息检索。

20 世纪 80 年代初，美国国家标准局（American National Standard Institute，ANSI）开始着手制定 SQL 标准，最早的 ANSI 标准于 1986 年完成，它也被称作 SQL 86。标准的出台使 SQL 在关系数据库语言中的地位得到加强。1987 年，国际标准化组织（International Organization for Standardization，ISO）也通过了这一标准，并在 1989 年公布 SQL 89 标准，1992 年又公布了 SQL 92 标准。此后若干年，美国国家标准局和国际标准化组织又公布了多个版本。

正是由于 SQL 的标准化，大多数关系数据库系统都支持 SQL，SQL 已经发展成为多种平台进行数据交互操作的底层会话语言。

4.1.2 SQL 的特点

SQL 作为一种数据库操作访问的标准语言，它适合各类关系数据库的操作访问，其主要特点如下。

1）综合统一

SQL 集数据定义语言、数据操纵语言和数据控制语言功能于一体，语言风格统一，可以独立完成数据库生命周期的全部功能，包括：定义、修改和删除数据库；定义、修改和删除关系模式；定义、修改和删除视图；对表中的数据进行查询；在表中插入、修改和删除记录；数据库安全性、完整性控制，以及事务控制；数据库重构和维护；嵌入式 SQL 和动态 SQL 定义。

2）非过程化语言

非关系数据模型的数据操纵语言是“面向过程”的语言，用“过程化”语言完成某项请求必须指定存取路径。

SQL 是一种非过程化语言，它对数据访问操作，直接将操作命令提交 DBMS 完成，只需告诉 DBMS“做什么”，不需要告诉它“怎么做”，因为不需要了解存储路径，存储路径的选择以及 SQL 的操作过程由 DBMS 自动完成。

3）面向集合的操作方式

SQL 采用集合操作方式，不仅操作对象、查询结果可以是元组的集合，而且一次插入、删除、更新操作的对象也可以是元组的集合。

4）SQL 具有交互式和嵌入式两种使用方式

（1）交互式使用方式。用户可以在终端键盘上直接输入 SQL 命令对数据库进行操作。

（2）嵌入式使用方式。SQL 语句能够嵌入到高级语言（如 Java、C、C++）程序中，供程序员设计程序使用，能够增强应用程序的处理能力。

两种不同的使用方式下，SQL 语法结构基本是一致的，使用灵活、方便。

5）语言简洁，易学易用

SQL 类似于人的思维习惯，设计巧妙，语言简洁，容易理解和掌握，完成核心功能的语句只用了 9 个动词，如表 4-9 所示。

表 4-9 SQL 的命令动词

SQL 功能	命令动词
数据定义语言（data definition language，DDL）	CREATE、DROP、ALTER

续表

SQL 功能	命令动词
数据操纵语言（data manipulation language，DML）	SELECT、INSERT、UPDATE、DELETE
数据控制语言（data control language，DCL）	GRANT、REVOKE

4.1.3 SQL 涉及的基本概念

支持 SQL 的数据库管理系统同样支持关系数据库三级数据模式结构，如图 4-1 所示。

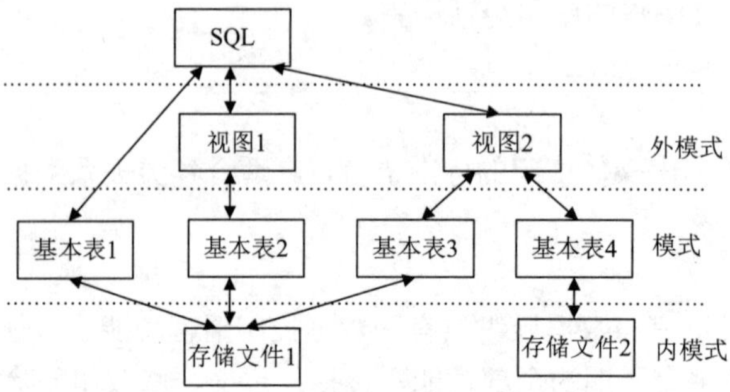

图 4-1 SQL 对关系数据库模式的支持

（1）视图和部分基本表构成了数据库的外模式。视图是虚表，当基本表的数据不适合用户直接查询时，可以定义视图来简化查询。视图是从一个或几个基本表导出的表，能够满足用户和应用程序的数据格式要求，用户也可以在视图上再定义视图。在查询时，SQL 对基本表和视图同等对待。在 SQL 中，基本表可以直接被用户操作，所以被直接操作的基本表是外模式的一部分。外模式由直接使用的基本表和视图构成。

（2）若干基本表构成了数据库的模式。基本表是本身独立存在的表，关系数据模型中的一个关系在 SQL 中对应一个基本表，基本表是按数据全局逻辑模式建立的。

（3）数据库的存储文件和索引文件构成了数据库的内模式。一个关系对应一个基本表，一个或多个基本表对应一个存储文件，一个基本表可以带若干索引，索引也存放在存储文件中。

存储文件的逻辑结构构成了关系数据库的内模式，存储文件的物理结构对用户是隐蔽的。

以下将介绍 SQL 数据定义、查询和更新的功能和格式。各个关系数据库管理系统产品在实现标准 SQL 时各有差异，与 SQL 标准的复合程度也不尽相同，因此，具体使用某个关系数据库管理系统产品时，读者可以根据需要查询该产品提供的有关手册。

4.2 SQL 数据定义

本章所有的 SQL 语句在 SQL Server 2022 测试通过。标准 SQL 语句和 SQL Server 大同小异，无太大区别。读者可以自行熟悉 SQL Server 2022 的环境，并阅读相关参考书籍。这里主要讲解 SQL 的注释方式以及数据类型。

1. SQL 注释方式

SQL 提供两种注释方式：

（1）--：表示此行是单行注释。

（2）/* 注释内容 */：这种注释类似 C 语言的注释，可以注释单行，也可以注释多行。

```
-- 我是单行注释
/* 我也是单行注释 */
/* 多行注释
我是注释
*/
```

2. SQL 主要的数据类型

在定义数据库关系表结构时，需要定义表中各个属性的数据类型。表 4-10 给出了 SQL Server 数据库的主要数据类型。

表 4-10 SQL Server 数据库的主要数据类型

类型	名称	描述	存储空间
整型数据类型	bit	0、1 或 NULL	至少 1 字节（8 位）
	tinyint	0～255 之间的整数	1 字节
	smallint	–32 768～32 767 之间的整数	2 字节
	int	–2 147 483 648～2 147 483 647 之间的整数	4 字节
	bigint	–9 223 372 036 854 775 808 ～ 9 223 372 036 854 775 807 之间的整数	8 字节
定点数数据类型	numeric(*p*,*s*)或 decimal(*p*,*s*)	$-10^{38}+1\sim10^{38}-1$ 之间的数值	最多 17 字节
浮点型数据类型	float[(*n*)]	$-1.79\times10^{308}\sim-2.23\times10^{-308},0,2.23\times10^{-308}\sim1.79\times10^{308}$	$n\leqslant24$ 4 字节 $n>24$ 8 字节
	real	$-3.40\times10^{38}\sim-1.18\times10^{-38},0,1.18\times10^{-38}\sim3.40\times10^{38}$	4 字节
字符串数据类型	char(*n*)	*n* 为 1～8000 字符之间	*n* 字节
	nchar(*n*)	*n* 为 1～4000 Unicode 字符之间	2*n* 字节
	ntext	最多为 $2^{30}-1$（1 073 741 823）Unicode 字符	每字符 2 字节
	text	最多为 $2^{31}-1$（2 147 483 647）字符	每字符 1 字节
	varchar(*n*)	*n* 为 1～8000 字符之间	(1*n* 字节)+2 字节额外开销
日期时间数据类型	date	0001 年 1 月 1 日～9999 年 12 月 31 日	3 字节
	datetime	1753 年 1 月 1 日～9999 年 12 月 31 日，精确到最近的 3.33ms	8 字节
	smalldateTime	1900 年 1 月 1 日～2079 年 6 月 6 日，精确到 1min	4 字节
	time(*n*)	小时:分钟:秒.9999999，0～7 之间的 *n* 指定小数秒	3～5 字节
货币数据类型	money	–922 337 203 685 477.580 8～922 337 203 685 477.580 7	8 字节
	smallmoney	–214 748.364 8～2 14 748.364 7	4 字节
二进制数据类型	binary(*n*)	*n* 为 1～8000 之间的值	*n* 字节
	varbinary(*n*)	*n* 为 1～8000 之间的值	(1*n* 字节)+2 字节额外开销

续表

类型	名称	描述	存储空间
特殊数据类型	timestamp or rowversion	对于每个表来说是唯一的、自动存储的值。通常用于版本戳，该值在插入和每次更新时自动改变	8 字节
	table	用于存储结果集以便进行后续处理。table 主要用于临时存储一组作为表值函数结果集返回的行。可将函数和变量声明为 table 类型。table 变量可用于函数、存储过程和批处理	取决于表定义和存储的行数
用户自定义数据类型		用户根据需要在系统数据类型的基础上建立自己的数据类型	

4.2.1 数据库的定义

在 SQL 语言中，数据定义语言是一种实现数据库对象（数据库、数据库表、索引等）定义的语句，数据定义的命令动词包括 CREATE、DROP、ALTER，分别完成数据库对象的创建、删除、修改操作。

1. *数据库创建 SQL 语句*

定义数据库是指在系统磁盘上划分一个区域用于存储和管理数据，创建时需要指出数据库名称、文件名称、初始大小、是否自动增长等内容。

创建数据库的语法如下：

```
CREATE DATABASE database_name                          --设置数据库的名称
[ ON                                                   --定义数据库数据文件
[ PRIMARY ]                                            --设置主文件组
  ( NAME = logical_file_name ,                         --主数据文件的逻辑名称
    FILENAME = ' os_file_name '                        --主数据文件的物理名称
    [ , SIZE = size]                                   --主数据文件的初始大小
    [ , MAXSIZE = { max_size| UNLIMITED } ]            --主数据文件增长的最大值
    [ , FILEGROWTH = growth_increment]                 --主数据文件的增长率
) [ ,...n ]
 [ LOG ON
(
    NAME = logical_file_name ,                         --日志文件的逻辑名称
    FILENAME = ' os_file_name '                        --日志文件的物理名称
    [ , SIZE = size ]                                  --日志文件的初始大小
    [ , MAXSIZE = { max_size | UNLIMITED } ]           --日志文件增长的最大值
 [ , FILEGROWTH = growth_increment]                    --日志文件的增长率
) [ ,...n ]
```

语法说明内容如下。

（1）database_name：新建的数据库名称，数据库名称在当前实例中必须是唯一的。

（2）ON：ON 子句用来定义数据库的数据文件。

（3）PRIMARY：该短语指出其后所定义的文件是主数据文件（.mdf），如果没有 PRIMARY，则第一个定义的文件是主数据文件。

（4）LOG ON：定义数据库日志的日志文件。

（5）SIZE：文件初始容量，单位可以为 KB、MB、GB 或 TB。缺省单位默认为 MB。

（6）MAXSIZE：文件增长的上限，如果最大文件大小为无限制，则文件将一直增大，

直至占满磁盘。

（7）UNLIMITED ：指定文件将无限制增长直到磁盘爆满。

（8）FILEGROWTH：文件的自动增长，可以是具体的大小，也可以是百分比。文件的 FILEGROWTH 设置不能超过 MAXSIZE 设置。

【例 4.1】 创建数据库 MCDB，主文件和日志文件均存放在 D 盘根目录下。数据文件初始大小为 10MB，最大值为 1000MB，文件大小增长量为 5MB。日志文件初始大小为 8MB，最大值为 500MB，增长量为 5%。SQL 语句如下：

```
CREATE DATABASE MCDB
ON (
  NAME=MCDB,
  FILENAME='D:\MCDB.mdf',
  SIZE=10MB,
  MAXSIZE=1000MB,
  FILEGROWTH=5MB)
LOG ON (
  NAME=MCDB_log,
  FILENAME='D:\MCDB_log.ldf',
  SIZE=8MB,
  MAXSIZE=500MB,
  FILEGROWTH=5%)
```

2. 修改数据库

SQL 中修改数据库的命令为 ALTER DATABASE database_name。修改包括增加和删除某一文件，修改文件的属性，如数据库的文件路径、初始大小等。修改数据库语法如下：

```
ALTER DATABASE database_name
{
   ADD FILE <filespec> [ ,...n ]
       [ TO FILEGROUP { filegroup_name } ]
                                                --在文件组中增加数据文件
  | ADD LOG FILE <filespec> [ ,...n ]           --增加日志文件
  | REMOVE FILE logical_file_name               --删除数据文件
  | MODIFY FILE <filespec>                      --更改文件属性
  | MODIFY NAME = new_database_name             --数据库更名
  | ADD FILEGROUP filegroup_name                --增加文件组
  | MODIFY FILEGROUP filegroup_name
     {
     { DEFAULT | NAME = new_filegroup_name }
    |{ READ_ONLY | READ_WRITE }
     }                                          --更改文件组
  | REMOVE FILEGROUP filegroup_name             --删除文组
}
```

其中，<filespec>可以是：

```
( NAME = logical_file_name,
    FILENAME = 'os_file_name'
    [ , SIZE = size ]
    [ , MAXSIZE = { max_size | UNLIMITED } ]
    [ , FILEGROWTH = growth_increment]
```

```
    ) [ ,...n ]
```

【例 4.2】 将 MCDB 数据库更名为 MCLDB。

```
ALTER DATABASE MCDB MODIFY NAME=MCLDB
```

【例 4.3】 将数据库 MCDB 的数据文件 MCDB.mdf 的初始分配大小改为 20MB。此值要大于之前初始化的值。

```
ALTER DATABASE MCDB MODIFY FILE
(
  NAME=MCDB,
  SIZE=20MB)
```

3. 删除数据库

当创建好的数据库由于某种原因不再使用时，可以删除数据库，删除数据库的语法如下：

```
DROP DATABASE database_name
```

【例 4.4】 删除数据库 MCDB。

```
DROP DATABASE MCDB
```

当创建好数据库后，就可以在数据库中创建表，对表进行操作。

4.2.2 基本表的定义

创建基本表是在已经创建好的数据库中建立新表。创建基本表的过程是规定数据列的属性的过程，同时也是实施数据库完整性约束的过程。

创建基本表的语法如下：

```
CREATE TABLE <表名>
      (<列名> <数据类型>[ <列级完整性约束条件> ]
      [,<列名> <数据类型>[ <列级完整性约束条件>] ]
       ...
      [,<表级完整性约束条件> ] )
```

其中，CREATE TABLE 为创建表的关键词，<表名>是所要定义的表名称。

【例 4.5】 创建患者基本信息表（patient_baseinfo）。需要注意的是，创建表之前先输入 USE MCDB，切换到 MCDB 数据库，再进行其他操作；之后的代码则省略掉 USE MCDB。

```
USE MCDB
CREATE TABLE patient_baseinfo(
  patient_id Varchar(12) PRIMARY KEY,
                               /*列级完整性约束条件， patient_id 是主码*/
  patient_name Varchar(50) NOT NULL,
                          /*列级完整性约束条件，patient_name 不能取空值*/
  patient_sex Varchar(10) NOT NULL,
  patient_birthday Datetime NULL,
  patient_idno Varchar(18) NULL,
  patient_type Varchar(20) NULL,
  patient_phone Varchar(30) NULL )
```

注意：在允许空值的情况下，NULL 可以去掉，SQL Server 一般默认为 NULL。

【例 4.6】　创建科室字典表（dic_department）。

```
CREATE TABLE dic_department(
  dept_id Varchar(8) PRIMARY KEY,/*列级完整性约束条件，dept_id 是主码*/
  dept_name Varchar(50) NOT NULL,
  dept_introduction Varchar(255),
  py_code Varchar(50) NOT NULL,
  del_flag char(1) NOT NULL)
```

【例 4.7】　创建医生信息表（dic_doctor）。

```
CREATE TABLE dic_doctor(
  doctor_id Varchar(8) PRIMARY KEY,
                                   /*列级完整性约束条件，doctor_id 是主码*/
  doctor_name Varchar(50) NOT NULL,
  doctor_title Varchar(50),
  doctor_introduction Varchar(255),
  dept_id Varchar(8) NOT NULL)
```

【例 4.8】　创建就诊信息表（mz_visit_info）。

```
CREATE TABLE mz_visit_info(
  visit_sn Int PRIMARY KEY,       /*列级完整性约束条件，visit_sn 是主码*/
  patient_id Varchar(12) NOT NULL,
  visit_times Int NOT NULL,
  visit_date Datetime NOT NULL,
  doctor_id Varchar(8) NOT NULL,
  dept_id Varchar(8) NOT NULL,
  patient_age Varchar(10) NOT NULL,
  treatment_advice Varchar(255) NOT NULL,
  patient_name Varchar(50) NOT NULL)
```

4.2.3　数据库三类完整性定义

数据库的完整性是指数据的正确性和相容性。SQL 支持数据库的三类完整性规则：实体完整性、参照完整性和用户自定义完整性。

1）实体完整性

在定义表时需要定义主码。在插入或更新数据时确保主码值的唯一性，从而保障实体完整性。定义单属性主码约束，一种是列级约束，一种是表级约束。定义多属性主码约束，只有表级约束。

【例 4.9】　医生信息表（dic_doctor），主码约束在例 4.7 中使用列级约束，现在使用表级约束。

```
CREATE TABLE dic_doctor(
  doctor_id Varchar(8),
  doctor_name Varchar(50) NOT NULL,
  doctor_title Varchar(50),
  doctor_introduction Varchar(255),
  dept_id Varchar(8) NOT NULL,
 CHECK(doctor_title in('主任','副主任', '主治')),
/* doctor_title 属性取值范围*/
  PRIMARY KEY(doctor_id)                  /*表级实体完整性定义*/
)
```

2）参照完整性

参照完整性使用 FOREIGN KEY 关键字来定义哪些列为外码，使用 REFERENCES 关键字指明参照了哪些表的主码。一般是表级约束。例如，建立就诊信息表，有 3 个外码约束。

【例 4.10】 定义就诊信息表（mz_visit_info）中的参照完整性。

```
CREATE TABLE mz_visit_info(
  visit_sn Int PRIMARY KEY,
  patient_id Varchar(12) NOT NULL,
  visit_times Int NOT NULL,
  visit_date Datetime NOT NULL,
  doctor_id Varchar(8) NOT NULL,
  dept_id Varchar(8) NOT NULL,
  patient_age Varchar(10) NOT NULL,
  treatment_advice Varchar(255) NOT NULL,
  patient_name Varchar(50) NOT NULL,
CHECK(treatment_advice in('住院','随诊')),
                                    /* treatment_advice 属性取值范围*/
  FOREIGN KEY(patient_id) REFERENCES patient_baseinfo(patient_id),
   /*表级完整性约束条件，patient_id 是外码，被参照表是 patient_baseinfo */
  FOREIGN KEY(doctor_id) REFERENCES dic_doctor(doctor_id), /*表级完
              整性约束条件，doctor_id 是外码，被参照表是 dic_doctor */
  FOREIGN KEY(dept_id) REFERENCES dic_department(dept_id) /*表级完整性
                 约束条件，dept_id 是外码，被参照表是 dic_department */
)
```

3）用户自定义完整性

用户自定义的完整性，一般针对某一具体的数据满足一些特定的要求。例如，某属性（列值）上满足：非空或唯一或有默认值或某些表达式。

【例 4.11】 患者基本信息表（patient_baseinfo），患者编号是主码，患者身份默认为自费，性别在男、女、未确定、未说明之中取值。

```
CREATE TABLE patient_baseinfo(
  patient_id Varchar(12) PRIMARY KEY,
  patient_name Varchar(50) NOT NULL,    /* patient_name 属性非空*/
  patient_sex Varchar(10) NOT NULL,
  patient_birthday Datetime,
  patient_idno Varchar(18),
  patient_type Varchar(20) DEFAULT '自费', /* patient_type 属性默认值自费*/
  patient_phone Varchar(30) ,
  CHECK(patient_sex in('男','女','未确定','未说明'))
                                        /* patient_sex 属性取值范围*/
 )
```

【例 4.12】 科室字典表（dic_department），科室名称唯一 。

```
CREATE TABLE dic_department(
  dept_id Varchar(8),
  dept_name Varchar(50) NOT NULL UNIQUE,  /*科室名称唯一*/
  dept_introduction Varchar(255),
  py_code Varchar(50) NOT NULL,
  del_flag char(1) NOT NULL,
```

```
    PRIMARY KEY(dept_id)                    /*表级实体完整性定义*/
    )
```

4.2.4 基本表的修改

ALTER TABLE（修改表）是指修改表的结构，在初始设计基本表时，由于业务变化，需要对基本表的结构进行修改，包括修改列、增加列、删除列、增加约束、删除约束等。修改基本表的语法如下：

```
ALTER TABLE <表名>
[ ADD <新列名> <数据类型> [完整性约束] ]
[DROP  COLUMN <列名>]
[ADD CONSTRAINT <完整性约束名>  [完整性约束] ]
[ DROP CONSTRAINT <完整性约束名> ]
[ ALTER COLUMN <列名> <数据类型>[NULL|NOT NULL]]
```

【例 4.13】 增加列：对 dic_doctor 表增加性别（doctor_sex）列，其数据类型为字符串类型。

```
ALTER TABLE dic_doctor ADD doctor_sex Varchar(10) NULL
```

不论基本表中原来是否已有数据，新增加的列为空值。

【例 4.14】 删除列：将 dic_doctor 表的 doctor_sex 列删除。

```
ALTER TABLE dic_doctor DROP COLUMN doctor_sex
```

【例4.15】 更改列的长度：将 dic_doctor 表的 doctor_title 列的数据类型由 Varchar(50) 改为 Varchar(60)。

```
ALTER TABLE dic_doctor ALTER COLUMN doctor_title Varchar(60) NOT NULL
```

【例 4.16】 更改列的类型：将 patient_baseinfo 表的 patient_birthday 列的数据类型由 Datetime 改为 SmallDatetime。

```
ALTER TABLE patient_baseinfo ALTER COLUMN patient_birthday SmallDatetime
```

【例 4.17】 增加检查约束：要求 dic_department 表的 del_flag 取值为'0'或'1'。使用关键字 CONSTRAINT 为该检查约束取名 CK_del_flag。如果不取名，则系统会随机分配一个默认名称。

```
ALTER TABLE dic_department ADD CONSTRAINT CK_del_flag
  CHECK (del_flag in('0','1'))
```

【例 4.18】 删除检查约束：删除 dic_department 表中的 CK_del_flag 约束。

```
ALTER TABLE dic_department
  DROP CONSTRAINT CK_del_flag
```

【例 4.19】 增加默认约束：要求患者的默认性别为未确定。

```
ALTER TABLE patient_baseinfo ADD CONSTRAINT DF_patient_sex
DEFAULT '未确定' FOR patient_sex
```

【例 4.20】 删除默认约束：删除 patient_baseinfo 表中的性别默认约束。

```
ALTER TABLE patient_baseinfo DROP CONSTRAINT DF_patient_sex
```

【例 4.21】 增加外码约束：为 dic_doctor 表添加外码。

```
ALTER TABLE dic_doctor ADD CONSTRAINT FK_dept_id_department
  FOREIGN KEY(dept_id) REFERENCES dic_department(dept_id)
/*dept_id 是外码，被参照表是 dic_department，被参照列是 dic_department 表
的 dept_id*/
```

【例 4.22】 删除外码约束：删除 dic_doctor 表的外码约束。由于表的完整性约束，

不建议删除外码约束。

```
ALTER TABLE dic_doctor DROP CONSTRAINT FK_dept_id_department
```

4.2.5 基本表的删除

删除基本表的语法如下：

```
DROP TABLE <表名>
```

【例 4.23】 删除就诊信息表（mz_visit_info）。

```
DROP TABLE mz_visit_info
```

删除表时，如果该表被其他表引用（如外码关联），删除将失败。例如，mz_visit_info 表存在时，删除 patient_baseinfo 表将会出错，因为 mz_visit_info 表的 patient_id 参照 patient_baseinfo 表的 patient_id 列。这种情况要先删除参照表 mz_visit_info，然后再删除被参照表 patient_baseinfo。

4.2.6 索引的定义

索引可以加快数据的访问，数据库引擎可以通过索引结构快速找到指定记录，使 SQL 的连接查询、排序操作更加有效。

1. 创建索引

创建索引的语法如下：

```
CREATE [UNIQUE] [CLUSTERED | NONCLUSTERED] INDEX <索引名>
ON <表名|视图名>(<列名>[ASC|DESC][,<列名>[ ASC|DESC] ]...)
```

其中，各参数含义说明如下。

（1）[UNIQUE] [CLUSTERED | NONCLUSTERED]：索引的类型，依次为唯一索引、聚簇索引和非聚簇索引。非聚簇索引是 CREATE INDEX 语句的默认值。省略 UNIQUE 时，建立的是非唯一索引，省略 CLUSTERED 时，建立的是非聚簇索引。

（2）唯一索引（UNIQUE）：唯一索引不允许两行具有重复的索引值。

（3）聚簇索引（CLUSTERED）：聚簇索引的顺序和数据行的物理顺序一致。每个表最多只能有一个聚簇索引。

（4）非聚簇索引（NONCLUSTERED）：非聚簇索引数据行的物理顺序独立于索引排序。非聚簇索引指定了表的逻辑顺序。数据存储和索引存储分别在不同的位置，索引中包含指向数据存储位置的指针。每个表中可以有多个非聚簇索引。

（5）表名|视图名：用于指定创建索引所属的表名称和视图名称。

（6）ASC|DESC：用于指定某个具体索引值的排列次序，包括 ASC（升序）和 DESC（降序）两种，默认为 ASC。

【例 4.24】 为 MCDB 数据库中的 dic_department 表建立唯一索引。

```
CREATE UNIQUE INDEX UNI_IDX_dept_name
    ON dic_department(dept_name)          /*索引按升序排列*/
```

或者按照降序建立索引：

```
CREATE UNIQUE INDEX UNI_IDX_dept_name
    ON dic_department(dept_name DESC)       /*索引按降序排列*/
```

【例 4.25】 在 patient_baseinfo 表的 patient_id 列上建立聚簇索引。

```
CREATE CLUSTERED INDEX IDX_patient_baseinfo_patient_id
    ON patient_baseinfo(patient_id)
```

注意：每个表只能建立一个聚簇索引。在给表创建主码约束时，会默认创建一个与主码关联的聚簇索引。因此，该语句不会执行成功，这里仅仅展示语法，需要先删除原来的聚簇索引。

2. 删除索引

删除索引的语法如下：

```
DROP INDEX <索引名> ON <表名|视图名>
```

删除索引时，系统同时会从数据字典中删去有关该索引的描述。

在给表创建主码约束时，会默认创建一个与主码关联的聚簇索引，该聚簇索引不能显式地使用 DROP INDEX 删除。

【例 4.26】 删除 dic_department 表的 UNI_IDX_dept_name 索引。

```
DROP INDEX UNI_IDX_dept_name ON dic_department
```

4.3 SQL 数据查询

本节主要介绍针对数据表记录的各种查询以及对记录的操作，主要包括单表查询、连接查询、嵌套查询、集合查询。

使用SELECT语句进行数据查询的语法如下：

```
SELECT [ALL|DISTINCT] <目标列表达式> [ ,<目标列表达式>] ...
 FROM  <表名或视图名> AS [别名] [ ,<表名或视图名> AS [别名]] ...
 [WHERE <条件表达式>]
 [GROUP BY <列名 1> [HAVING <条件表达式>]]
 [ORDER BY <列名 2> [ASC|DESC]]
```

语法中各字句或短语说明如下。

（1）SELECT 子句：指明目标列表达式（目标列表达式可以是字段、表达式、函数表达式、常量）。

（2）FROM 子句：指明数据源。如果是多个表，表间用“，”分割。如果需要一表多用，用别名标识。

（3）WHERE 子句：元组选择条件。

（4）GROUP BY 子句：结果集分组。当目标列中有聚集函数，则统计为分组统计，结果按<列名 1>的值进行分组。

（5）HAVING 短语：筛选出只有满足指定条件的组。

（6）ORDER BY 子句：对查询结果表排序，按<列名 2>的值，当排序要求为 ASC 时升序排序；排序要求为 DESC 时降序排列。

4.3.1 单表查询

单表查询过程中只涉及一个表的查询语句，单表查询是一种最简单的查询操作。

1. 选择表中的若干列

1）查询所有字段

以 SELECT 关键字开头的子句用于选择显示的列，若是查询所有字段，<目标列表达式>为：* 或<表名>.*。

【例 4.27】 查询患者基本信息表中的所有记录。

```
SELECT *
FROM patient_baseinfo
```

2）查询部分字段

【例 4.28】 查询患者基本信息表中所有患者的编号、患者名称。

```
SELECT patient_id, patient_name
FROM patient_baseinfo
```

很多情况下，只需要显示所需要的字段，这时候可以通过在 SELECT 子句的<目标列表达式>中指定要输出的字段即可。该情况下输出顺序和表定义中顺序一致。用户也可以根据实际应用的需求改变输出顺序。

【例 4.29】 查询患者基本信息表中所有患者名称、出生日期和性别。

```
SELECT  patient_name,patient_birthday,patient_sex    /*按患者名称、出生日期和性别顺序输出*/
FROM patient_baseinfo
```

3）查询经过计算的值

以 SELECT 关键字开头的子句中的<目标列表达式>除了可以是表中的属性列，也可以是表达式。

【例 4.30】 查询患者基本信息表中所有患者的编号、患者名称、出生年份。可使用列别名改变查询结果的列标题。

```
SELECT patient_id, patient_name, YEAR(patient_birthday) AS 出生年份
    FROM patient_baseinfo
```

其中，YEAR()函数返回患者出生日期的年份。

执行结果如图 4-2 所示。

	patient_id	patient_name	出生年份
1	000000000001	张**	1962
2	000000000002	汤**	1949
3	000000000003	宋**	1942
4	000000000004	何**	1976
5	000000000005	黄**	1986
6	000000000006	成**	1987

图 4-2 例 4.30 执行结果

用户通过指定列别名显示在输出结果中，如图 4-2 中的出生年份列。

2. 选择表中的若干元组

1）消除取值重复的行

两个本来不完全相同的行，在做投影操作后，有可能结果完全相同，这时加入

DISTINCT 来消除相同行。

【例 4.31】 查询就诊信息表中患者就诊过的就诊科室。

```
SELECT dept_id FROM mz_visit_info
```

执行结果如图 4-3 所示。

	dept_id
1	00000002
2	00000003
3	00000002
4	00000003
5	00000005
6	00000006

图 4-3 执行结果出现重复行

如图 4-3 所示，结果有重复的，添加 DISTINCT 子句，可以删除重复行，执行代码如下：

```
SELECT DISTINCT dept_id FROM mz_visit_info
```

执行结果如图 4-4 所示。

	dept_id
1	00000002
2	00000003
3	00000005
4	00000006

图 4-4 执行结果删除重复行

2）查询满足条件的行

WHERE 子句用来查询满足条件的行，WHERE 是查询条件。常用的查询条件如表 4-11 所示。

表 4-11 常用的查询条件

查询条件	谓词
比较	=，>，<，>=，<=，!=，<>，!>，!<；NOT+上述比较运算符
确定范围	BETWEEN…AND…，NOT BETWEEN…AND…
确定集合	IN，NOT IN
模糊查询	LIKE，NOT LIKE
空值	IS NULL，IS NOT NULL
多重条件（逻辑运算）	AND，OR，NOT

（1）比较大小。

【例 4.32】 查询医生信息表中主任医师医生姓名和医生职称。

```
SELECT doctor_name,doctor_title
FROM  dic_doctor
WHERE doctor_title='主任医师'
```

【例 4.33】 查询就诊信息表中患者就诊次数小于 5 次的患者编号、就诊次数和年龄。

```
SELECT patient_id,visit_times,patient_age
FROM mz_visit_info
WHERE visit_times<5
```

（2）确定范围。

谓词 BETWEEN…AND…和 NOT BETWEEN…AND…用来查找属性值在（或者不在）指定范围内的行。其中 BETWEEN 后的范围是下限，AND 后的范围是上限。

【例 4.34】 查询患者基本信息表中出生日期在 1980-01-01 与 1990-01-01 之间的患者信息。

```
SELECT *
FROM patient_baseinfo
WHERE patient_birthday BETWEEN '1980-01-01' AND '1990-01-01'
```

【例 4.35】 查询患者基本信息表中出生日期不在 1980-01-01 与 1990-01-01 之间的患者信息。

```
SELECT *
FROM patient_baseinfo
WHERE patient_birthday NOT BETWEEN '1980-01-01' AND '1990-01-01'
```

（3）确定集合。

谓词 IN（NOT IN）用来查找属性值属于（不属于）指定集合的元组。

【例 4.36】 查询医生信息表中主任医师和副主任医师的姓名、职称和简介。

```
SELECT doctor_name,doctor_title,doctor_introduction
FROM dic_doctor
WHERE doctor_title IN('主任医师','副主任医师')
```

【例 4.37】 查询医生信息表中不是主任医师和副主任医师的姓名、职称和简介。

```
SELECT doctor_name,doctor_title,doctor_introduction
FROM dic_doctor
WHERE doctor_title NOT IN('主任医师','副主任医师')
```

（4）模糊查询。

有时候用户对查询的数据了解得不全面，如只知道姓氏，不知道全名，这时候需要用 LIKE 进行模糊查询。语法格式如下：

```
[NOT] LIKE  '<匹配串>'  [ESCAPE' <换码字符>']
```

LIKE 关键字中的通配符及其含义如表 4-12 所示。

表 4-12 LIKE 关键字中的通配符及其含义

通配符	说明
%	代表零个或者多个任意字符
_	代表一个任意字符
[ ]	指定范围内的任意单个字符
[^]	不在指定范围内的任意单个字符

【例 4.38】 查询医生信息表中所有姓黄的医生的姓名、职称和简介。

```
SELECT doctor_name,doctor_title,doctor_introduction
FROM dic_doctor
WHERE doctor_name LIKE '黄%'
```

【例 4.39】 查询科室字典表中科室名称含“脑”的科室信息。

```
SELECT *
FROM dic_department
WHERE dept_name LIKE '%脑%'
```

【例 4.40】 查询医生信息表中姓黄且全名只有 2 个汉字的医生姓名、职称和简介。

```
SELECT doctor_name,doctor_title,doctor_introduction
FROM dic_doctor
WHERE doctor_name LIKE '黄_'
```

【例 4.41】 查询医生信息表中所有不姓黄的医生的姓名、职称和简介。

```
SELECT doctor_name,doctor_title,doctor_introduction
FROM dic_doctor
WHERE doctor_name NOT LIKE '黄%'
```

【例 4.42】 使用“[]”通配符进行模糊查询。查询患者的基本信息，要求患者的联系电话以 13 开头，第 3 个数字是 5～8。

```
SELECT *
FROM patient_baseinfo
WHERE patient_phone LIKE '13[5-8]%'
```

[ ]指定范围内的任意单个字符，这里的[5-8]表示 5～8 范围内的字符。

【例 4.43】 使用“[^]”通配符进行模糊查询。查询患者的基本信息，要求患者的联系电话以 13 开头，第 3 个数字不包含 5～8。

```
SELECT *
FROM patient_baseinfo
WHERE patient_phone LIKE '13[^5-8]%'
```

如果用户查询的字符串含有通配符“%”或“_”，这时要用到 ESCAPE' <换码字符>' 对通配符进行转义。

【例 4.44】 查询科室拼音简码是 SN_K 的科室名称。（假设肾内科拼音简码是 SN_K。）

```
SELECT dept_name
FROM dic_department
WHERE py_code LIKE 'SN\_K' ESCAPE'\'
```

“ESCAPE'\'”中“'\'”是换码字符，“'SN_K'”中紧跟在“\”后面的字符“_”不再是通配符，转义为普通的字符。

（5）涉及空值的查询。

谓词 IS NULL（IS NOT NULL）用于判断某个属性是否为空（非空）。

【例 4.45】 查询没有提供身份证号码的患者信息。

```
SELECT *
FROM  patient_baseinfo
WHERE  patient_idno IS NULL
```

【例4.46】 查询所有提供身份证号码的患者信息。

```
SELECT *
FROM  patient_baseinfo
WHERE  patient_idno IS NOT NULL
```

（6）多重条件查询。

逻辑运算符 AND 和 OR 可以用来连接多个查询条件，类似于一般编程语言，AND

的优先级要高于 OR，添加括号可以改变优先级。

【例 4.47】 在患者基本信息表中查询 1949 年出生的男性患者的姓名。

```
SELECT patient_name
FROM patient_baseinfo
WHERE patient_sex='男' AND Year(patient_birthday)=1949
```

【例 4.48】 在科室信息表中查询眼科或者急诊科的信息。

```
SELECT * FROM dic_department
WHERE dept_name='眼科' OR dept_name='急诊科'
```

【例 4.49】 在患者信息表中查询 1949 年前或者 1980 年后出生的女性患者信息。使用括号改变优先级。

```
SELECT *
FROM patient_baseinfo
WHERE patient_sex='女'
AND (Year(patient_birthday)<1949 OR Year(patient_birthday)>1980)
```

3. ORDER BY 子句

ORDER BY 子句可以把查询的结果按照一个或多个属性列进行升序（ASC）或降序（DESC）排序，默认为升序。如果不使用该子句，查询结果顺序是不确定的。

【例 4.50】 在患者基本信息表中查询张姓患者信息，并按照出生日期降序排序。

```
SELECT * FROM patient_baseinfo
WHERE patient_name LIKE '张%'
ORDER BY patient_birthday DESC
```

【例 4.51】 在患者信息表中查询张姓患者信息，先按照性别升序排序，再按照出生日期降序排序。ASC 可以省略，因为默认为升序。此处是按两个属性排序，先按性别排序，然后在同性别组内按出生日期排序。多个属性的排序类似。

```
SELECT * FROM patient_baseinfo
WHERE patient_name LIKE '张%'
ORDER BY patient_sex ASC, patient_birthday DESC
```

4. 聚集函数

常用的聚集函数如表 4-13 所示。

表 4-13 常用的聚集函数

函数名	功能
COUNT(*)	返回元组个数
COUNT([DISTINCT|ALL] <列名>)	返回指定列中不是空值的数据记录的个数
SUM([DISTINCT|ALL] <列名>)	返回指定列所有值的总和（数值型）
AVG([DISTINCT|ALL] <列名>)	返回指定列所有值的平均值（数值型）
MAX([DISTINCT|ALL] <列名>)	返回指定列中的最大值
MIN([DISTINCT|ALL] <列名>)	返回指定列中的最小值

【例 4.52】 查询就诊信息总数。

```
SELECT  COUNT(*)
```

```
    FROM     mz_visit_info
```

【例 4.53】　查询参诊医生的总数。

```
    SELECT   COUNT(DISTINCT doctor_id)
    FROM     mz_visit_info
```

【例 4.54】　计算住院患者的平均就诊次数。

```
    SELECT   AVG(visit_times)
    FROM     mz_visit_info
    WHERE treatment_advice = '住院'
```

【例4.55】　计算住院患者的最高就诊次数。

```
    SELECT   MAX(visit_times)
    FROM     mz_visit_info
    WHERE treatment_advice = '住院'
```

【例4.56】　查询00000026号医生接诊患者的总次数。

```
    SELECT   SUM(visit_times)
    FROM     mz_visit_info
    WHERE doctor_id = '00000026'
```

5. GROUP BY 子句

GROUP BY 子句可以将表的行划分为不同的组，值相等的为一组。对查询结果分组是为了细化聚集函数的作用对象。如果未对查询结果分组，聚集函数将作用于整个查询结果，如例 4.52～例 4.56。对查询结果分组后，聚集函数将作用于每个组，即每个组返回一个函数值。

【例 4.57】　查询每个科室的医生总数。

```
    SELECT       dept_id, COUNT(doctor_id)
    FROM         dic_doctor
    GROUP BY     dept_id
```

【例 4.58】　查询拥有五名以上医生的科室的代码。

```
    SELECT       dept_id
    FROM         dic_doctor
    GROUP BY     dept_id
    HAVING       COUNT(*) > 5
```

HAVING 短语与 WHERE 子句的区别在于作用对象不同：WHERE 子句作用于基本表或视图，从中选择满足条件的记录；HAVING 短语作用于组，从中选择满足条件的组。HAVING 必须与 GROUP BY 配合使用，GROUP BY 子句通常和聚集函数一起使用。

4.3.2　连接查询

连接查询是关系数据库中最主要的查询。连接查询指：如果查询的目标列涉及数据库中多个数据表的不同字段值，使用连接条件连接成所需的查询结果。SQL Server 连接类型有等值连接查询、非等值连接查询、自然连接查询、自身连接查询、外连接查询和多表连接查询等。

连接查询的语法如下：

```
    [<表名 1>.]<列名 1>  <比较运算符>  [<表名 2>.]<列名 2>
```

1. 等值与非等值连接查询

当两个表的连接条件使用的连接运算符为“=”时，是等值连接，否则为非等值连接。等值连接不要求连接字段是否同名，但是字段类型必须是可比的。

（1）等值连接：连接运算符为“=”。

（2）非等值连接：连接运算符为“>”“<”“>=”“<=”“< >”等。

【例 4.59】 查询每个科室及其所属的医生信息。

```
SELECT  dic_department.*, dic_doctor.*
FROM    dic_department, dic_doctor
WHERE  dic_department.dept_id = dic_doctor.dept_id
```

2. 自然连接查询

当等值连接中的连接字段相同，并且在 SELECT 子句中去掉了重复的字段时，该连接为自然连接。

【例 4.60】 用自然连接完成例 4.59 查询。

```
SELECT dic_department.dept_id, dept_name, dept_introduction, py_code, del_
       flag, doctor_id, doctor_name, doctor_title, doctor_introduction
FROM   dic_department, dic_doctor
WHERE  dic_department.dept_id = dic_doctor.dept_id
```

3. 自身连接查询

连接操作不只是在多个表之间进行，表与表自身的连接称为自身连接。为了连接同一个表，需要为该表在 FROM 子句中起别名以示区别，这样才能在逻辑上把同一个表作为两个或多个不同的表使用。由于是连接同一个表，所有属性名都重复两次，因此必须使用别名前缀。

【例 4.61】 查询与 00000010 号医生同一个科室的医生信息。

```
SELECT  SECOND.doctor_id, SECOND.doctor_name, SECOND.doctor_title,
        SECOND.doctor_introduction, SECOND.dept_id
FROM    dic_doctor FIRST, dic_doctor SECOND
WHERE   SECOND.dept_id = FIRST.dept_id
        AND FIRST.doctor_id = '00000010'
```

此例中 dic_doctor 被查询了两次，分别用别名 FIRST 和 SECOND 区别。

4. 外连接查询

普通连接的查询结果只把满足连接条件的元组显示出来，如果要求结果集中保留非匹配的元组，需要执行外部连接操作。外连接操作指定某个表为连接主体，将主体表中非匹配记录也一起输出。常用的外连接有左外连接（left join）和右外连接（right join）。

1）左外连接

在查询结果集中显示连接主体（左表）中的非匹配记录，不匹配的分量在查询结果集中显示为 NULL，以及显示右表中符合条件的记录。

【例 4.62】 左外连接：查询所有医生接诊的患者的情况。

```
SELECT  dic_doctor.*, mz_visit_info.*
```

```
        FROM    dic_doctor LEFT JOIN mz_visit_info
        ON      dic_doctor.doctor_id = mz_visit_info.doctor_id
```

此例中 dic_doctor 表为连接主体，dic_doctor 中有的医生即使没有接诊过患者也会被列出，接诊记录为 NULL。

2）右外连接

在查询结果集中显示连接主体（右表）中的非匹配记录，不匹配的分量在查询结果集中显示为 NULL，以及显示左表中符合条件的记录。

【例 4.63】 右外连接：查询所有科室的医生信息。

```
        SELECT  dic_doctor.*, dic_department.*
        FROM    dic_doctor RIGHT JOIN dic_department
        ON      dic_doctor.dept_id = dic_department.dept_id
```

此例中 dic_department 表为连接主体，dic_department 表中有的科室刚成立，没有医生，医生信息为 NULL。

5. 多表连接查询

多表连接是指将两个以上的表进行连接。

【例 4.64】 查询急诊科所有医生的信息。

```
        SELECT  dept_name, dic_doctor.*
        FROM    dic_department, dic_doctor
        WHERE
           dic_doctor.dept_id = dic_department.dept_id /*两个表连接条件*/
           AND
           dept_name = '急诊科'                        /*其他限定条件*/
```

【例 4.65】 查询每位医生的 ID（doctor_id）、姓名、职称、所在科室名称及其所负责的患者的 ID（patient_id）、姓名、年龄、处置意见、就诊次数。

```
        SELECT  dic_doctor.doctor_id, doctor_name, doctor_title, dept_name,
                patient_id, patient_name, patient_age, treatment_advice,
                visit_times
        FROM    dic_department, dic_doctor, mz_visit_info    /*多表连接*/
        WHERE
           dic_department.dept_id = dic_doctor.dept_id
           AND
           dic_doctor.doctor_id = mz_visit_info.doctor_id
```

4.3.3 嵌套查询

在查询数据库表中数据时，常常会有一些查询语句在执行时需要使用另一个查询语句的执行结果，这就是嵌套查询。利用嵌套查询，可以将一个复杂的查询分解成若干个简单的查询，使查询语句的逻辑更清晰，即利用嵌套查询可以解决关系数据库中复杂数据查询问题。

通常情况下，在一个 SELECT 查询语句内嵌入另一个 SELECT 查询语句，把内层的 SELECT 查询语句称作子查询，外层的 SELECT 语句称作父查询。子查询常用在父查询的 WHERE 子句或 HAVING 短语的条件中，并与集合运算符 IN、比较运算符、存在量词 EXISTS 等一起构成查询条件。

嵌套查询的语法如下：

```
SELECT 字段列表                          /*外层查询/父查询*/
FROM  表名 1
WHERE 字段 运算符(SELECT 字段            /*内层查询/子查询*/
                 FROM 表名 2
                 WHERE 查询条件)
```

注意：子查询中不能使用 ORDER BY 子句。有些嵌套查询可以用连接运算替代，有些不能替代。

根据内外查询的依赖关系，SQL 嵌套查询分为两种：不相关子查询和相关子查询。

1. 不相关子查询

不相关子查询是指子查询的执行不依赖于父查询，且每个子查询只执行一次。其执行方式是：由里向外处理，即首先执行子查询，将子查询得到的查询结果作为父查询的条件，然后执行父查询。

1）带有 IN 谓词的子查询

当子查询返回结果是单列多个值时，经常使用（NOT）IN 运算符，IN 表示属于关系，即字段是否在子查询的结果集合中。

【例 4.66】 查询急诊科的医生接诊的所有患者的就诊情况。

```
SELECT  mz_visit_info.*                                  --③
FROM    mz_visit_info
WHERE  doctor_id IN
       (SELECT   doctor_id                               --②
       FROM      dic_doctor
       WHERE     dept_id IN
                 (SELECT  dept_id                        --①
                 FROM      dic_department
                 WHERE   dept_name = '急诊科')
       )
```

此查询为不相关子查询，执行过程如下。

（1）首先执行子查询①，从 dic_department 表中找出急诊科的科室代码为 00000006。

（2）然后执行子查询②，在 dic_doctor 表中找出 00000006 科室的医生代码。

（3）最后执行最外层查询③，从 mz_visit_info 表中查询患者的就诊信息。

2）带有比较运算符的子查询

当父查询和子查询之间通过比较运算符连接时，即带有比较运算符的嵌套查询，这种情况要求子查询返回的值是单列单个值。比较运算符有>、<、=、>=、<=、!=或< >。

【例 4.67】 用嵌套查询完成例 4.61 的自身连接查询：查询与 00000010 号医生同一个科室的医生信息。

```
SELECT  dic_doctor.*
FROM    dic_doctor
WHERE
    dept_id = (SELECT   dept_id
               FROM     dic_doctor
               WHERE
               doctor_id = '00000010')
```

2. 相关子查询

相关子查询是指子查询的查询条件要依赖于父查询的元组值。其执行方式是：首先取父查询中表的第一个元组，根据它与子查询相关的属性值处理子查询，若 WHERE 子句返回值为真，则取此元组放入结果表；然后再取父查询中表的下一个元组进行同样的操作，重复这一步骤，直至父查询中表元组全部处理完为止。

【例 4.68】　查询每个科室的患者中就诊次数比科室患者平均就诊次数多的患者的 ID、年龄以及相应的就诊次数。

```
SELECT  patient_id, patient_age, visit_times
FROM    mz_visit_info  x
WHERE
   visit_times > (SELECT   AVG(visit_times)
                  FROM     mz_visit_info  y
                  WHERE
                  y.dept_id = x.dept_id)
```

该例的一种可能的执行过程按以下三个步骤完成。

（1）从父查询中取出 mz_visit_info 的一个元组 x，将元组 x 的 dept_id 值（00000002）传递给子查询。

```
SELECT  AVG(visit_times)
FROM    mz_visit_info  y
WHERE y.dept_id= '00000002'
```

（2）执行子查询，得到值 7，用该值代替子查询，得到父查询。

```
SELECT  patient_id, patient_age, visit_times
FROM    mz_visit_info  x
WHERE visit_times >7
```

（3）执行这个查询，得到 visit_times >7 的患者相关信息。

然后父查询取出下一个元组重复进行上述步骤的处理，直至父查询中表 mz_visit_info 的元组全部处理完为止。

3. 带有 EXISTS 谓词的子查询

EXISTS 谓词代表存在量词。EXISTS 谓词只注重子查询是否返回行，如果子查询返回一行或者多行，谓词 EXISTS 产生逻辑真值“true”，否则为逻辑假值“false”。EXISTS 谓词搜索条件并不真正地使用子查询的结果，它仅仅测试子查询是否产生任何结果。

NOT EXISTS 谓词的作用与 EXISTS 谓词正相反，如果子查询没有返回行，则外层的 WHERE 子句返回真值，否则返回假值。

【例 4.69】　查询所有职称为主任医师的医生接诊的患者的 ID 和名字。

```
SELECT patient_id, patient_name
FROM   mz_visit_info
WHERE  EXISTS
       (SELECT *
        FROM dic_doctor
        WHERE
        mz_visit_info.doctor_id = dic_doctor.doctor_id
```

```
            AND doctor_title = '主任医师')
```

使用 EXISTS 嵌套查询时需要注意的是，由于子查询结果只返回逻辑值（true、false），因此，由 EXISTS 引出的子查询，其目标列通常用*表示，不需要列出实际列名。

本例查询的查询条件依赖于外层父查询的某个属性值（mz_visit_info 表中的 doctor_id 值），因此也是相关子查询。该相关子查询的处理过程是：首先取父查询中 mz_visit_info 表的第一个元组，根据它与子查询相关的属性值（doctor_id 值）处理子查询，如果 WHERE 子句返回值为真，则取父查询中该元组的 patient_id、patient_name 放入结果表；然后再取 mz_visit_info 表的下一个元组；重复这一过程，直至父查询中 mz_visit_info 表元组全部处理完为止。

该例也可以用连接运算完成，具体如下。

```
SELECT patient_id, patient_name
 FROM  mz_visit_info,dic_doctor
 WHERE  mz_visit_info.doctor_id = dic_doctor.doctor_id
 AND doctor_title = '主任医师'
```

一些带 EXISTS 或 NOT EXISTS 谓词的子查询不能被其他形式的子查询等价替换。但是所有带 IN 谓词、比较运算符的子查询都能用带 EXISTS 谓词的子查询等价替换。

该例也可以用带有 IN 谓词的嵌套查询完成。

```
SELECT patient_id, patient_name
 FROM mz_visit_info
 WHERE doctor_id IN
      (SELECT doctor_id
       FROM dic_doctor
       WHERE doctor_title = '主任医师')
```

【例 4.70】 查询所有医生中接诊某个患者的就诊次数至多为 8 次的医生的 ID。

```
SELECT  DISTINCT    doctor_id
FROM    mz_visit_info   vis_a
WHERE NOT EXISTS
       (SELECT *
       FROM mz_visit_info vis_b
       WHERE vis_b.visit_times > 8
       AND vis_a.doctor_id = vis_b.doctor_id)
```

SQL 不支持全称量词（FOR ALL），可以将包含全称量词的谓词等价地转换为使用存在量词和逻辑非运算符的形式来实现。

【例 4.71】 查询不存在职称为主治医师的医生的科室代码。

本例查询可以用逻辑蕴含来表达：查询科室号为 x 的科室，对于所有的医生 y，只要 y 的职称为主治医师，则 y 一定不任职于 x 科室。

p 表示谓词：医生 y 的职称为主治医师。

q 表示谓词：医生 y 任职于科室 x。

则上述查询为

$$(\forall y)p \rightarrow \neg q$$

转换公式如下所示：

$$(\forall y)p \rightarrow \neg q \equiv \neg(\exists y(\neg(p \rightarrow \neg q) \equiv \neg(\exists y(\neg(\neg p \vee \neg q))) \equiv \neg\exists y(p \wedge q)$$

它表示的语义为：不存在这样的医生 y，他的职称为主治医师，且任职于科室 x。

```
SELECT  DISTINCT dept_id
FROM dic_department dept_a
WHERE NOT EXISTS
      (SELECT *
      FROM  dic_doctor doct
      WHERE doctor_title = '主治医师' AND
            EXISTS
            (SELECT *
            FROM  dic_departmentdept_b
            WHERE dept_a.dept_id = dept_b.dept_id AND
            dept_b.dept_id = doct.dept_id) )
```

4.3.4 集合查询

集合查询是指将多个 SELECT 语句的查询结果进行集合运算。SQL 提供 UNION（并运算）、INTERSECT（交运算）和 EXCEPT（差运算）运算符来实现集合查询，即可以将两个 SELECT 语句的查询结果通过并、交、差运算合并成一个查询结果。在执行集合查询时要求每条 SELECT 选择列表的列数必须是一样的；并且对应的列的数据类型相同或者兼容。

1. 集合的并运算

UNION 是一种并集运算，将两个表的行合并到一个表中，在默认情况下，合并过程中，会自动删除重复的行。如果希望返回这些重复的行，必须明确地使用关键字 ALL。

【例4.72】 在医生信息表中，查询李医生或职称为副主任医师的信息。此处使用UNION操作。

```
SELECT * FROM dic_doctor
WHERE doctor_name='李医生'
UNION
SELECT * FROM dic_doctor
WHERE doctor_title='副主任医师'
```

查询结果如图 4-5 所示。

	doctor_id	doctor_name	doctor_title	doctor_introduction	dept_id
1	00000010	徐医生	副主任医师	2001年毕业于广西医科大学，本科学历，从事眼科临床工作20多年，有丰富的临床经验，曾到广西壮族自治...	00000003
2	00000013	李医生	主任医师	毕业于广西医科大学，本科学历，学士学位。从事眼科临床工作30余年，曾到广西医科大学第一附属医院眼...	00000003
3	00000014	宋医生	副主任医师	毕业于广东医科大学临床医学系，从事康复医学临床、教学、科研工作10余年，在神经康复和骨关节康复捞...	00000005

图 4-5 使用 UNION 查询结果

本例也可以使用 OR 运算符来实现：

```
SELECT * FROM dic_doctor
WHERE doctor_name='李医生'
OR doctor_title='副主任医师'
```

UNION 将多个查询结果合并时，系统自动删除重复记录。如果需要保留所有的重复数据，要添加关键字 ALL。这里为了使读者看得更明白，使用两条相同的 SELECT 语句测试。

【例4.73】 查询科室字典表中的科室名称和拼音简码。

```
SELECT dept_name,py_code FROM dic_department
```

```
UNION ALL
SELECT dept_name,py_code FROM dic_department
```

查询结果如图 4-6 所示。明显可以看到，科室的名称重复了一遍。如果删除 ALL，则不会有重复信息。

	dept_name	py_code
1	肾内科	SNK
2	颅脑外科	LNWK
3	眼科	YK
4	耳鼻喉科	EBHK
5	康复科	KFK
6	急诊科	JZK
7	脾胃科	PWK
8	肾内科	SNK
9	颅脑外科	LNWK
10	眼科	YK
11	耳鼻喉科	EBHK
12	康复科	KFK
13	急诊科	JZK
14	脾胃科	PWK

图 4-6　添加 ALL 关键字的查询结果

2. 集合的交运算

INTERSECT 返回的是两个 SELECT 语句中相同的行，并且默认删除重复数据。

【例 4.74】 在就诊信息表中查询姓张，且处置意见是住院的患者的就诊信息。此处使用 INTERSECT 方法。

```
SELECT * FROM mz_visit_info
WHERE patient_name LIKE '张%'
INTERSECT
SELECT * FROM mz_visit_info
WHERE treatment_advice='住院'
```

查询结果如图 4-7 所示，可以看出，患者处置意见为住院且姓张的就诊信息有 1 条。

	visit_sn	patient_id	visit_times	visit_date	doctor_id	dept_id	patient_age	treatment_advice	patient_name
1	1	000000000001	7	2023-01-02 04:47:34.000	00000026	00000002	60岁	住院	张**

图 4-7　使用 INTERSECT 的查询结果

本例也可以使用 AND 运算符来实现：

```
SELECT * FROM mz_visit_info
WHERE patient_name LIKE '张%'
AND treatment_advice='住院'
```

3. 集合的差运算

EXCEPT 可以比较左右两个查询结果集的差异，得到从左侧的结果集中去除右侧结果集中相同的数据后的结果。

【例 4.75】 在就诊信息表中查询姓成，但处置意见不是住院的患者的就诊信息。

```
SELECT * FROM mz_visit_info
WHERE patient_name LIKE '成%'
```

```
EXCEPT
SELECT * FROM mz_visit_info
WHERE treatment_advice = '住院'
```

查询结果如图 4-8 所示。

	visit_sn	patient_id	visit_times	visit_date	doctor_id	dept_id	patient_age	treatment_advice	patient_name
1	6	000000000006	9	2022-07-31 03:05:05.000	00000001	00000006	34岁	随诊	成**

图 4-8　使用 EXCEPT 的查询结果

本例也可以使用 AND 运算符来实现：

```
SELECT * FROM mz_visit_info
WHERE patient_name LIKE '成%'
AND treatment_advice <> '住院'
```

4.4　SQL 数据更新

数据更新操作有三种，分别是向表中插入若干行数据、修改表中的数据、从表中删除若干行数据，在 SQL 中对应 INSERT、UPDATE、DELETE 三类语句。

4.4.1　插入数据

SQL 中使用 INSERT 语句可以向数据表中插入一行数据或者若干行数据。

1. 插入一行数据

插入一行数据语法如下：

```
INSERT
INTO <表名> [(<列名 1>[,<列名 2 >...)]
VALUES (<值 1> [,<值 2>]    ...            )
```

VALUES 子句中提供的值必须与 INTO 子句中提供的列的类型和列的个数相匹配。

【例 4.76】　将（患者编号：000000001001，患者姓名：王**，患者性别：男，出生日期：2003-06-01，身份证号码：440182XXXXXXXXXXXX，患者身份：自费，患者联系电话：1353509XXXX）插入到 patient_baseinfo 表中。

```
INSERT
INTO patient_baseinfo
       (patient_id, patient_name, patient_sex, patient_birthday,
       patient_idno,patient_type, patient_phone)
VALUES ('000000001001', '王**', '男', 2003-06-01, '440182XXXXXXXXXXXX',
       '自费', '1353509XXXX')
```

如果赋值是按照表属性列定义的顺序赋值，可以省去列名，如例 4.76 可写成：

```
INSERT
INTO patient_baseinfo
VALUES ('000000001001', '王**', '男', 2003-06-01, '440182XXXXXXXXXXXX',
       '自费', '1353509XXXX')
```

如果未按照定义的列顺序或只给表的部分属性列赋值，则需要将列名写出。

【例 4.77】　将（患者姓名：陈**，患者编号：000000001002，出生日期：2000-08-01，患者性别：男，身份证号码：440182XXXXXXXXXXXX，患者身份：自费，患者联系电话：1893509XXXX）插入到 patient_baseinfo 表中。

```
INSERT
INTO patient_baseinfo
     (patient_name, patient_id, patient_birthday, patient_sex,
      patient_idno,patient_type, patient_phone)
VALUES ('陈**', '000000001002', 2000-08-01, '男', '440182XXXXXXXXXXXX',
        '自费', '1893509XXXX')
```

本例中，数据的顺序与 patient_baseinfo 表定义的顺序不相符，需要将数据对应的列名同时写出。

【例 4.78】 增加一条医生信息（医生工号：00000034，医生姓名：黄医生，所在科室编号：00000004），其他信息暂时未知。

```
INSERT
INTO dic_doctor
   (doctor_id, doctor_name, dept_id)
VALUES ('00000034','黄医生', '00000004')
```

关系数据库管理系统将在新插入行的其他列上自动赋空值（NULL）。

也可以直接给某些字段赋予空值，如对医生简介（doctor_introduction）赋空值：

```
INSERT
INTO dic_doctor
    (doctor_id, doctor_name, dept_id, doctor_introduction)
VALUES  ('00000034','黄医生', '00000004', NULL)
```

2. 插入子查询结果

插入子查询结果语法如下：

```
INSERT
INTO <表名>
     [(<列名 1> [,<列名 2>...  )]
 子查询
```

子查询中的 SELECT 子句的目标列必须与结果列相匹配，包括个数和类型。

【例 4.79】 为了统计医生的绩效，现今需要统计每位医生接诊患者的总次数，并把结果存入数据库。

先建立一个表，命名为 SUM_mz_visit：

```
CREATE  TABLE  SUM_mz_visit
   (doctor_id varchar(8),                   --医生编号
    Sum_visit int)                          --接诊总次数
```

将查询结果插入表中：

```
INSERT
INTO SUM_mz_visit
             (doctor_id, Sum_visit)
SELECT doctor_id, SUM(visit_times)
FROM mz_visit_info
GROUP BY doctor_id
```

4.4.2 修改数据

SQL 中使用 UPDATE 语句可以修改数据表中的数据。

修改数据的语法如下：

```
UPDATE  <表名>
SET
    <列名>=<表达式>[,<列名>=<表达式>]...
    [WHERE <条件>]
```

数据修改有三种方式：修改某一个数据的值、修改多个数据的值和修改带子查询的语句。

1. 修改某一个数据的值

【例 4.80】 将患者编号为 000000000005 的患者的处置意见改为住院。

```
UPDATE mz_visit_info
SET
    treatment_advice = '住院'
WHERE
    patient_id = '000000000005'
```

2 修改多个数据的值

【例 4.81】 将所有记录的就诊次数加 1。

```
UPDATE mz_visit_info
SET
    visit_times = visit_times + 1
```

如果省略 WHERE 子句，那么将修改表中所有行，因此不带 WHERE 子句的 UPDATE 语句要慎重使用。

3. 修改带子查询的语句

【例 4.82】 将所有康复科的患者的处置意见改为随诊。

```
UPDATE mz_visit_info
SET
    treatment_advice = '随诊'
WHERE
    dept_id = (SELECT  dept_id
               FROM   dic_department
               WHERE  dept_name = '康复科')
```

子查询不仅可以嵌套在 SELECT 语句和 INSERT 语句中，也可以嵌套在 UPDATE 语句中，以批量修改满足条件的数据。

4.4.3 删除数据

删除数据的语法如下：

```
DELETE
FROM  <表名>
WHERE
    [<条件>]
```

删除数据有三种方式：删除一行记录、删除多行记录和删除带子查询的语句。

1. 删除一行记录

【例 4.83】 删除患者编号为 000000000002 的患者的就诊信息记录。

```
DELETE
FROM mz_visit_info
WHERE
   patient_id = '000000000002'
```

2. 删除多行记录

【例 4.84】 删除就诊信息表中就诊医生代码（doctor_id）为 00000026 的所有记录。

```
DELETE
FROM mz_visit_info
WHERE
   doctor_id = '00000026'
```

3. 删除带子查询的语句

【例 4.85】 删除就诊科室为康复科的所有就诊记录。

```
DELETE
FROM mz_visit_info
WHERE
   dept_id = (SELECT  dept_id
              FROM   dic_department
              WHERE  dept_name = '康复科')
```

如果省略 WHERE 子句，那么将删除表中所有记录，表将变成没有数据的表，因此要慎重使用。

4.5 视　　图

视图在关系数据库的三级模式结构中对应于外模式。视图实际上就是一个存储查询，而非存储实际数据的数据库对象，其结构和数据基于对底层表的查询。视图类似于基本表，包含一系列带有名称的行和列数据，这些数据都源自其查询所引用的表，视图实际上是一个虚拟数据表。

对视图的操作与对表的操作相同，可以对其进行查询、更新和删除。当对通过视图看到的数据进行修改时，相应的基本表中的数据也要发生变化。同样，如果基本表的数据发生变化，则这种变化也可以自动反映到视图中。

视图的定义、查询和更新为用户提供了在数据库中以灵活、安全的方式访问数据的方法。通过使用视图，用户能够以更高层次的抽象来处理数据，而无须直接操作底层表。此外，视图还提供了一种安全性机制，通过限制用户对底层表的直接访问，从而确保对数据的控制和管理。这种灵活性和安全性使得视图成为数据库管理和数据操作中不可或缺的组成部分。

本节主要介绍视图的定义、查询、更新及视图的作用。

4.5.1　视图的定义

1. 创建视图

创建视图的语法如下：

```
CREATE VIEW <视图名>[(<列名>[,<列名>]...)]
AS
<子查询>
[WITH CHECK OPTION]
```

语法说明如下。

（1）<视图名>：指定视图的名称。

（2）AS：指定视图要执行的操作。

（3）<子查询>：定义视图的 SELECT 语句，该语句可以使用多个表和其他视图。

（4）WITH CHECK OPTION：表示在执行对视图的 INSERT、DELETE 和 UPDATE 操作时，必须确保插入、删除和修改的行满足视图定义中子查询的条件。

（5）视图的属性列名可以省略，此时视图的各列由子查询中 SELECT 子句目标列中的字段组成。然而，存在三种情况必须指定所有列名：①当目标列包含聚集函数或表达式，而非简单属性名；②多表连接时选出了几个同名列作为视图的字段；③在视图中需要为某个列指定新的更合适的名称。

【例 4.86】　建立在单个表上的视图：创建自费患者基本信息的视图。

```
CREATE VIEW self_patient_baseinfo
AS
SELECT * FROM patient_baseinfo
WHERE patient_type = '自费'
```

在这个视图定义中，子查询使用了通配符“*”表示选择所有列。未指定列名的视图定义表明，视图的列名和顺序与基本表 patient_baseinfo 的列名完全相同。

需要注意的是，在执行 CREATE VIEW 语句时，DBMS 仅将视图的定义存储在数据库中，而不会执行其中的 SELECT 语句。只是在对视图执行查询时，按照视图的定义从基本表中检索数据。

请读者思考以下针对 self_patient_baseinfo 视图的插入记录的语句能否执行成功：

```
INSERT INTO  self_patient_baseinfo
VALUES
('000000000007','赵**','男','1990-11-24','440102XXXXXXXXXXXX',
'医保','1881314XXXX')
```

执行 SELECT * FROM patient_baseinfo 发现该记录插入基本表成功。实际上，并不希望通过该视图能插入成功（图 4-9）。

	patient_id	patient_name	patient_sex	patient_birthday	patient_idno	patient_type	patient_phone
1	000000000001	张**	女	1962-12-11 00:00:00.000	440127XXXXXXXXXXXX	自费	1581635XXXX
2	000000000002	汤**	男	1949-01-08 00:00:00.000	440127XXXXXXXXXXXX	自费	1894804XXXX
3	000000000003	宋**	男	1942-10-12 00:00:00.000	441802XXXXXXXXXXXX	自费	1353596XXXX
4	000000000004	何**	男	1976-06-23 00:00:00.000	441827XXXXXXXXXXXX	自费	1812599XXXX
5	000000000005	黄**	女	1986-06-23 00:00:00.000	441827XXXXXXXXXXXX	自费	1812599XXXX
6	000000000006	成**	女	1987-12-24 00:00:00.000	440127XXXXXXXXXXXX	自费	1892660XXXX
7	000000000007	赵**	男	1990-11-24 00:00:00.000	440102XXXXXXXXXXXX	医保	1881314XXXX

图 4-9　通过视图插入基本表成功

因为 self_patient_baseinfo 视图存放的是自费的患者，而插入的“赵**”却不是自费患者。查询 self_patient_baseinfo 视图会发现此条记录不在查询结果中，如图 4-10 所示。

	patient_id	patient_name	patient_sex	patient_birthday	patient_idno	patient_type	patient_phone
1	000000000001	张**	女	1962-12-11 00:00:00.000	440127XXXXXXXXXXX	自费	1581635XXXX
2	000000000002	汤**	男	1949-01-08 00:00:00.000	440127XXXXXXXXXXX	自费	1894804XXXX
3	000000000003	宋**	男	1942-10-12 00:00:00.000	441802XXXXXXXXXXX	自费	1353596XXXX
4	000000000004	何**	男	1976-06-23 00:00:00.000	441827XXXXXXXXXXX	自费	1812599XXXX
5	000000000005	黄**	女	1986-06-23 00:00:00.000	441827XXXXXXXXXXX	自费	1812599XXXX
6	000000000006	成**	女	1987-12-24 00:00:00.000	440127XXXXXXXXXXX	自费	1892660XXXX

图 4-10 插入成功但无法通过视图查询到数据

定义中可以通过使用 WITH CHECK OPTION 选项，在对视图进行插入、删除和修改操作时，关系数据库管理系统会自动加上“patient_type='自费'”条件。

【例 4.87】 建立带有 WITH CHECK OPTION 选项的视图：创建自费患者的视图，并要求进行修改和插入操作时仍须保证该视图只有自费患者信息。

```
CREATE VIEW self_patient_baseinfo
AS
SELECT * FROM patient_baseinfo WHERE patient_type= '自费'
WITH CHECK OPTION
```

向视图self_patient_baseinfo插入一条记录，结果插入语句执行不成功，如图4-11所示。

```
INSERT INTO  self_patient_baseinfo
VALUES
('000000000008','钱**','男','1991-10-12','440103XXXXXXXXXXX',
'医保','1891314XXXX')
```

消息 550，级别 16，状态 1，第 26 行
试图进行的插入或更新已失败，原因是目标视图或者目标视图所跨越的某一视图指定了 WITH CHECK OPTION，而该操作的一个或多个结果行又不符合 CHECK OPTION 约束。
语句已终止。

图 4-11 使用 WITH CHECK OPTION 后的插入语句执行不成功结果

因此，通过设置 WITH CHECK OPTION 选项，可以确保只有满足视图定义条件的数据才能被插入，从而防止不符合条件的数据进入视图。

一般基于多表创建的视图应用更广泛，这样的视图能充分体现它的优点。下面介绍如何创建基于多表的视图。

【例 4.88】 建立在多张表上的视图：创建医生及其对应科室名称的视图。

```
CREATE VIEW Dep_dic_doctor
AS
SELECT doctor_id,doctor_name,doctor_title,doctor_introduction,dept_name
FROM dic_doctor,dic_department
WHERE dic_doctor.dept_id = dic_department.dept_id
```

【例 4.89】 建立在视图上的视图：创建眼科医生的视图。

```
CREATE VIEW eye_dic_doctor
AS
SELECT * FROM Dep_dic_doctor
WHERE dept_name = '眼科'
```

这里的视图 eye_dic_doctor 是建立在视图 Dep_dic_doctor 基础上的。有的视图在定义时，子查询中包含表达式或使用函数等，这时视图一定要自定义列名。

【例 4.90】 建立带表达式的视图：定义一个显示患者出生年份的视图。

```
CREATE VIEW year_patient_baseinfo(patient_id,patient_name,出生年份)
AS
SELECT patient_id, patient_name, YEAR(patient_birthday)
FROM patient_baseinfo
```

创建该视图时，由于输出的列 YEAR(patient_birthday)是没有列名的，故需要在视图名的后面指定列名。

【例 4.91】 建立带聚集函数的视图：把每个科室的医生总数定义为一个视图。

```
CREATE VIEW count_dic_department
AS
SELECT dept_name, COUNT(dic_doctor.dept_id) as count_doctors
--在聚集函数后更改列标题来定义视图名
FROM dic_doctor,dic_department
WHERE dic_doctor.dept_id = dic_department.dept_id
GROUP BY dept_name
```

使用带有聚集函数和 GROUP BY 子句的查询来定义视图，称为分组视图。

2. 修改视图

修改视图的语法如下：

```
ALTER VIEW <视图名>[(<列名>[,<列名>]...)]
AS
<子查询>
[WITH CHECK OPTION]
```

【例 4.92】 修改视图 Dep_dic_doctor，不显示 doctor_introduction 字段。

```
ALTER VIEW Dep_dic_doctor
AS
SELECT doctor_id,doctor_name,doctor_title,dept_name
FROM dic_doctor,dic_department
WHERE dic_doctor.dept_id = dic_department.dept_id
```

由于视图 eye_dic_doctor 是建立在视图 Dep_dic_doctor 基础上的，此时查询视图 eye_dic_doctor，会出现如图 4-12 所示错误。

```
消息 4502，级别 16，状态 1，第 81 行
为视图或函数 'eye_dic_doctor' 指定的列名比其定义中的列多。
```

图 4-12 修改视图后导致引用它的视图执行错误

修改视图主要指的是对其结构和查询条件的调整。修改包括增加、删除或重新命名列，调整筛选条件，或更改底层表的连接方式。虽然这些操作不会直接影响底层数据表，但它们会影响建立在该视图之上的其他对象的正确执行。因此，在进行此类操作时务必小心谨慎。

3. 删除视图

删除视图的语法如下：

```
DROP VIEW <视图名>
```

【例 4.93】 删除视图 self_patient_baseinfo。

```
DROP VIEW  self_patient_baseinfo
```

删除视图通常是因为不再需要该视图或者数据库设计发生了变化。删除视图并不直接影响底层数据表。然而，一旦删除视图，依赖于该视图的其他数据库对象可能会变得无效或导致执行错误。因此，在确认删除之前，应该评估视图对整个数据库系统的影响。

4.5.2 视图的查询

视图定义完成后，其查询方式与查询表的方式相同。

【例 4.94】 在自费患者中查询男性患者。

```
SELECT * FROM self_patient_baseinfo
WHERE patient_sex = '男'
```

DBMS 执行此查询时，将其与 self_patient_baseinfo 视图定义中的子查询“SELECT * FROM patient_baseinfo WHERE patient_type = '自费'”结合起来，转换成对基本表 patient_baseinfo 的查询，转换后的查询语句如下：

```
SELECT * FROM patient_baseinfo
WHERE patient_sex = '男' AND patient_type = '自费'
```

实际上，视图是定义在基本表上的虚表，还可以和基本表一起使用，实现连接查询或嵌套查询。

【例 4.95】 查询就诊信息表和医生及其对应科室名称的视图，显示患者及其就诊医生的姓名、部门和处置意见。

```
SELECT patient_name,doctor_name,dept_name,treatment_advice
FROM Dep_dic_doctor,mz_visit_info
WHERE Dep_dic_doctor.doctor_id = mz_visit_info.doctor_id
```

本例查询通过基本表 mz_visit_info 和视图 Dep_dic_doctor 的连接操作来完成用户请求。

4.5.3 视图的更新

视图的更新操作包括插入（INSERT）、删除（DELETE）和修改（UPDATE）数据的行为，这些操作实际上是通过对底层的基本表的相应操作实现的。由于视图本身是一种虚拟表，不存储实际数据，因此视图的更新最终会被转换为对基本表的相应更新。

如果在定义视图时使用了 WITH CHECK OPTION 子句，那么在对视图进行插入、删除或修改数据时，数据库管理系统会进一步检查视图定义中的条件，以确保更新操作符合视图的定义条件。

在视图中插入记录的实例在 4.5.1 节中已经讲过，下面为修改视图和删除视图的实例。

【例 4.96】 将自费患者视图中编号为 000000000002 的患者手机号改为 1351245XXXX。

```
UPDATE self_patient_baseinfo
SET patient_phone = '1351245XXXX'
WHERE patient_id='000000000002'
```

UPDATE语句修改self_patient_baseinfo视图中的patient_phone字段，修改之后，基本表patient_baseinfo字段同时被修改为新的数值。

【例4.97】 删除患者出生年份视图中姓名为赵**的患者信息。

```
DELETE FROM year_patient_baseinfo
WHERE patient_name = '赵**'
```

DELETE 语句删除 year_patient_baseinfo 视图中姓名为赵**的患者信息，删除之后，基本表 patient_baseinfo 中姓名为赵**的患者的记录也同时被删除了。

视图更新的同时，基本表也做相应的更新，但并不是所有的视图都能更新成功，如果对视图的更新不能唯一地、有意义地转换成对相应基本表的更新，则该视图是不可更新的。

【例 4.98】　视图 year_patient_baseinfo 为不可更新视图。

```
UPDATE year_patient_baseinfo
SET 出生年份 = 1950
WHERE patient_name = '汤**'
```

本例对视图的更新无法转换成对基本表 patient_baseinfo 的更新，因为出生年份是函数计算值，所以视图 year_patient_baseinfo 是不可更新的。

4.5.4　视图的作用

视图是建立在基本表之上的数据库对象，尽管对视图的操作最终会转换为对基本表的操作，但视图仍然具有极大的实用性，提供了多方面的优势。

1. 数据操作的简化

视图可以以不同的方式直观地展现基本表的数据，将复杂的表关系隐藏在背后。用户在查询数据时无须深入了解表之间的关系，而是可以直接在视图上执行查询操作，聚焦在关心的数据上。这有助于避免错误，简化查询语句。尤其在多用户共享一个数据库的情况下，视图提供了灵活性，使不同类型的用户能够方便地访问数据库。

例如，通过之前创建的名为 count_dic_department、统计每个科室医生总数的视图，用户可以直接查询该视图了解每个科室有多少名医生，而不需要了解底层基本表 dic_doctor 和 dic_department 的结构及其连接关系。

2. 逻辑独立性的提升

视图对应数据库的外模式，如果应用程序使用视图来访问数据，当底层数据表结构发生变化时，只需修改视图定义而不需要更改应用程序。这保障了一定程度的逻辑独立性，方便了程序的维护，确保了数据的逻辑独立性。这对数据库重构是至关重要的。

3. 安全性保障和权限管理的简化

通过创建不同的视图，针对不同用户可以呈现不同的数据，使得用户只能查看和修改其有权访问的视图数据，从而保证了对敏感和机密数据的保护。此外，可以为视图对象授予特定的权限，简化了用户权限定义的复杂性。这为数据库提供了一定程度的安全性保障。

综合而言，视图在数据库设计和管理中发挥着关键作用，为用户提供了灵活、简化的数据访问方式，并在数据库维护和权限管理方面提供了实质性的优势。

本 章 小 结

本章讲解了关系数据库标准语言 SQL。SQL 在几乎所有关系数据库管理系统中都可以使用，是本书对应课程的重点，也是学习和掌握关系数据库的基础。

本章主要介绍了 SQL 的发展、SQL 的特点以及 SQL 涉及的基本概念。通过医疗门诊数据库实例进一步说明 SQL 数据定义、SQL 数据查询、SQL 数据更新以及视图的定义、查询和更新操作等。

本章的学习需要通过实践加强，特别是 SQL 的查询功能，内容丰富，非常复杂，需要读者加强练习。

习题 4

1. 简述 SQL 的特点。
2. 在 SELECT 语句中，HAVING 短语和 WHERE 子句的区别是什么？
3. 简述 SELECT 语句中的 FROM、WHERE、GROUP BY 及 ORDER BY 子句的作用。
4. 举例说明什么是相关子查询，什么是不相关子查询。
5. 视图的作用是什么？
6. 视图和基本表的主要区别和联系是什么？
7. 某药库数据库表结构如表 4-14～表 4-17 所示，它包含四个关系模式，完成如下操作。

表 4-14　供应商字典表（drug_dic_provider）

字段中文名	字段名	类型	空值	备注
供应商代码	provider_id	varchar(4)	No	主码
供应商名称	provider_name	varchar(50)	No	
地址	provider_address	varchar(50)	Yes	
电话	provider_telephone	varchar(11)	Yes	
邮编	provider_zip	varchar(6)	Yes	
邮箱	provider_email	varchar(30)	Yes	
联系人	provider_contact	varchar(10)	Yes	
拼音简码	py_code	varchar(50)	No	
停用标志	del_flag	char(1)	No	0：在用；1：停用

表 4-15　药品基本信息表（drug_dic_baseinfo）

字段中文名	字段名	类型	空值	备注
药品代码	drug_id	varchar(10)	No	主码
药品名称	drug_name	varchar(100)	No	
剂型	dosage_form	varchar(50)	Yes	颗粒剂、胶囊剂等
规格	drug_spec	varchar(50)	Yes	

续表

字段中文名	字段名	类型	空值	备注
包装单位	pack_unit	varchar(10)	Yes	
生产商	drug_production	varchar(100)	No	
药品类别	drug_category	varchar(10)	Yes	中成药、西药等
医保标识	insurance_flag	char(1)	No	0：非医保； 1：医保。默认为0
拼音简码	py_code	varchar(50)	No	
停用标志	del_flag	char(1)	No	0：在用；1：停用

表 4-16　供应记录表（drug_supply_main）

字段中文名	字段名	类型	空值	备注
供应记录单号	supply_sn	int	No	主码
供应商代码	provider_code	varchar(4)	No	外码
供应日期	supply_date	datetime	No	
发票号	voucher_no	varchar(255)	Yes	
备注	remark	varchar(255)	Yes	

表 4-17　供应明细表（drug_supply_detail）

字段中文名	字段名	类型	空值	备注
供应记录单号	supply_sn	int	No	主码
药品代码	drug_code	varchar(5)	No	主码　外码
批号	batch_no	varchar(20)	No	
生产日期	production date	datetime	No	
失效日期	expiring_date	datetime	No	
单价	price	float	No	
数量	quantity	int	No	

（1）用 CREATE 创建上述数据库及四个表的定义，必须包括主码、外码及自定义约束（注意：数据库名和表名需用英文字母表达）。

（2）为每个表插入 5～8 条记录。

（3）为药品基本信息表按照药品代码建立升序索引，索引名 drug_id。

（4）供应商新供应一批货物（supply_sn=1001,provider_code=p001, supply_date=2023-5-1），请插入一个新的元组到供应记录表。

（5）向药品基本信息表插入一条新的数据（drug_id=17479, drug_name=障眼明片, drug_production=广州白云山中一, insurance_flag=0, py_code=ZYMP, del_flag=0）。

（6）查询药品代码为 drug_id=17479 的每一个供应记录单号对应的失效时间。

（7）查询每种药品会供应多少次。

（8）计算每个单号中每个药品的总价是多少。

（9）更改供应明细表，药品代码是 17479 的药品涨价 1 元。

（10）用连接查询查询结果：供应记录单号 supply_sn 为 5 的供应商名称和药品名称。

（11）用连接查询和嵌套查询查询结果：发票号为 2023050600000001 的供应商名称和电话。

（12）定义一个视图显示一年有多少个供应单（提示：计算年的函数是 YEAR()）。

（13）定义一个视图显示供应记录单号、供应商名称、联系人、供应日期和发票号。

（14）查询（13）题视图，显示供应商名称为某市某药业有限公司的发票号。

第 5 章 数据库编程

数据库应用的开发需要对数据处理进行编程，当前几乎所有的关系数据库管理系统内部都支持基本编程功能。SQL Server 数据库编程语言称为 Transact-SQL，简称为 T-SQL。T-SQL 除了包含基本 SQL 操作，还具备一般程序设计的能力。

本章以 SQL Server 为背景，以医疗门诊数据库作为案例，介绍 T-SQL 的基本语法、视图、存储过程、触发器等使用，所有实例的运行环境为 SQL Server 2022。

5.1 Transact-SQL 基础

Microsoft SQL Server 数据库使用 T-SQL 编程语言进行数据处理。T-SQL 可以帮助执行从单行检索数据、插入新行和检索多行等操作。T-SQL 是 SQL Server 使用的过程式编程语言。T-SQL 是一种功能强大的编程语言，为开发人员提供了广泛的数据访问和操作工具。掌握 T-SQL 将有助于使用 Microsoft SQL Server 快速开发数据库应用。

5.1.1 简介

T-SQL 是 ANSI 标准 SQL 的扩展版本，具有 SQL 语法结构，并支持查询、存储过程、触发器、函数、游标、视图等高级语言功能。

5.1.2 数据库类型与变量声明

在 SQL Server 中，每个列、局部变量、表达式和参数都有一个相关的数据类型。数据类型是指定对象可以保存的数据类型的属性，包括整数数据、字符数据、货币数据、日期和时间数据、二进制字符串等。

SQL Server 提供了一组系统数据类型，用于定义可与 SQL Server 一起使用的所有类型的数据。还可以在 T-SQL 中定义自己的数据类型。

T-SQL 局部变量是一个可以容纳特定类型的单个数据值的对象。通常使用批处理和脚本中的变量作为计数器，对循环执行的次数进行计数或控制循环执行的数量；保存由流量控制语句测试的数据值；保存由存储过程返回的数据值，返回代码或函数返回值。

变量使用 DECLARE 语句在批处理或过程的主体中声明，并使用 SET 或 SELECT 语句赋值。游标变量可以使用此语句声明，也可以与其他游标相关语句一起使用。声明后，所有变量都将初始化为 NULL，除非在声明中提供了值。变量声明的命令格式如下：

```
DECLARE @<变量名><数据类型>[,@<变量名><数据类型>...]
```

需要注意的是，变量名前必须有@前缀，用于区分数据库字段名。

T-SQL 也包含全局变量。全局变量是指 SQL Server 预定义的用于返回有关配置设置和系统运行信息的变量。全局变量使用@@做前缀。

5.1.3 运算符与表达式

T-SQL 支持算术运算、位运算、比较运算、逻辑运算和字符串运算等常规运算。

1. 算术运算

算术运算符是对一种或多种数据类型的两个表达式进行数学运算，主要针对数值数据类型。算术运算符用于执行数值之间的基本数学运算，如加法（+）、减法（-）、乘法（*）、除法（/）和取模（%），如表 5-1 所示。

表 5-1 算术运算符

运算符	含义
+（Add）	加法
-（Subtract）	减法
*（Multiply）	乘法
/（Divide）	除法
%（Modulo）	取模。例如，12 % 5 = 2，因为 12 除以 5 的余数为 2

以下是一些常见的可以进行算术运算的数据类型。

整数类型：如 int、smallint、bigint 等。

浮点数类型：如 float、double precision、real 等。

小数类型：如 decimal 和 numeric 等。

2. 位运算

位运算符用于对整数的二进制表示进行操作，其将两个整数值转换为二进制位，对每个位执行 AND、OR 或 NOT 运算，生成结果；然后再将结果转换为整数。例如，整数 170 转换为二进制为 1010 1010，整数 75 转换为二进制为 0100 1011，位运算符含义与示例如表 5-2 所示。

表 5-2 位运算符

运算符	含义	示例
AND	如果任何位置的位均为 1，则结果为 1	1010 1010 = 170 0100 1011 = 75 ---------------- 0000 1010 = 10
OR	如果任何位置的任一位为 1，则结果为 1	1010 1010 = 170 0100 1011 = 75 ---------------- 1110 1011 = 235
NOT	反转每个位置的位值	1010 1010 = 170 ---------------- 0101 0101 = 85

SQL Server 2022（16.x）中还引入了左移<<、右移>>的位运算符。

3. 比较运算

比较运算符用于测试两个表达式是否相同。比较运算符可用于除 text、ntext 或 image 类型的表达式之外的所有表达式。表 5-3 列出了 T-SQL 中的比较运算符。

表 5-3 比较运算符

运算符	含义
=（Equals）	等于
>（Greater Than）	大于
<（Less Than）	小于
>=（Greater Than or Equal To）	大于等于
<=（Less Than or Equal To）	小于等于
<>（Not Equal To）	不等于
!=（Not Equal To）	不等于（非 ISO 标准）
!<（Not Less Than）	不小于（非 ISO 标准）
!>（Not Greater Than）	不大于（非 ISO 标准）

比较运算符的结果具有布尔数据类型，包括 TRUE、FALSE 和 UNKNOWN 三个值。返回布尔数据类型的表达式称为布尔表达式。与其他 SQL Server 数据类型不同，布尔数据类型不能指定为表列或变量的数据类型，也不能在结果集中返回。

当 SET ANSI_NULLS 为 ON 时，具有一个或两个 NULL 表达式的运算符将返回 UNKNOWN。当 SET ANSI_NULLS 为 OFF 时，只有 Equals（=）和 Not Equal To（< >）运算符会将 NULL 视为可比较值，此时 NULL=NULL 返回 TRUE，NULL< >NULL 返回 FALSE，其他比较运算符（如>、<等）仍然返回 UNKNOWN。

WHERE 子句中使用具有布尔数据类型的表达式来筛选符合搜索条件的行，并控制流语言语句，如 IF 和 WHILE。

4. 逻辑运算

逻辑运算符用于测试某些条件的真实性。逻辑运算符（表 5-4）返回值为 TRUE、FALSE 或 UNKNOWN 的布尔数据类型。

表 5-4 逻辑运算符

运算符	含义
=（Equals）	等于
ALL	如果一组比较都为 TRUE，则为 TRUE
AND	如果两个布尔表达式都为 TRUE，则为 TRUE
ANY	如果一组比较中的任何一个为 TRUE，则为 TRUE
BETWEEN	如果操作数在某个范围内，则为 TRUE
EXISTS	如果子查询包含一行或多行，则为 TRUE
IN	如果操作数等于表达式列表之一，则为 TRUE

续表

运算符	含义
LIKE	如果操作数与模式匹配，则为 TRUE
NOT	反转任何其他布尔运算符的值
OR	如果两个布尔表达式任一为 TRUE，则为 TRUE
SOME	如果一组比较中的某些为 TRUE，则为 TRUE

5. 字符串运算

SQL Server 提供了以下字符串运算符。①字符串串联运算符（+）可以将以下两种或多种字符串类型的数据组合为一个表达式：字符数据、二进制字符串、列名、字符串常量。②通配符字符串运算符可以匹配字符串比较操作中的一个或多个字符。LIKE 和 PATINDEX 就是其中两个典型操作示例。

5.1.4 函数

T-SQL 提供了大量的函数供用户使用。本节简要描述可用于 SQL Server 的内置函数分类。用户可以使用内置函数或创建自己的用户定义函数。

1）聚合函数

聚合函数用于对一组值执行计算并返回单个值。它们可以出现在选择列表或 SELECT 语句的 HAVING 子句中。可以将聚合与 GROUP BY 子句结合使用来计算行类别的聚合。此外，通过 OVER 子句，可以在不进行分组的情况下计算特定范围内的值的聚合，如行号或累积总和。OVER 子句提供了对数据进行分区和排序的功能，但不能放在 GROUPING 或 GROUPING_ID 聚合函数之后使用。

所有聚合函数都是确定性的，这意味着当它们在相同的输入值上运行时，它们总是返回相同的值。

2）分析函数

分析函数用于根据一组行计算聚合值。但是，与聚合函数不同，分析函数可以为每个组返回多行。可以使用分析函数来计算组内的移动平均值、运行总计、百分比或前 N 个结果。

3）位操作函数

位操作函数适用于 SQL Server 2022（16.x）。位操作函数允许比单独位更有效地处理和存储数据。

4）排序函数

使用排序函数可以返回分区中每行的排名值。根据所使用的函数，某些行可能会收到与其他行相同的值。排序函数是不确定的。

5）行集函数

使用行集函数可返回一个对象，该对象可以如同 SQL 语句中的表引用一样使用。

6）标量型函数

标量型函数用于对单个值进行运算，然后返回单个值。只要表达式有效，就可以使用标量型函数（表 5-5）。

表 5-5 标量型函数

函数类别	函数功能
配置函数	返回有关当前配置的信息
转换函数	支持数据类型的转换
游标函数	返回有关游标的信息
日期时间函数	对日期和时间输入值执行操作，并返回字符串、数字或日期和时间值
图函数	执行转换图形节点和边 ID 的字符表示形式的操作
JSON 函数	验证、查询或更改 JSON 数据
逻辑函数	执行逻辑操作
数学函数	将参数提供给函数，并返回数值
元数据函数	返回有关数据库和数据库对象的信息
安全函数	返回有关用户和角色的信息
字符串函数	对字符串（char 或 varchar）输入值执行操作并返回字符串或数值
系统函数	执行操作并返回有关 SQL Server 实例中的值、对象和设置的信息
系统统计函数	返回有关系统的统计信息
文本和图像函数	对文本或图像输入值或列执行操作，并返回有关该值的信息

5.1.5 语句

SQL 语句是一个原子工作单元，要么完全成功，要么完全失败。SQL 语句是一组指令，由标识符、参数、变量、名称、数据类型和成功编译的 SQL 保留字组成。如果 Begin Transaction 命令未指定事务的开始时间，Analysis Services 将为 SQL 语句创建隐式事务。如果语句成功，Analysis Services 始终提交隐式事务，如果命令失败，则回滚隐式事务。

SQL 语句包含许多类型的语句（如 SELECT 语句），它从数据库中检索行，并允许从 SQL Server 中的一个或多个表中选择一个或多个行或列。本节以医疗门诊数据库作为案例介绍常用的语句。

1）注释语句

注释可以插入到单独的行中，嵌套在 T-SQL 命令行的末尾，或包含在 T-SQL 语句中。

单行注释语法如下：

```
-- 注释
```

多行注释语法如下：

```
/* 注释 */
```

2）赋值语句

可以使用 SET 或 SELECT 赋值语句为局部变量赋值。

使用 SET 命令对变量赋值的语法如下：

```
SET @local_variable=expression
```

其中，@local_variable 是用 DECLARE 语句说明的局部变量，expression 是与变量数据类型相匹配的表达式。

使用 SELECT 命令对变量赋值的语句格式如下：

```
SELECT @local_variable=expression, [@local_variable=expression...]
```

或

```
SELECT @local_variable=expression, [@local_variable=expression...]
FROM <表名>|<视图名> ...
```

第一种格式是直接对变量进行赋值，第二种格式是将SELECT查询的结果赋值给变量。

3）复合语句

复合语句包含一系列T-SQL语句，以便执行一组T-SQL语句。BEGIN 和 END 之前该组语句作为复合语句，复合语句可以嵌套。

4）条件语句

在T-SQL中，IF语句用于根据布尔表达式的评估结果来条件性地执行代码。当布尔表达式的结果为TRUE时，将执行IF关键字后面跟随的T-SQL代码块。如果需要，可以使用ELSE关键字指定一个可选的代码块，该代码块将在布尔表达式的结果为FALSE时执行。这种结构提供了一种在执行T-SQL代码时进行逻辑分支的方法。语法如下：

```
IF Boolean_expression
    { sql_statement | statement_block }
[ ELSE
    { sql_statement | statement_block } ]
```

5）循环语句

循环语句用于设置重复执行 SQL 语句或语句块的条件。只要指定的条件为真，就会重复执行语句。WHILE 循环中语句的执行可以通过 BREAK 和 CONTINUE 关键字从循环内部进行控制。语法如下：

```
WHILE Boolean_expression
{ sql_statement | statement_block | BREAK | CONTINUE }
```

6）EXECUTE语句

EXECUTE语句用于执行存储过程。

7）WAITFOR语句

WAITFOR 语句用于阻止批处理、存储过程或事务的执行，直到指定的时间或时间间隔过去，或者指定的语句修改或返回至少一行。语法如下：

```
WAITFOR
{
    DELAY 'time_to_pass'
  | TIME 'time_to_execute'
  | [ ( receive_statement ) | ( get_conversation_group_statement ) ]
    [ , TIMEOUT timeout ]
}
```

8）RETURN语句

RETURN语句用于无条件退出查询或过程。RETURN是即时且完整的，可以随时用于退出过程、批处理或语句块，不执行RETURN后面的语句。

5.1.6 游标

宿主语言（Python、C++等）擅长一次处理一条记录，但SQL语句的查询结果通常是返回完整的结果集（临时表）。使用游标遍历结果集可实现逐行处理。实际操作中，可以将游标分配给具有游标数据类型的变量或参数。

1）定义游标

定义 T-SQL 游标的属性，如其滚动行为和用于生成游标操作的结果集的查询。声明游标既接受基于 ISO 标准的语法，也接受使用一组 T-SQL 扩展的语法。为简化，本书仅介绍 ISO 标准语法，感兴趣的读者可以进一步参考有关游标的扩展语法文档或书籍。语法如下：

```
DECLARE cursor_name [ INSENSITIVE ] [ SCROLL ] CURSOR
    FOR select_statement
    [ FOR { READ ONLY | UPDATE [ OF column_name [ ,...n ] ] } ]
```

如果把中括号可省的语法形式去除，游标的定义可以简写成

```
DECLARE cursor_name  CURSOR
    FOR select_statement
```

2）打开游标

打开 T-SQL 游标，并通过执行在 DECLARE CURSOR 或 SET cursor_variable 语句上指定的 Transact-SQL 语句来填充该游标，语法如下：

```
OPEN { { [ GLOBAL ] cursor_name } | cursor_variable_name }
```

3）从游标中读记录

从 T-SQL 游标中检索特定行，语法如下：

```
FETCH
        [ [ NEXT | PRIOR | FIRST | LAST
                | ABSOLUTE { n | @nvar }
                | RELATIVE { n | @nvar }
            ]
            FROM
        ]
{ { [ GLOBAL ] cursor_name } | @cursor_variable_name }
[ INTO @variable_name [ ,...n ] ]
```

4）关闭游标

通过释放当前结果集并释放游标所在行上保留的任何游标锁来关闭打开的游标。CLOSE 可使数据结构重新打开游标，但在重新打开游标之前不允许读取和定位更新。必须在打开的游标上发出 CLOSE；不允许对仅声明或已关闭的游标执行 CLOSE。语法如下：

```
CLOSE { { [ GLOBAL ] cursor_name } | cursor_variable_name }
```

5）释放游标

删除游标引用。解除分配最后一个游标引用时，Microsoft SQL Server 将释放构成游标的数据结构。语法如下：

```
DEALLOCATE { { [ GLOBAL ] cursor_name } | @cursor_variable_name }
```

6）游标应用举例

【例 5.1】 在 T-SQL 中用游标列出急诊科所有医生的信息。

```
-- 声明游标变量
DECLARE @DoctorID INT
DECLARE @DoctorName NVARCHAR(50)
DECLARE @DeptName NVARCHAR(50)

-- 声明并配置游标
DECLARE doctorCursor CURSOR FOR
```

```
    SELECT d.doctor_id, d.doctor_name, dd.dept_name
    FROM dic_doctor d
    INNER JOIN dic_department dd ON d.dept_id = dd.dept_id
    WHERE dd.dept_name = '急诊科'

    -- 打开游标
    OPEN doctorCursor

    -- 获取第一行数据
    FETCH NEXT FROM doctorCursor INTO @DoctorID, @DoctorName, @DeptName

    -- 遍历游标
    WHILE @@FETCH_STATUS = 0
    BEGIN
        -- 此处添加处理逻辑
        -- 例如，打印医生详细信息
        PRINT 'Doctor ID: ' + CAST(@DoctorID AS NVARCHAR(10)) + ', Doctor
Name: ' + @DoctorName + ', Department: ' + @DeptName

        -- 获取下一行
        FETCH NEXT FROM doctorCursor INTO @DoctorID, @DoctorName, @DeptName
    END

    -- 关闭并释放游标
    CLOSE doctorCursor
    DEALLOCATE doctorCursor
```

5.1.7 存储过程

存储过程是数据库管理系统（如 Oracle、SQL Server、MySQL 等）的一项关键功能。DBMS 开发人员引入存储过程来提供一种更高级别的数据库编程和数据处理方式，以满足复杂业务逻辑的需求。在数据库应用程序中，经常需要执行一系列 SQL 操作来完成特定的任务。存储过程具有如下优点。①允许开发人员将这些 SQL 语句封装在一个单独的过程中，提供了更好的组织性和可维护性，同时减少了数据传输的开销。②可以在服务器端执行，从而减少了网络延迟。此外，数据库管理系统通常会对存储过程进行优化，以提高执行速度，因此存储过程常常用于需要快速响应的业务逻辑。③可以用于实现复杂的安全性和权限控制策略。通过存储过程，可以限制对数据库对象的访问，并确保只有经过验证的用户才能执行特定的操作。④允许将多个 SQL 语句组成一个事务，以确保数据的一致性和完整性。这对于处理事务性操作（如医疗交易或药房库存管理）非常有用。⑤可以在多个应用程序中重用，从而减少了代码的重复编写，并简化了维护工作。这有助于降低开发成本和提高开发效率。

1）创建存储过程

在 T-SQL 中，创建存储过程的语法如下：

```
    CREATE PROCEDURE procedure_name
        [ @parameter1 data_type [ = default_value ] [out|output],... ]
    AS
        -- SQL 语句和 T-SQL 代码
```

```
BEGIN
    -- 存储过程的主体
END;
```

语法参数说明如下。

（1）CREATE PROCEDURE procedure_name: 使用 CREATE PROCEDURE 语句来创建一个存储过程。procedure_name 是要创建的存储过程的名称。

（2）@parameter1 data_type [= default_value][out|output]：可选参数部分，用于定义存储过程的输入参数。参数名称以@开头，后面是数据类型，可以有默认值（可选）。可以在存储过程内部使用这些参数来传递值。out|output 指示参数是输出参数。

（3）AS：在 AS 关键字后，可以编写存储过程的主体部分。

（4）BEGIN：存储过程的主体部分的起始标志。

（5）END：存储过程的主体部分的结束标志。

在存储过程的主体部分，可以编写包括 SQL 查询、控制结构（如 IF、WHILE）、变量声明和其他 T-SQL 语句的代码。存储过程可以包含一系列的操作，以完成特定的任务。

在一个存储过程中，通常不能包含用于创建数据库对象（如表、视图、索引等）的 SQL 语句。存储过程主要用于执行数据操作和业务逻辑，而不是创建或修改数据库结构。

2）执行存储过程

要执行一个在 T-SQL 中创建的存储过程，可以使用 EXECUTE 语句或 EXEC 缩写。下面是执行存储过程的语法：

```
EXECUTE procedure_name [ parameter1, parameter2, ... ];
```

或者

```
EXEC procedure_name [ parameter1, parameter2, ... ];
```

3）删除存储过程

要删除一个在 T-SQL 中创建的存储过程，可以使用 DROP PROCEDURE 语句。以下是删除存储过程的语法：

```
DROP PROCEDURE [ IF EXISTS ] procedure_name;
```

语法参数说明如下。

（1）DROP PROCEDURE：这是删除存储过程的关键字。

（2）IF EXISTS（可选）：如果使用 IF EXISTS，它会检查存储过程是否存在。如果存储过程存在，它将被删除；如果不存在，不会引发错误。这是一个可选项，用于防止在尝试删除不存在的存储过程时引发错误。

（3）procedure_name：这是要删除的存储过程的名称。

4）修改存储过程

在 T-SQL 中，要修改一个已经存在的存储过程，需要使用 ALTER PROCEDURE 语句。以下是修改存储过程的语法：

```
ALTER PROCEDURE procedure_name
      [ @parameter1 data_type [ = default_value ] [out|output],... ]
AS
    -- 修改后的存储过程主体
BEGIN
    -- 存储过程的新逻辑
END;
```

发现它与创建的语法格式类似，它实际是先删除存储过程，然后再使用 CREATE 创建存储过程。

【例 5.2】 在 T-SQL 中用简单存储过程完成患者信息（患者名称、出生日期和性别）的查询。

```
-- 创建存储过程
CREATE PROCEDURE GetALLPatients
AS
BEGIN
    SELECT patient_id, patient_name, YEAR(patient_birthday) AS 出生年份
    FROM patient_baseinfo
END;
-- 执行存储过程并传递参数
EXEC GetALLPatients;
```

5.1.8 触发器

触发器是一种数据库对象，它与数据库表相关联，并在表的数据发生特定事件时自动触发一系列预定义的操作或动作。这些动作可以是 SQL 语句、存储过程或其他数据库操作。触发器通常用于维护数据的完整性、执行审计跟踪、实施业务规则等方面。

触发器可以在以下事件发生时触发。

（1）INSERT 事件：当在表中插入新行时触发。

（2）UPDATE 事件：当在表中更新现有行时触发。

（3）DELETE 事件：当从表中删除现有行时触发。

触发器通常在表的创建过程中定义，与表相关联。每当表中的事件发生时，触发器会自动执行相应的操作。触发器的一些常见用途如下。

（1）数据完整性维护：触发器可以用于确保数据的完整性。例如，检查插入或更新操作是否满足特定条件，如果不满足，则拒绝操作或执行相应的修复动作。

（2）审计跟踪：触发器可以用于跟踪数据库中的变化，记录谁在何时执行了特定的操作，以便进行审计和安全性监测。

（3）自动计算字段：触发器可以用于自动计算和更新表中的字段值，如计算订单总额或更新最后修改日期。

（4）实施业务规则：触发器可以用于执行业务规则，如自动发出通知或警告，或执行其他特定的业务逻辑。

（5）数据转换和清洗：触发器可以用于数据转换和清洗，如在数据导入过程中执行数据验证和转换操作。

T-SQL 触发器是一种特殊的存储过程，它会在数据库中的特定表或视图上执行特定操作时自动触发。例如，可以编写一个触发器在插入、更新或删除行时执行特定操作。下面将介绍如何创建和使用 T-SQL 触发器。

1）创建触发器

创建触发器需要使用 CREATE TRIGGER 语句，基本语法如下：

```
CREATE TRIGGER trigger_name
ON table_name
FOR [INSERT|UPDATE|DELETE]
```

```
AS
BEGIN
    -- 触发器代码
END
```

其中，trigger_name 是触发器的名称，table_name 是要调用触发器的表或视图的名称。INSERT、UPDATE 和 DELETE 规定了触发器在何时被触发。BEGIN 和 END 之间的代码是触发器的主体，用于执行特定的任务。

2）修改触发器

修改触发器需要使用 ALTER TRIGGER 语句，基本语法如下：

```
ALTER TRIGGER trigger_name
ON table_name
FOR [INSERT|UPDATE|DELETE]
AS
BEGIN
    -- 修改后的触发器代码
END
```

例如，修改先前创建的触发器，使其在更新或删除 patient_baseinfo 表中的行时也能执行操作，具体代码如下：

```
ALTER TRIGGER trg_patient_info_audit
ON patient_info
AFTER UPDATE, DELETE
AS
BEGIN
    SET NOCOUNT ON;
    IF TRIGGER_NESTLEVEL() > 1 RETURN;
    DECLARE @OperationType VARCHAR(10);
    DECLARE @OperationTime DATETIME;
    SELECT @OperationTime = GETDATE();
    IF EXISTS(SELECT * FROM inserted)
    BEGIN
        SET @OperationType = 'UPDATE';
        INSERT INTO patient_audit (patient_id, operation_type, operation_
time)
        SELECT d.patient_id, @OperationType, @OperationTime
        FROM deleted d
        INNER JOIN inserted i ON d.patient_id = i.patient_id;
    END
    ELSE
    BEGIN
        SET @OperationType = 'DELETE';
        INSERT INTO patient_audit (patient_id, operation_type, operation_
time)
        SELECT patient_id, @OperationType, @OperationTime
        FROM deleted;
    END
END;
GO
```

上面的代码将 trg_patient_info_audit 触发器修改为在插入、更新或删除 patient_info 表中的行时执行操作。如果插入、更新或删除了行，则触发器将相应的 patient_id、operation_type 和 operation_time 添加到 patient_audit 表中。

3）删除触发器

删除触发器需要使用 DROP TRIGGER 语句，基本语法如下：

```
DROP TRIGGER trigger_name
```

例如，执行以下代码将删除名为 trg_Employees_Insert 的触发器：

```
DROP TRIGGER trg_Employees_Insert
```

综上所述，使用 T-SQL 触发器可以在数据库中的特定表或视图上自动触发操作。使用 CREATE TRIGGER 语句可以创建触发器，使用 ALTER TRIGGER 语句可以修改现有触发器，使用 DROP TRIGGER 语句可以删除触发器。触发器代码需要放在 BEGIN 和 END 之间，并指定要在何时触发触发器。

【例 5.3】 在 T-SQL 中使用触发器完成下面任务：当新增患者时，自动生成的 patient_id 将根据最大 ID 值自动递增。

```
CREATE TRIGGER PatientIDAutoIncrement
ON patient_baseinfo
AFTER INSERT
AS
BEGIN
    SET NOCOUNT ON;

    DECLARE @MaxID INT;

    -- 获取最大的自增 ID
    SELECT @MaxID = MAX(id) FROM patient_baseinfo;

    -- 更新新插入记录的 patient_id 字段
    UPDATE pb
    SET pb.patient_id = '000000001' + RIGHT('000' + CAST(@MaxID + 1
AS NVARCHAR(10)), 3)
    FROM patient_baseinfo pb
    INNER JOIN inserted i ON pb.id = i.id;
END;
```

【例 5.4】 在 T-SQL 中使用触发器完成下面任务：当更新患者信息时，自动检查是否存在患者，如果不存在，提示更新失败回滚。

```
CREATE TRIGGER CheckPatientExistenceBeforeUpdate
ON patient_baseinfo
AFTER UPDATE
AS
BEGIN
    IF NOT EXISTS (
        SELECT 1
        FROM patient_baseinfo
        WHERE patient_id = (SELECT TOP 1 patient_id FROM inserted)
    )
    BEGIN
```

```
        RAISERROR('患者不存在，无法更新。', 16, 1);
        ROLLBACK TRANSACTION;
    END;
END;
```

5.2 数据库访问接口

数据库访问接口是用于与数据库交互的编程接口或库，它允许应用程序通过编程方式连接到数据库，执行查询、插入、更新和删除数据，以及执行其他与数据库相关的操作。这些接口提供了一种在应用程序和数据库之间进行通信的方式，使开发人员能够有效地访问和管理数据库。以下是一些常见的数据库访问接口和库。

（1）开放式数据库互连（open database connectivity，ODBC）：ODBC 是一种用于访问各种数据库的标准接口，它使用标准的 SQL 语言来执行数据库操作。ODBC 允许应用程序与不同数据库系统进行通信，因为它提供了一个统一的接口。

（2）Java 数据库互连（Java database connectivity，JDBC）：JDBC 是 Java 平台的数据库访问接口，它允许 Java 应用程序与关系数据库进行交互。开发人员可以使用 JDBC 驱动程序来连接数据库、执行 SQL 查询和管理数据库连接。

（3）ADO.NET：ADO.NET 是.NET 平台的数据库访问接口，用于连接数据库并执行操作。它提供了一组类和方法，允许.NET 应用程序与多种数据库系统（如 SQL Server、MySQL、Oracle 等）进行交互。

本节以 Python 编程语言说明如何通过数据库访问接口连接 SQL Server。要在 Python 中连接 SQL Server 数据库，可以使用 ODBC 库，以及适用于 Python 的 pyodbc 库。

安装环境的配置，首先确保已经安装了 pyodbc 库。可以使用 pip 来安装 pyodbc 库，运行以下命令：

```
pip install pyodbc
```

数据访问接口的使用流程如下。

（1）导入 pyodbc 库：在 Python 脚本中导入 pyodbc 库，以便使用其来连接 SQL Server。

（2）创建数据库连接：使用 pyodbc 库来创建与 SQL Server 数据库的连接。需要提供数据库服务器的名称（通常是主机名或 IP 地址）、数据库名称、用户名和密码等连接信息。

（3）执行 SQL 查询：一旦建立了连接，可以使用 pyodbc 来执行 SQL 查询并处理查询结果。

【例 5.5】 使用 pyodbc 连接数据库，并查询打印患者的基本信息。

```
import pyodbc

# 定义数据库连接参数
server = 'your_server_name'     # SQL Server 2022 数据库服务器的名称
database = 'your_database_name' # 数据库名称
username = 'your_username'      # 数据库用户名
password = 'your_password'      # 数据库密码
```

```
        # 建立数据库连接
        conn = pyodbc.connect('DRIVER={ODBC Driver 17 for SQL Server};
SERVER='+server+';DATABASE='+database+';UID='+username+';PWD='+password)

        # 创建游标
        cursor = conn.cursor()

        # 执行SQL查询，假设患者信息表的名称为patient_baseinfo
        cursor.execute('SELECT patient_id, patient_name, patient_gender,
patient_birthday FROM patient_baseinfo')

        # 打印患者基本信息
        print("患者基本信息：")
        for row in cursor:
            patient_id, patient_name, patient_gender, patient_birthday = row
            print(f"患者 ID: {patient_id}, 姓名: {patient_name}, 性别:
{patient_gender}, 出生日期: {patient_birthday}")

        # 关闭游标和连接
        cursor.close()
        conn.close()
```

【例 5.6】 使用 C++语言连接数据库，并查询打印患者的基本信息。

```
#include <windows.h>
#include <sql.h>
#include <sqlext.h>
#include <iostream>

int main() {
    // 定义数据库连接参数
    SQLWCHAR* server = (SQLWCHAR*)L"your_server_name";  // SQL Server
                                                 //数据库服务器的名称
    SQLWCHAR* database = (SQLWCHAR*)L"your_database_name";
                                                    // 数据库名称
    SQLWCHAR* username = (SQLWCHAR*)L"your_username"; // 数据库用户名
    SQLWCHAR* password = (SQLWCHAR*)L"your_password"; // 数据库密码

    // 初始化ODBC环境
    SQLHENV henv;
    SQLAllocHandle(SQL_HANDLE_ENV, SQL_NULL_HANDLE, &henv);
    SQLSetEnvAttr(henv, SQL_ATTR_ODBC_VERSION, (SQLPOINTER)SQL_OV_ODBC3,
SQL_IS_INTEGER);

    // 初始化数据库连接
    SQLHDBC hdbc;
    SQLAllocHandle(SQL_HANDLE_DBC, henv, &hdbc);
    SQLConnect(hdbc, server, SQL_NTS, username, SQL_NTS, password,
SQL_NTS);

    // 创建并执行SQL查询
    SQLHSTMT hstmt;
```

```
    SQLAllocHandle(SQL_HANDLE_STMT, hdbc, &hstmt);
    SQLWCHAR* query = (SQLWCHAR*)L"SELECT patient_id, patient_name,
patient_gender, patient_birthday FROM patient_baseinfo";
    SQLExecDirectW(hstmt, query, SQL_NTS);

    // 打印患者基本信息
    std::wcout << L"患者基本信息: " << std::endl;
    SQLLEN patient_id, patient_name, patient_gender, patient_birthday;
    while (SQLFetch(hstmt) == SQL_SUCCESS) {
        SQLGetData(hstmt, 1, SQL_C_LONG, &patient_id, 0, &patient_id);
        SQLGetData(hstmt, 2, SQL_C_WCHAR, &patient_name, 0, &patient_
name);
        SQLGetData(hstmt, 3, SQL_C_WCHAR, &patient_gender, 0, &patient_
gender);
        SQLGetData(hstmt, 4, SQL_C_WCHAR, &patient_birthday, 0, &patient_
birthday);

        std::wcout << L"患者 ID: " << patient_id << L", 姓名: " << patient_
name << L", 性别: " << patient_gender << L", 出生日期: " << patient_
birthday << std::endl;
    }

    // 释放资源
    SQLFreeHandle(SQL_HANDLE_STMT, hstmt);
    SQLDisconnect(hdbc);
    SQLFreeHandle(SQL_HANDLE_DBC, hdbc);
    SQLFreeHandle(SQL_HANDLE_ENV, henv);

    return 0;
}
```

5.3 数据库编程案例

【例 5.7】 创建一个存储过程来获取年龄大于 60 的男性患者信息。

```
CREATE PROCEDURE SelectElderlyMalePatients
AS
BEGIN
    SELECT patient_id, patient_name, patient_sex, patient_birthday,
patient_idno, patient_type, patient_phone
    FROM patient_baseinfo
    WHERE patient_sex = '男' AND DATEDIFF(YEAR, patient_birthday,
GETDATE()) > 60;
END
```

【例 5.8】 创建一个函数来根据身份证号码返回出生日期。

```
-- 创建一个函数来根据身份证号码返回出生日期
CREATE FUNCTION GetBirthdateFromID
(
    @IDNumber NVARCHAR(18)
)
```

```
RETURNS DATE
AS
BEGIN
    DECLARE @Birthdate DATE;
    SET @Birthdate = NULL;

    -- 检查输入是否合法
    IF LEN(@IDNumber) = 18
        AND @IDNumber LIKE '[0-9][0-9][0-9][0-9][0-9][0-9][0-9][0-9]
[0-9][0-9][0-9][0-9][0-9][0-9][0-9][0-9][0-9][0-9]'
    BEGIN
        SET @Birthdate = DATEFROMPARTS(
            SUBSTRING(@IDNumber, 7, 4),  -- 年份
            SUBSTRING(@IDNumber, 11, 2), -- 月份
            SUBSTRING(@IDNumber, 13, 2)  -- 日
        );
    END;

    RETURN @Birthdate;
END;
```

【例 5.9】 创建一个触发器：当患者姓名改变时，将包含该姓名字段的相关表的姓名进行同步，引入事务控制。

```
-- 创建一个触发器来同步患者姓名
CREATE TRIGGER SyncPatientName
ON patient_baseinfo
AFTER UPDATE
AS
BEGIN
    -- 检查是否有姓名字段发生了更改
    IF UPDATE(patient_name)
    BEGIN
        -- 开始事务
        BEGIN TRANSACTION;

        -- 同步更新相关表的姓名字段
        UPDATE other_table1
        SET other_table1.patient_name = i.patient_name
        FROM other_table1
        INNER JOIN inserted i ON other_table1.patient_id = i.patient_id;

        UPDATE other_table2
        SET other_table2.patient_name = i.patient_name
        FROM other_table2
        INNER JOIN inserted i ON other_table2.patient_id = i.patient_id;

        -- 提交事务
        COMMIT TRANSACTION;
    END;
END;
```

【例 5.10】 根据患者身份证号码使用游标批量生成出生日期。

```
-- 创建存储过程来生成出生日期
CREATE PROCEDURE GenerateBirthdateFromID
AS
BEGIN
    -- 声明变量来存储身份证号码和出生日期
    DECLARE @PatientID NVARCHAR(20);
    DECLARE @IDNumber NVARCHAR(18);
    DECLARE @Birthdate DATE;

    -- 声明游标
    DECLARE patientCursor CURSOR FOR
    SELECT patient_id, patient_idno
    FROM patient_baseinfo;

    -- 打开游标
    OPEN patientCursor;

    -- 获取第一个记录
    FETCH NEXT FROM patientCursor INTO @PatientID, @IDNumber;

    -- 循环处理每个患者记录
    WHILE @@FETCH_STATUS = 0
    BEGIN
        -- 计算出生日期并更新表
        SET @Birthdate = NULL;

        IF LEN(@IDNumber) = 18
            AND @IDNumber LIKE '[0-9][0-9][0-9][0-9][0-9][0-9][0-9]
[0-9][0-9][0-9][0-9][0-9][0-9][0-9][0-9][0-9][0-9]'
        BEGIN
            SET @Birthdate = DATEFROMPARTS(
                SUBSTRING(@IDNumber, 7, 4),  -- 年份
                SUBSTRING(@IDNumber, 11, 2), -- 月份
                SUBSTRING(@IDNumber, 13, 2)  -- 日
            );
        END;

        -- 更新患者信息表
        UPDATE patient_baseinfo
        SET patient_birthday = @Birthdate
        WHERE patient_id = @PatientID;

        -- 获取下一个记录
        FETCH NEXT FROM patientCursor INTO @PatientID, @IDNumber;
    END;

    -- 关闭游标
    CLOSE patientCursor;
    DEALLOCATE patientCursor;
END;
```

【例 5.11】 将超过 1 年的多个表，通过一个动态 SQL，自动生成转储语句并转储。

```
-- 输入表的名称
DECLARE @SourceTableName NVARCHAR(50) = 'your_source_table_name';
-- 归档表的名称
DECLARE @ArchiveTableName NVARCHAR(50) = 'archive_' + @SourceTableName;
-- 一年前的日期
DECLARE @ArchiveStartDate DATETIME = DATEADD(YEAR, -1, GETDATE());

-- 获取输入表的结构信息
DECLARE @CreateTableStatement NVARCHAR(MAX);
SET @CreateTableStatement = (
    SELECT 'CREATE TABLE ' + QUOTENAME(@ArchiveTableName) + ' AS SELECT
* FROM ' + QUOTENAME(@SourceTableName)
    FROM information_schema.columns
    WHERE table_name = @SourceTableName
    FOR XML PATH('')
);

-- 执行创建归档表的动态 SQL 语句
EXEC sp_executesql @CreateTableStatement;

-- 执行插入数据的动态 SQL 语句
DECLARE @InsertDataStatement NVARCHAR(MAX);
SET @InsertDataStatement = N'
INSERT INTO ' + QUOTENAME(@ArchiveTableName) + ' (SELECT * FROM ' +
QUOTENAME(@SourceTableName) + ' WHERE created_date < @ArchiveStartDate);';

-- 执行插入数据的动态 SQL 语句
EXEC sp_executesql @InsertDataStatement, N'@ArchiveStartDate DATETIME',
@ArchiveStartDate = @ArchiveStartDate;
```

本 章 小 结

本章主要讲解 SQL Server 的编程语言——Transact-SQL（T-SQL），为读者提供一个全面的 T-SQL 知识体系。

首先，本章介绍了 T-SQL 的基础知识：概述了其功能和重要性；讨论了数据库类型与变量声明，这是数据库编程工作的基础；进一步探讨了 T-SQL 中的运算符和表达式，这些是构建查询和数据处理逻辑的关键元素。

接着，本章介绍了 T-SQL 中的函数，这些函数对于执行复杂的数据操作和转换非常有用。详细讲解了 T-SQL 的基本语句，包括数据的增加、删除、修改、查询等操作。解释了如何在 T-SQL 中使用游标来处理结果集，这对于需要逐行处理数据的场景非常有价值。

存储过程和触发器部分是本章的重点之一。存储过程允许将复杂的业务逻辑封装为可重复使用的代码块，而触发器则展示了如何自动响应数据库事件。这部分内容不仅提供了理论知识，还通过示例展示了如何在实际中应用。

最后，本章通过一系列以医疗门诊数据库表为基础的数据库访问接口实例，将理论知识与实践相结合，展示了如何在实际的数据库环境中使用 T-SQL 进行数据操作和业务逻辑实现。

总体来说，本章为读者提供了一个全面的 T-SQL 学习路径，从基础语法到高级编程概念，再到实际应用案例，旨在帮助读者掌握在 SQL Server 环境中进行有效数据库编程所需的技能。

习题 5

1. 描述 T-SQL 在数据库应用开发中的作用。
2. 编写 T-SQL 代码，声明一个整数变量和一个字符串变量，并为它们分别赋初值。
3. 使用 T-SQL 编写一个计算并返回两个数平均值的函数。
4. 使用 INSERT 语句向医疗门诊数据库的一个表中添加一条新记录。
5. 使用游标遍历医疗门诊数据库中某个表的所有记录，并输出每条记录的特定字段值。
6. 设计一个存储过程，接受患者 ID 作为参数，并返回该患者的所有就诊记录。
7. 创建一个触发器，用于在医疗门诊数据库的某个表上，每当有新记录被插入时，自动记录插入的时间和操作员信息。
8. 以医疗门诊数据库表为基础，编写一个 T-SQL 查询，该查询结合使用 JOIN 和 WHERE 子句，以得到有特定疾病的患者名单，并按疾病严重程度排序。

第 6 章 关系数据库规范化理论

通过前期的学习了解了关系数据库中的数据是按照一定的组织存储在数据库中的。在给定一组数据后，应该如何组织？应该构建几个关系？每个关系应该由哪些属性组成？这是在获取数据后和输入数据前需要考虑的问题，此问题即数据库设计。

关系数据库规范化理论是数据库设计的一个理论指南。在面对实际问题时，如何创建一个满足用户需求且性能良好的数据库模式、建立数据库及其应用系统是本章讨论的内容。通过规范化理论去研究关系模式中各属性之间的依赖关系及其对关系模式性能的影响，探讨什么是“好”的关系模式，以及达到“好”的关系模式的方法，并保证所得到的关系模式不失去原有的语义。本章重点学习函数依赖和规范化理论。

6.1 基本概念

在讨论规范化理论之前，首先明确一些基本概念。关系数据库规范化理论的中心问题是数据依赖性。所谓的数据依赖性是实体属性之间存在的相互联系或相互制约关系，它是现实世界事物属性联系的抽象。数据依赖中比较重要的是函数依赖（functional dependency，FD）和多值依赖（multivalued dependency，MVD）。按照属性间的依赖情况来区分关系模式规范化的程度，也称为范式。下面分别介绍函数依赖和范式的相关概念。

6.1.1 函数依赖

1. 基本概念

函数在数学课本中经常会用到，如公式 $Y=F(X)$，表示给自变量 X 取一个值，必将会得到一个 Y 值与之对应。也可以称之为 X 函数决定 Y 或者 Y 函数依赖于 X。在关系数据库中讨论函数或者函数依赖着重于语义上的关系，如姓名=F(身份证号码)。只要给出一个具体身份证号码的值，就会有一个唯一的姓名与之对应。显然，在现实中只要知道了一个身份证号码，就能得知其他相关信息，如性别、民族、出生日期等。因此身份证号码决定了这些信息的唯一性，这是一种现实世界的抽象，即语义范畴的概念。下面给出函数依赖的形式化定义。

定义 6.1 设 $R(U)$是一个属性集 U 上的关系模式，X 和 Y 是 U 的子集。若对于 $R(U)$的任意一个可能的关系 r，r 中不可能存在两个元组在 X 上的属性值相等，而在 Y 上的属性值不等，则称 X 函数确定 Y 或 Y 函数依赖于 X，记作 $X \rightarrow Y$。

从定义 6.1 可以看出，函数依赖实质上是对现实世界中事物属性之间的相关性的一种描述，是对现实事物属性间事实联系及自然规律的客观反映，属于语义范畴的概念。它表明，在一个具体关系模式中，一个或一组属性的值可以决定其他属性的值。例如，在医生信息表中，按照实际情况确定了医生工号就能知道医生姓名，即医生工号→医生姓名；而知道了医生姓名可否得知他所在的科室呢？在现实生活中可能会出现不同人但同名的情况，那么医生姓名→所在科室不成立，即可能存在多个医生同名但不在同一个科室的情况。

设计者也可以对现实世界做强制的规定，改变原有规则。例如，规定医院不允许同名医生出现，从而使医生姓名→所在科室的函数依赖成立。这种强制改变会体现在数据库操作上。当插入某个元组时，其上的属性值必须满足规定的函数依赖（在完整性约束中体现），若发现有同名医生存在，则拒绝插入该元组。

对于函数依赖，应注意以下几点。

（1）函数依赖是指关系模型 R 中所有的关系均要满足约束条件，而不仅仅是某个或某些关系的特例。

（2）一般情况下函数依赖没有可逆性，即医生工号→医生姓名，不能得出医生姓名→医生工号。但是假定医生不重名，上述函数依赖关系成立。

（3）函数依赖中可以包含属性组。在实际的就诊过程中，患者的某次诊断结果必定是某个医生在某个时间为这个患者做出的诊断，因此诊断结果必须结合三个字段才能确定。该函数依赖记作：（就诊医生、患者编号、就诊时间）→诊断结果。

（4）$X \rightarrow Y$，则 X 称为这个函数依赖的决定属性（组），也称为决定因素。

2. 函数依赖的必要性

为什么要讨论属性之间的关系以及函数依赖呢？通过一个例子来说明。

【例 6.1】 假设描述患者信息及就诊信息的关系模式如下：

P-V（患者编号，患者姓名，患者性别，出生日期，医生工号，医生职称，就诊时间，所在科室，科室位置，诊断结果）。

关系模式的主码为（患者编号，医生工号，就诊时间）。

通过观察表 6-1 所示的数据，分析此关系模式在数据库基本操作（增加、删除、修改）与数据冗余方面存在什么问题。

表 6-1 P-V 模式的部分数据示例

患者编号	患者姓名	患者性别	出生日期	医生工号	医生职称	就诊时间	所在科室	科室位置	诊断结果
000000002	汤**	男	1949-01-08	00000001	主治	2023-01-02	急诊	一楼	中毒
000000002	汤**	男	1949-01-08	00000006	副主任	2022-10-23	肾内	三楼	肾炎
000000010	欧**	女	1963-06-11	00000005	主治	2022-11-15	康复	二楼	骨折
000000010	欧**	女	1963-06-11	00000013	主任	2023-02-02	眼科	四楼	红肿
000000104	谭**	女	1952-10-24	00000013	主任	2023-03-02	眼科	四楼	弱视
000000104	谭**	女	1952-10-24	00000017	副主任	2022-09-28	脾胃	五楼	胃炎

由表 6-1 中数据可以发现这个关系模式存在以下问题。

（1）数据冗余问题：在这个关系模式中患者的基本信息存在着大量的冗余，一个患者来医院就诊过多少次，他的基本信息就会重复多少遍。另外一个患者找同一个医生或者看同一种病，那么医生的职称信息和科室信息也会产生冗余。

（2）数据更新问题：假设某一个医生调离原先的科室，从儿科转到内科，那么需要修改若干处（由该医生看病次数决定）此医生的科室属性值。

（3）数据插入问题：如果现在要成立一个新的科室，已经分配了人员，但是却不能把这些信息输入到P-V表中，因为这个科室还没有接诊患者，即患者编号等属性为空，由于此关系模式的主码是（患者编号，医生工号，就诊时间），其属性不能为空，产生了冲突无法插入。反之，患者需要先注册再看病，他能顺利把注册信息录入数据库吗？

（4）数据删除问题：如果一个医生离职了，那么就要删除该医生的信息，恰巧有患者只在该医生处看过病，那么删除医生信息的同时也把患者的信息一并删除了。

类似这样的问题统称为操作异常。为什么会出现以上各种操作的问题呢？这是因为关系模式P-V没有设计好，它的某些属性之间存在“不好”的函数依赖关系。如何消除“不好”的关系，解决以上各种操作问题是关系规范化理论要解决的问题，也是讨论函数依赖的根本原因。

解决上述各种问题的方法就是进行模式分解，即把一个关系模式分解成两个或多个关系模式，在分解过程中消除那些“不好”的函数依赖，从而获得“好”的关系模式。具体内容在下面的范式中再进行详细讨论。

3. 术语与记号

下面介绍本章中主要使用的术语和记号。设有关系模式 $R(U,F)$，X、Y 均是 U 的子集，则有以下结论。

若 $X \to Y$，如果 $Y \nsubseteq X$，则称 $X \to Y$ 是非平凡的函数依赖；

若 $X \to Y$，如果 $Y \subseteq X$，则称 $X \to Y$ 是平凡的函数依赖。

例如：$X \to X$，$XY \to Y$ 都是平凡函数依赖，其必然成立，它不反映新的语义，因此若不特别声明，一般讨论非平凡函数依赖。

若 $X \to Y$，并且 $Y \to X$，则记作 $X \leftarrow\rightarrow Y$。

若 Y 不函数依赖于 X，则记作 $X \nrightarrow Y$。

定义 6.2 在关系模式 $R(U, F)$中，如果 $X \to Y$，并且对于 X 的任何一个真子集 X'，都有 $X' \nrightarrow Y$，则称 Y 完全函数依赖于 X，记作 $X \xrightarrow{f} Y$ 。

若 $X \to Y$，但 Y 不完全函数依赖于 X，则称 Y 部分函数依赖于 X，记作 $X \xrightarrow{P} Y$ 。

【例 6.2】 在患者就诊信息表（医生工号，患者编号，就诊时间，诊断结果）中，由于医生工号 $\nrightarrow$ 诊断结果，患者编号 $\nrightarrow$ 诊断结果，就诊时间 $\nrightarrow$ 诊断结果，因此，（医生工号，患者编号，就诊时间）$\xrightarrow{f}$ 诊断结果。

如果在此关系中加入一个属性：患者病史，则患者编号$\to$患者病史。因此（医生工号，患者编号，就诊时间）$\xrightarrow{P}$ 患者病史。

定义 6.3 在关系模式 $R(U, F)$中，如果 $X \to Y$，$Y \to Z$，且 $Y \nsubseteq X$，$Y \nrightarrow X$，则称 Z 传递函数依赖于 X，记作 $X \xrightarrow{传递} Z$ 。

【例 6.3】 在医生信息表（医生工号，医生姓名，医生职称，医生简介，所在科室）中再加入一个属性：科室地址，也就存在以下情况，知道一个医生工号可得知医生所在科室，而每个科室都有一个地址，即医生工号$\to$所在科室，所在科室$\to$科室地址。此时科室地址便传递依赖于医生工号。

4. 关系模式中的码

在函数依赖中，码在其中有着重要的地位，确定了主码后可以决定其他属性。

定义 6.4 设 K 为关系模式 $R(U,F)$中的属性或属性组合。若 $K \xrightarrow{f} U$，则 K 称为 R 的一个候选码。若关系模式 R 有多个候选码，则选定其中的一个作为主码。

任意一个候选码包含的属性称为主属性。其余不在候选码中的属性称为非主属性或非码属性。最简单的情况就是单个属性码，最极端的情况是整个属性组共同组成码，称为全码。

【例 6.4】 在患者信息表（患者编号，患者姓名，患者性别，出生日期，身份证号码，患者身份，患者联系电话）中有

候选码：患者编号，身份证号码；

主码：患者编号或者身份证号码；

主属性：患者编号，身份证号码；

非主属性：患者姓名，患者性别，出生日期，患者身份，患者联系电话。

【例 6.5】 在患者就诊信息表（医生工号，患者编号，就诊时间，诊断结果）中，如果只保留医生工号、患者编号、就诊时间这三个属性，即就诊信息表（医生工号，患者编号，就诊时间），其语义为：一个医生一天可以给不同的患者诊治，一个患者一天只能找一个医生就诊一次，但是可以找不同医生诊治。这样可得出：

候选码：（医生工号，患者编号，就诊时间），这里的候选码也是主码，即全码；

主属性：医生工号，患者编号，就诊时间；

非主属性：无。

定义 6.5 关系模式 $R(U, F)$中属性或属性组 X 并非 R 的码，但 X 是另一个关系模式的码，则称 X 是 R 的外部码，也称外码。

在例 6.4 和例 6.5 中，患者编号是关系模式患者信息表的主码，而在关系模式就诊信息表中不是码，则患者编号是关系模式就诊信息表的外码。另外，如科室字典表中的科室编号是主码，在医生信息表中不是主码，而是外码。

主码与外码一起提供了一种表示关系间联系的方法。

6.1.2 范式

关系数据库中的关系需要满足一定要求，不同的范式所需满足的要求也不同。满足最低要求的叫第一范式，简称 1NF。在第一范式的基础上满足进一步要求的为第二范式，简称 2NF，其余范式以此类推，范式级别越高，条件越严格。

范式的概念是由 Codd 首先提出来的，1971～1972 年他系统地提出了 1NF、2NF、3NF 的概念，讨论了规范化的问题。1974 年，Codd 和 Boyce（博伊斯）又共同提出了一个新范式，即 BCNF。1976 年 Fagin（费根）又提出了 4NF。后来又有人提出了 5NF。

如果某个关系模式满足第几范式的条件，则称这一关系模式为第几范式的关系模式。因此关系模式 R 为第几范式就可以写成 $R \in x\text{NF}$。

各种范式之间存在如下联系：$1\text{NF} \supset 2\text{NF} \supset 3\text{NF} \supset \text{BCNF} \supset 4\text{NF} \supset 5\text{NF}$，如图 6-1 所示。

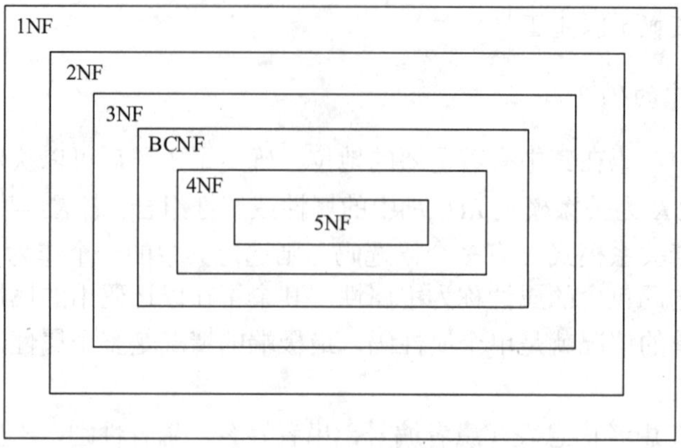

图 6-1 各范式之间的联系

6.2 规 范 化

前面提到了很多数据更新异常的情况，这都是由一些函数依赖引起的，如果可以消除这部分函数依赖，就可以避免这些异常的出现。通常的做法是把一个低级范式的关系模式通过模式分解转换为若干个高一级范式的关系模式的集合，新生成的集合与初始集合等价，这个过程就叫作规范化。一般来说，范式级别越高，规范化的程度越高，关系模式就越好，但是也要从实际出发，不能盲目地追求高级别的范式。

6.2.1 第一范式

定义 6.6 如果关系模式 $R(U, F)$中每一个属性均是原子项（即每一个属性的域都只包含单一的值），则称 R 属于第一范式（1NF）。

第一范式是关系模式的最低标准，它要求关系中的属性必须是不可再分的基本类型，集合、数组、结构均不能作为某一属性出现，严格禁止出现表中有表的情况。不满足第一范式的数据库模式不能称之为关系数据库。但是满足第一范式的关系模式并不一定是一个好的关系模式。

【例 6.6】 表 6-2 描述了医生工资信息。

表 6-2 医生工资信息表

医生工号	医生姓名	医生职称	所属科室	工资		
				基本工资	职称工资	补贴
00000001	黄医生	主治	急诊科	3000	4000	2000
00000005	朱医生	主治	康复科	3000	3000	1000
00000006	毛医生	副主任	肾内科	3000	5000	3000
00000013	李医生	主任	眼科	3000	3000	1000

从表 6-2 中可以看到，“工资”不是单一的数据项，它是由三个基本数据项组成的一个复合数据项。因此该表不属于第一范式关系模式，也无法录入到关系数据库中。如果需要转换成符合第一范式要求的关系模式，有两种方法。第一种方法，直接将复合数据

项拆分成多个单一数据项，如表 6-3 所示。

表 6-3 处理后的医生工资信息表

医生工号	医生姓名	医生职称	所属科室	基本工资	职称工资	补贴
00000001	黄医生	主治	急诊科	3000	4000	2000
00000005	朱医生	主治	康复科	3000	3000	1000
00000006	毛医生	副主任	肾内科	3000	5000	3000
00000013	李医生	主任	眼科	3000	3000	1000

第二种方法是将原表分解为医生信息表和职称工资表，变成两个关系模式，如表 6-4 和表 6-5 所示。

表 6-4 处理后的医生信息表

医生工号	医生姓名	医生职称	所属科室
00000001	黄医生	主治	急诊科
00000005	朱医生	主治	康复科
00000006	毛医生	副主任	肾内科
00000013	李医生	主任	眼科

表 6-5 处理后的职称工资表

医生职称	基本工资	职称工资	补贴
主治	3000	4000	2000
主治	3000	3000	1000
副主任	3000	5000	3000
主任	3000	3000	1000

【例 6.7】 表 6-6 描述了患者处方信息，包含各种药物信息。

表 6-6 处方信息表

<table>
<tr><th>处方号</th><th>患者编号</th><th>医生工号</th><th>药品名称</th><th>剂量</th></tr>
<tr><td rowspan="3">C000001</td><td rowspan="3">000000010</td><td rowspan="3">00000005</td><td>复方补骨脂冲剂</td><td>2</td></tr>
<tr><td>龙牡壮骨颗粒</td><td>2</td></tr>
<tr><td>虎骨膏</td><td>4</td></tr>
<tr><td rowspan="2">C000002</td><td rowspan="2">000000002</td><td rowspan="2">00000006</td><td>善存片</td><td>3</td></tr>
<tr><td>息斯敏</td><td>3</td></tr>
</table>

从表 6-6 中可以看到，属性处方号、患者编号、医生工号都不是基本数据项。按照第一种方法在包含复合项数据行的空列中输入合适的数据，从而消除复合项，达到第一范式的要求。但是这种方法会产生一定的数据冗余，如表 6-7 所示。这些数据冗余可以在后期的规范化中进行消除。

表 6-7 处理后的处方信息表

处方号	患者编号	医生工号	药品名称	剂量
C000001	000000010	00000005	复方补骨脂冲剂	2
C000001	000000010	00000005	龙牡壮骨颗粒	2
C000001	000000010	00000005	虎骨膏	4
C000002	000000002	00000006	善存片	3
C000002	000000002	00000006	息斯敏	3

例 6.6 中，处理后的医生工资信息表属于第一范式，但是在一些更新操作中此关系模式还是会存在诸多的异常操作，需要进一步规范化。

6.2.2 第二范式

第一范式是规范化要求中最低的标准，因此第一范式不一定是一个好的关系模式。通过消除第一范式中的一些不好的函数依赖关系，可以获得第二范式。

定义 6.7 如果关系模式 $R(U, F)$属于第一范式，且它的每一个非主属性完全函数依赖于码（即不存在非主属性对码的部分函数依赖），则关系模式 R 属于第二范式（2NF）。

从定义 6.7 中可以看到，第二范式是消除了第一范式中的部分函数依赖（不好的函数依赖）后得到的结果。部分函数依赖出现的前提是主码由多个属性组成。若某个第一范式关系的主码只由一个属性组成，那么这个关系就是第二范式，因为肯定不存在部分函数依赖的情况。若某个第一范式关系的主码是由多个属性构成的复合主码，这时则要重点查看是否存在非主属性对主码的部分函数依赖，再判断其是否属于第二范式。

例如，前面所示的 P-V（患者编号，患者姓名，患者性别，出生日期，医生工号，医生职称，就诊时间，所在科室，科室位置，诊断结果）就不是第二范式关系，其函数依赖关系为患者编号→患者姓名，患者编号→患者性别，患者编号→出生日期，医生工号→医生职称，医生工号→所在科室，医生工号→科室位置，（患者编号，医生工号，就诊时间）→诊断结果……如图 6-2 所示。

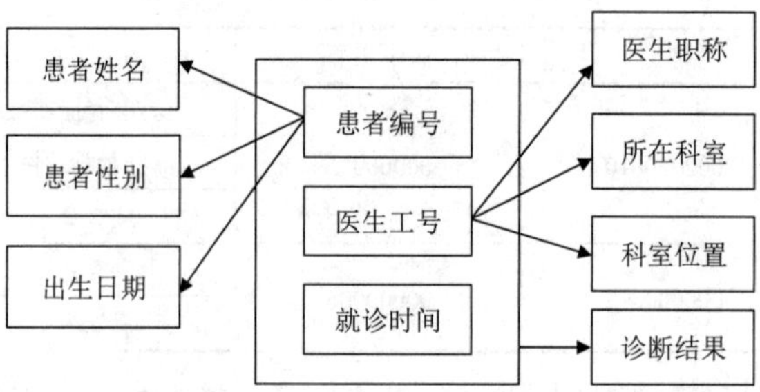

图 6-2 P-V 中函数依赖关系

关系模式的主码为（患者编号，医生工号，就诊时间），那么就存在：

（患者编号，医生工号，就诊时间）$\xrightarrow{P}$ 患者姓名；

（患者编号，医生工号，就诊时间）$\xrightarrow{P}$ 医生职称；

……

即存在非主属性对主码的部分函数依赖，前面介绍了这个关系模式存在一些操作异常，而这些操作异常产生的一个原因就是存在部分函数依赖。

可以利用模式投影分解的方法将非第二范式的关系模式分解为多个第二范式的关系模式，消除部分函数依赖关系，分解过程如下。

（1）将主码的属性集的每一个子集作为主码构成一个关系模式。

（2）将依赖于这些主码的属性放置到相应的关系模式中。

（3）去掉只由主码的子集构成的关系模式。

对 P-V（患者编号，患者姓名，患者性别，出生日期，医生工号，医生职称，就诊时间，所在科室，科室位置，诊断结果），首先分解为如下形式的七个关系模式：（患者编号，…），（医生工号，…），（就诊时间，…），（患者编号，医生工号，…），（患者编号，就诊时间，…），（医生工号，就诊时间，…），（患者编号，医生工号，就诊时间，…）。

然后，将依赖于这些主码的属性放置到相应的表中，形成如下七个关系模式：

P（患者编号，患者姓名，患者性别，出生日期）；

D（医生工号，医生职称，所在科室，科室位置）；

T（就诊时间，…）；

PD（患者编号，医生工号，…）；

PT（患者编号，就诊时间，…）；

DT（医生工号，就诊时间，…）；

PDT（患者编号，医生工号，就诊时间，诊断结果）。

最后，去掉只由主码的子集构成的关系模式，也就是去掉 T（就诊时间，…）、PD（患者编号，医生工号，…）、PT（患者编号，就诊时间，…）、DT（医生工号，就诊时间，…）关系模式。

P-V 关系模式最终分解的形式为

P（患者编号，患者姓名，患者性别，出生日期）；

D（医生工号，医生职称，所在科室，科室位置）；

PDT（患者编号，医生工号，就诊时间，诊断结果）。

对分解后得到的关系模式进行分析。

P（患者编号，患者姓名，患者性别，出生日期）关系模式的主码是患者编号，只有一个属性，其他属性（患者姓名，患者性别，出生日期）均完全函数依赖于主码，因此 P 关系模式属于第二范式。

D（医生工号，医生职称，所在科室，科室位置）关系模式的主码是医生工号，只有一个属性，其他属性（医生职称，所在科室，科室位置）均完全函数依赖于主码，因此 D 关系模式属于第二范式。

PDT（患者编号，医生工号，就诊时间，诊断结果）关系模式的主码是（患者编号，医生工号，就诊时间），其他属性（诊断结果）完全函数依赖于主码，因此 PDT 关系模式也属于第二范式。

上述三个关系模式的函数依赖关系如图 6-3～图 6-5 所示。

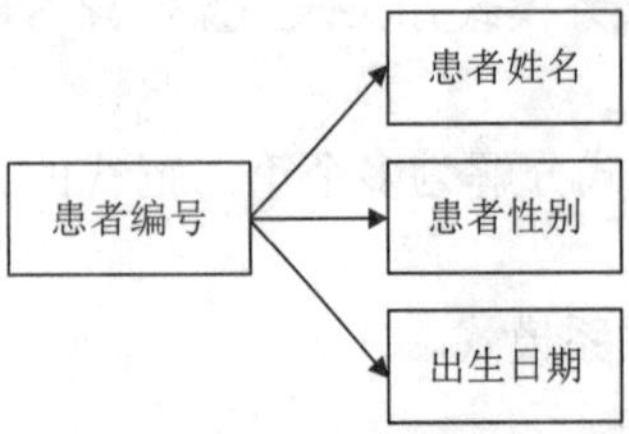

图 6-3 P 中函数依赖关系

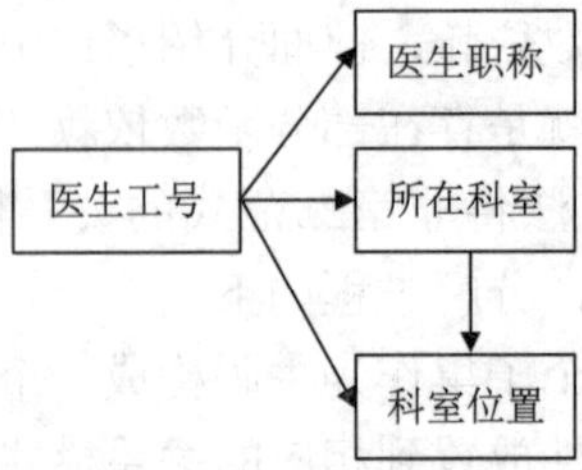

图 6-4 D 中函数依赖关系

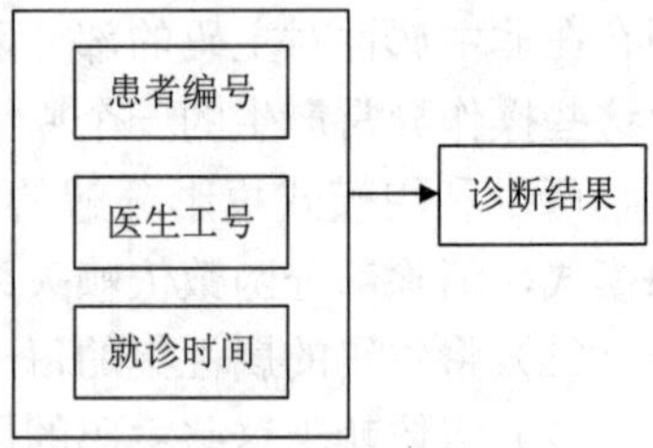

图 6-5 PDT 中函数依赖关系

分解之后得到的 2NF 是否最优，是否可以结束优化呢？下面分析分解之后得到的关系模式是否还存在问题。讨论关系模式 D，关系模式 D 有四个属性，分别是医生工号，医生职称，所在科室，科室位置，这个关系包含的数据如表 6-8 所示。

表 6-8 D 关系模式数据表

医生工号	医生职称	所在科室	科室位置
00000001	主治	急诊科	一楼
00000005	主治	康复科	二楼
00000006	副主任	肾内科	三楼
00000013	主任	眼科	四楼
00000017	副主任	脾胃科	五楼

从表 6-8 中的数据可以看到，此关系模式描述了医生和科室两部分信息。通过分析可知，一个科室有多少名医生，就会重复描述每个科室和其所在的位置多少遍，因此还存在数据冗余，也就存在操作异常。再比如，当新组建一个科室时，如果此科室还没有安排医生，但已经分配了办公的地点，这时仍无法将此科室的信息插入到数据库中，因为新组建的科室没有医生，也就是主码医生工号为空。

由此可知，采用投影分解法将一个 1NF 的关系分解为多个 2NF 的关系，可以在一定程度上减少原 1NF 关系中存在的插入异常、删除异常、数据冗余度大、修改复杂等问题。但不能完全消除关系模式中的各种异常情况和数据冗余。第二范式的关系模式可能还不是最优模式，因此还需要对此关系模式进行进一步分解。

6.2.3 第三范式

定义 6.8 关系模式 $R(U, F)$中若不存在这样的码 X、属性组 Y 及非主属性 $Z(Z \subsetneq Y)$，使得 $X \rightarrow Y$，$Y \nrightarrow X$，$Y \rightarrow Z$ 成立，则称 R 属于 3NF。

由定义 6.8 可以看出，若 R 属于 3NF，则 R 的每一个非主属性既不部分函数依赖于候选码，也不传递函数依赖于候选码。

如果 R 属于 3NF，则 R 也是 2NF。

关系模式 D（医生工号，医生职称，所在科室，科室位置），存在函数依赖关系：医生工号→所在科室，所在科室→科室位置，得到科室位置传递函数依赖于医生工号。根据前面分析可知，关系模式 D 中存在操作异常，这是因为存在传递函数依赖这种不好的函数依赖，因此关系模式 D 不属于 3NF。对关系模式 D 还需要进一步分解，消除传递函数依赖，使其成为 3NF 关系。

消除传递函数依赖关系可参考以下分解过程。

（1）对于不是候选码的每个决定因子，从关系模式中删去依赖于它的所有属性。

（2）新建一个关系模式，新关系模式中包含在原关系模式中所有依赖于该决定因子的属性。

（3）将决定因子作为新关系模式的主码。

关系模式 D 分解后的关系模式为

D-A（医生工号，医生职称，所在科室），主码为医生工号。

D-O（所在科室，科室位置），主码为所在科室。

对于 D-A，有医生工号→医生职称，医生工号→所在科室，因此 D-A 是 3NF。

对于 D-O，有所在科室→科室位置，因此 D-O 也是 3NF。

通过分解，把原先的关系模式 D 分解为 D-A 和 D-O，这两个关系模式分别描述了医生信息和科室信息，进行插入、删除、修改操作时基本不存在异常了，冗余数据也已消除。因此可以看出，通过分解方法可以将信息描述单一化，从而减少操作异常和数据冗余。

至此，关系模式 P-V（患者编号，患者姓名，患者性别，出生日期，医生工号，医生职称，就诊时间，所在科室，科室位置，诊断结果）共分解为四个关系模式，每个关系模式都属于 3NF。

由于模式投影分解之后，使原来在一个关系模式中表达的信息被分解在多个关系模式中，因此，为了能够保留分解之前的关系的语义，在分解完之后除了要标识主码之外，还要标识相应的外码。

由于 3NF 关系模式中不存在非主属性对码的部分函数依赖和传递函数依赖关系，因而在很大程度上消除了原 2NF 关系中存在的数据冗余、插入异常、删除异常、修改复杂等问题，因此在通常的数据库设计中，一般要求达到 3NF 即可。但是，有些情况下，3NF 仍不是好的关系模式，还需要进一步的规范化。

6.2.4 BCNF 范式

到目前为止，讨论的第二范式和第三范式都不允许存在对主码的部分函数依赖或传递函数依赖，但是这些定义并没有考虑对其他候选码的依赖问题。如果只考虑对主码属性的依赖关系，则在第三范式的关系中有可能存在会引起数据冗余的函数依赖。第三范式的这些不足导致了另一个更优的范式的出现，即 BC 范式或 BCNF。

BCNF 是对第三范式的一种改进，通常认为 BCNF 是修正的第三范式，有时也称为扩充的第三范式。

定义 6.9 设关系模式 $R(U, F)$属于 1NF，若 $X \to Y$ 且 $Y \nsubseteq X$ 时 X 必含有码，则 R 属于 BCNF。

为了验证一个关系模式是否满足 BCNF 的要求，首先要确定关系模式中所有的决定因素，然后再看它们是否都是候选码，其中决定因素是指一个属性或者一组属性，其他属性完全函数依赖于它。

由 BCNF 的定义可以得到结论，一个满足 BCNF 的关系模式有如下特征。

（1）所有非主属性对每一个码都是完全函数依赖。

（2）所有的主属性对每一个不包含它的码也是完全函数依赖。

（3）没有任何属性完全函数依赖于非码的任何一组属性。

由于 *R* 属于 BCNF，按定义排除了任何属性对码的传递函数依赖与部分函数依赖，所以 *R* 属于 3NF。但是若 *R* 属于 3NF，则 *R* 未必属于 BCNF。3NF 和 BCNF 之间的区别在于对于一个函数依赖 $A \rightarrow B$，3NF 允许 *B* 是主码属性，而 *A* 不是候选码；而 BCNF 则要求在这个依赖中，*A* 必须是候选码。因此 BCNF 也是 3NF，只是更加规范。

例如，上面介绍的关系模式 P（患者编号，患者姓名，患者性别，出生日期），只有一个主码为患者编号，这里没有任何属性对患者编号的部分函数依赖和传递函数依赖，所以关系模式 P 属于 3NF，同时 P 中患者编号是唯一决定因素，所以关系模式 P 属于 BCNF。如果加入属性身份证号码，其也具有唯一性，那么 P 就有两个候选码，这两个候选码都是由单个属性组成的，其他属性不存在对码的传递函数依赖和部分函数依赖，所以 P 仍然属于 3NF，同时 P 中没有其他决定因素，所以 P 也属于 BCNF。

大多数情况下 3NF 的关系模式都是 BCNF 的，只有在特殊情况下才会发生违反 BCNF 的情况，下面是可能出现违反 BCNF 的两种情况。

（1）关系中包含两个（或更多）复合候选码。

（2）候选码有重叠，通常至少有一个重叠属性。

下面通过一个例子，说明如何将非 BCNF 关系转换为 BCNF 关系；同时该示例说明了将 1NF 转换为 BCNF 的方法。

【例 6.8】 假设有关系模式医生治疗病人表（患者编号，就诊日期，就诊开始时间，医生工号，诊室编号），描述了某个特定科室的医生给病人治疗的情况。

关系模式医生语义定义为：每一个当天有门诊的医生都会被分配一个特定的诊室，一个医生在某个日期的某个时间只能给一个病人诊治，一个诊室在一个工作日可以被分配多次（如某个医生只有半天门诊），但是一个医生在一个工作日内只会在一个房间进行诊断，一个病人在某个日期只能接受一次诊断，但是可以在不同的日期多次接受诊断。

根据前面的语义，得知有如下几个候选码：

（患者编号，就诊日期），（医生工号，就诊日期，就诊开始时间）和（诊室编号，就诊日期，就诊开始时间）。

这三个候选码都是复合候选码，并且它们包含了一个共同的属性就诊日期。可以选择其中一个作为主码，现在选择（患者编号，就诊日期）为该关系模式的主码，则该关系模式具有如下函数依赖关系。

依赖 1：（患者编号，就诊日期）→就诊开始时间，医生工号，诊室编号。

依赖 2：（医生工号，就诊日期，就诊开始时间）→患者编号。

依赖 3：（诊室编号，就诊日期，就诊开始时间）→患者编号，医生工号。

依赖 4：（医生工号，就诊日期）→诊室编号。

可以看出，在主码（患者编号，就诊日期）上不存在部分函数依赖和传递函数依赖，因此该关系模式属于 3NF。读者可以思考一下选择其他候选码时，该关系模式属于第几范式。

但此关系模式不属于 BCNF，依赖 1、依赖 2、依赖 3 都由候选码作为决定因素，因此这些依赖关系不会出现问题，依赖 4 的决定因素（医生工号，就诊日期）不是候选码，而 BCNF 要求关系中所有的决定因素都必须是候选码，因此其不属于 BCNF。

在实际操作中 3NF 也可能会出现操作异常。在例 6.8 中，所有属性均为主属性，不能为空，这时就无法给某个医生在某个就诊日期分配诊室，因为还没有患者来看病，患者编号和就诊开始时间不能为空。3NF 存在的异常可能是由于主属性对码的部分函数依赖和传递函数依赖，因此可以把 3NF 转换为 BCNF，使关系模式更加规范。

为了将关系模式转换为 BCNF，就必须把违反 BCNF 的函数依赖关系消除，在例 6.8 中可以将诊室编号独立，即把函数依赖关系（医生工号，就诊日期）→诊室编号作为一个新的关系，因此，可以将原关系分解为两个新的关系 P-D（患者编号，就诊日期，就诊开始时间，医生工号）和 D-R（医生工号，就诊日期，诊室编号）。

分解后得到的关系模式 P-D 和 D-R 均符合 BCNF，消除了操作中可能存在的异常。

通常情况下可以把任何不符合 BCNF 的关系模式分解成符合 BCNF 的关系模式，但在任何情况下都将所有关系模式转换为 BCNF 并不一定是最佳的。在实际操作中，需要根据具体情况，因地制宜地选择范式等级，提高数据操作效率。具体内容在下面的规范化的适用性中再进行详细讨论。

6.2.5* 多值依赖与第四范式

1. 多值依赖

尽管 BCNF 消除了函数依赖带来的所有操作异常，但是实际中还存在另一种依赖关系，即多值依赖，那么多值依赖的存在是否会造成操作异常呢？下面通过一个例子来实际看一下。

【例 6.9】 有关系模式 C-P-M（chemist，pharmacist，medicine），其中 chemist 表示药房，pharmacist 表示配药师，medicine 表示药品。假设有若干药房，每一个药房有若干名配药师、若干种药品，每个配药师根据处方给病人配发各种药品，如表 6-9 所示。

表 6-9 C-P-M 关系表

chemist	pharmacist	medicine
中药房	张强	川贝
中药房	张强	人参
中药房	李立	川贝
中药房	李立	人参
西药房	钱山	止疼片
西药房	钱山	维生素 C
西药房	钱山	叶酸
西药房	赵思	止疼片
西药房	赵思	维生素 C
西药房	赵思	叶酸

通过语义可以看出，关系模式 C-P-M（chemist，pharmacist，medicine）中唯一的码是属性组合（chemist，pharmacist，medicine），即全码，因此该关系模式属于 BCNF。

但是在这个关系模式中存在以下问题。

（1）数据冗余度大：有多少名配药师，药品就要重复存储多少次。

（2）插入操作复杂：当某个药房（如中药房）需要增加一名配药师（如马柳）时，就必须根据该药房管理的药品多少，来添加元组，本例中增加（中药房，马柳，川贝）、（中药房，马柳，人参）。

（3）删除操作复杂：某一药房要去除一种药品，该药房有多少名配药师，就必须删除多少个元组。

（4）修改操作复杂：某一个药房的一种药品需要更改名称，该药房有多少名配药师，就必须更改多少个元组。

通过研究发现，造成这种操作异常的原因是该关系模式中存在多值依赖的数据依赖。对应本例即一个药房对应着多名配药师，而一名配药师只属于一个药房，一个药房对应着多种药品。

从例 6.9 中可以看到，即使一个关系模式满足 3NF 或者 BCNF，仍有可能存在着一些问题。为了解决此类问题，就有了多值依赖和第四范式的思想。多值依赖是指一组值而不是单个值之间的函数依赖。

定义 6.10 设 $R(U,F)$是一个属性集 U 上的一个关系模式，X、Y 和 Z 是 U 的子集，并且 $Z=U-X-Y$，当且仅当对 R 的任一关系 r，r 在（X,Z）上的每个值都有一组 Y 的值与其对应，这组值仅仅决定于 X 值而与 Z 值无任何关联，则称 Y 多值依赖于 X。

在例 6.9 关系模式 C-P-M 中，对于（西药房，维生素 C），有一组值{钱山，赵思}与之对应，这组值仅仅决定于药房上的值（西药房），而与药品的值（维生素 C）无关。也就是说，对于（西药房，止疼片），对应的一组值仍然是{钱山，赵思}。因此在关系模式 C-P-M 中存在多值依赖，即配药师多值依赖于药房（chemist→→pharmacist）。

在多值依赖的定义中，有两个重要的概念需要注意。其一，包含多值依赖的关系模式一般来说至少包含三个属性；其二，可能有包含两个或多个属性的表，这些属性有多个值依赖于另一个属性，但是这样的关系模式不一定存在多值依赖，具体看下面的例子。

【例 6.10】 设有关系模式病人体检表，其中 patient 表示病人，doctor 表示医生，Ex_pro 表示体检项目，Ex_date 表示体检日期。该关系的语义如下，病人去体检中心检查身体，可以找不同的医生进行不同的体检项目，每次检查都有时间记录。该关系模式及数据如表 6-10 所示。

表 6-10 病人体检表

patient	doctor	Ex_pro	Ex_date
李仁	吴金成	肝功能	2010-05-05
李仁	贺寿	B 超	2010-05-05
张宝	李爱民	肝功能	2010-10-08
李仁	吴金成	肝功能	2011-04-12
张羽	贺寿	B 超	2011-06-01
张羽	吴金成	肝功能	2011-06-01
张羽	李倩	B 超	2012-02-15

通过表 6-10 可以看到，该关系模式包含了 3 个有关病人的多值情况，即一个病人对应多个医生，一个病人对应多个体检项目，一个病人对应多个体检日期。但是这几个多值的属性之间并不是相互独立的，也就是说病人虽然对应多个医生，但是他与体检项目和体检日期之间也存在着明显的联系，不满足定义中与 Z 无关联的要求。因此，在该关系模式中虽然表现出多值，但并不存在多值依赖，而且也不存在数据的冗余，每一个元组记录的信息都是必要的，不可取代的。

对于多值依赖可以给出另外一个等价的定义：在 $R(U, F)$中，X、Y 分别是 U 的子集，$Z=U-X-Y$。R 的任一关系 r 中，如果存在元组 t、s 使得 $t[X]=s[X]$，那么就必然存在元组 $w\in r$、$v\in r$（w、v 可以与 s、t 相同），使得 $w[X]=v[X]=t[X]$，而 $w[Y]=t[Y]$，$w[Z]=s[Z]$，$v[Y]=s[Y]$，$v[Z]=t[Z]$（即交换 s、t 元组的 Y 值所得的两个新元组必在 r 中），则 Y 多值依赖于 X，记为 $X\rightarrow\rightarrow Y$。也可以描述为：给定 X 的一个特定值，就有一组完全由 X 值独立决定的 Y 值，并且不依赖于 R 中剩余属性 Z 的值。因此，只要出现 Y 值不同但 X 值相同的两个元组，那么在 X 值相同而 Z 值不同的各元组中，Y 值一定重复。与函数依赖不同，多值依赖不是关系中信息的特性。实际上，它们依赖于属性构成关系的方式。当多个非简单域的关系被规范化时，多值依赖就会存在。

若 $X\rightarrow\rightarrow Y$，而 $Z=\varnothing$，即 $U=X+Y$，则称 $X\rightarrow\rightarrow Y$ 为平凡的多值依赖，否则称 $X\rightarrow\rightarrow Y$ 为非平凡的多值依赖。

多值依赖具有以下性质。

（1）多值依赖具有对称性。即若 $X\rightarrow\rightarrow Y$，则有 $X\rightarrow\rightarrow Z$，其中 $Z=U-X-Y$。在关系模式 C-P-M 中，分析了多值依赖关系 chemist→→pharmacist，那么同样的 chemist 的一个值确定后，就有一组 medicine 与之对应，而与 pharmacist 无关，即 chemist→→medicine。多值依赖的对称性可以用完全二分图直观地表示出来，如图 6-6 所示。

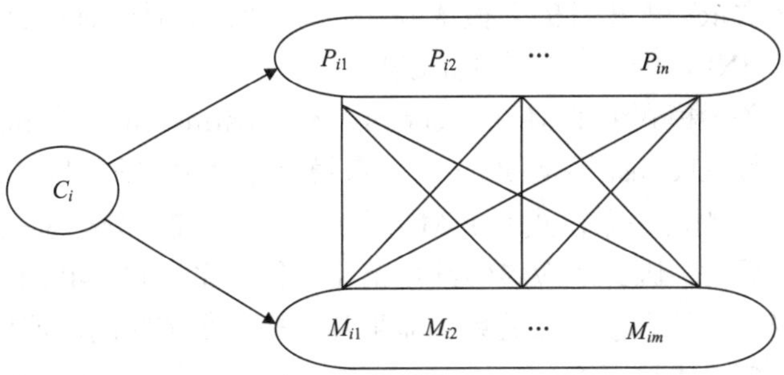

图 6-6　关系模式 C-P-M 的二分图

（2）多值依赖具有传递性。若 $X\rightarrow\rightarrow Y$，$Y\rightarrow\rightarrow Z$，则 $X\rightarrow\rightarrow Z-Y$。

（3）函数依赖可以看成是多值依赖的特殊情况。若 $X\rightarrow Y$，则 $X\rightarrow\rightarrow Y$。

（4）若 $X\rightarrow\rightarrow Y$，$X\rightarrow\rightarrow Z$，则 $X\rightarrow\rightarrow Y\cup Z$。

（5）若 $X\rightarrow\rightarrow Y$，$X\rightarrow\rightarrow Z$，则 $X\rightarrow\rightarrow Y\cap Z$。

（6）若 $X\rightarrow\rightarrow Y$，$X\rightarrow\rightarrow Z$，则 $X\rightarrow\rightarrow Y-Z$，$X\rightarrow\rightarrow Z-Y$。

作为数据依赖中最重要的两种形式，多值依赖与函数依赖既有联系也有区别。由上面的性质（3）可以看到，函数依赖是多值依赖的特殊情况，$X\rightarrow Y$ 描述了属性 X 与属性 Y 之间一对一的关系，而多值依赖 $X\rightarrow\rightarrow Y$ 描述了属性 X 与属性 Y 之间一对多的关系，

如果在 $X\rightarrow\rightarrow Y$ 中规定对于每一个 X 值只有一个 Y 值与之对应，则就变成了 $X\rightarrow Y$。

函数依赖 $X\rightarrow Y$ 在关系模式 $R(U, F)$ 上是否成立仅和属性 X 和属性 Y 自身有关，不受其他属性的影响。多值依赖 $X\rightarrow\rightarrow Y$ 在 R 上是否成立，不仅要考虑属性 X 和属性 Y 自身的值，还要考虑其他属性，即属性集 $Z=U-X-Y$ 上的值。也就是说，对于任何一个 $X\rightarrow\rightarrow Y$ 都不能离开它作用的属性集合 U，如果属性集合 U 发生了改变，$X\rightarrow\rightarrow Y$ 就不一定成立了。因此，可以得出下面的结论。

若 $X\rightarrow\rightarrow Y$ 在 U 上成立，则在 W（$XY\subseteq W\subseteq U$）上也一定成立；反之则不然，即 $X\rightarrow\rightarrow Y$ 在 W（$W\subset U$）上成立，在 U 上并不一定成立。一般来说，在 $R(U,F)$ 上若有 $X\rightarrow\rightarrow Y$ 在 W（$W\subset U$）上成立，则称 $X\rightarrow\rightarrow Y$ 为 $R(U, F)$ 的嵌入型多值依赖。

在 $R(U,F)$ 的任何一个关系 r 中，元组在 X 和 Y 上的值满足函数依赖的要求，则函数依赖 $X\rightarrow Y$ 在任何属性集 W（$XY\subseteq W\subseteq U$）上成立。

另外，若函数依赖 $X\rightarrow Y$ 在 $R(U, F)$ 上成立，则对于任何 $Y'\subset Y$ 均有 $X\rightarrow Y'$ 成立；而多值依赖 $X\rightarrow\rightarrow Y$ 若在 $R(U, F)$ 上成立，不能断言对于任何 $Y'\subset Y$ 有 $X\rightarrow\rightarrow Y'$ 成立。

综上所述，具有多值依赖的关系仍然是不好的，因此需要一种更好的范式来消除这些关系中的操作异常。

2. 第四范式

定义 6.11 关系模式 $R(U, F)$ 属于 1NF，如果对于 R 的每个非平凡多值依赖 $X\rightarrow\rightarrow Y$（$Y\subsetneq X$），$X$ 都含有候选码，则 R 属于 4NF。

第四范式是防止关系模式中的属性之间存在非平凡且非函数依赖的多值依赖，从定义 6.11 中可以看出，对于每一个非平凡的多值依赖 $X\rightarrow\rightarrow Y$，$X$ 都含有候选码，由于码不能重复，于是就有 $X\rightarrow Y$，所以第四范式所允许的非平凡的多值依赖实际上是函数依赖，即允许非平凡的函数依赖或平凡的多值依赖。因而第四范式是一种比 BCNF 更强的方式，因此一个关系属于 4NF，则其一定属于 BCNF。

在前面讨论的关系模式 C-P-M 中，chemist→→pharmacist，chemist→→medicine 都是非平凡的多值依赖。chemist 不是候选码，关系模式 C-P-M 的码是（chemist，pharmacist，medicine），即全码。因此关系模式 C-P-M 不属于 4NF。前面分析了关系模式 C-P-M 中还存在很多的操作异常，因此还应该继续规范化使得关系模式 C-P-M 达到 4NF。

可以采用投影分解的方法去除关系中非平凡且非函数依赖的多值依赖。在关系模式 C-P-M 中，把两个多值依赖（chemist→→pharmacist，chemist→→medicine）分别转换为两个关系模式，即 C-P（chemist，pharmacist）和 C-M（chemist，medicine）。虽然在两个关系模式中，还有 chemist→→pharmacist，chemist→→medicine，但是这两个关系模式只有两个属性，是平凡的多值依赖。因此，C-P 和 C-M 中已经不存在非平凡且非函数依赖的多值依赖了，两个关系均属于 4NF。

通过分解把药品和配药师分开，这样消除了一定的数据冗余，对药品或者配药师的增删改操作，也不会出现相互影响的情况，消除了操作异常。

前面介绍了两种数据依赖关系——函数依赖和多值依赖。只考虑函数依赖的话，只要规范化到 BCNF 就可以了，如果要考虑多值依赖的话，规范化到 4NF 就最高了。事实上，规范化到 4NF 还不是最好的，因为可能还会存在其他的数据依赖，如连接依赖。连接依赖比函数依赖和多值依赖更复杂一些，不能直观地显示出来，存在连接依赖也会导致一些操作异常，如果把 4NF 中存在的连接依赖去除，就可以进一步得到 5NF 的关系。这里就不具体阐述了。

6.3 规范化的适用性

通过不断地消除不好的数据依赖，就可以得到更高级的范式，从而使操作异常得以解决。在解决实际问题时，是不是把关系模式分解得满足更高范式就越好呢？下面来看前面的一个例子。

在例 6.8 中，将关系模式医生治疗病人表分解为 P-D（患者编号，就诊日期，就诊开始时间，医生工号）和 D-R（医生工号，就诊日期，诊室编号）两个 BCNF 后，丢失了原有的函数依赖：（诊室编号，就诊日期，就诊开始时间）→（患者编号，医生工号），因为这个函数依赖的决定因子和被决定对象已经不在一个关系模式中了。因此在对关系模式进行分解时，有可能会丢失一些函数依赖，也就是说，经过分解会将决定因子和由它决定的属性放置在不同的关系中。这时要满足原关系模式中的函数依赖是非常困难的，而且一些重要的约束也可能随之消失，又或者会无法体现原来的语义。

在面对实际具体的应用问题时，到底是应该将关系模式规范到 3NF，还是规范到 BCNF 呢？这主要由 3NF 的关系模式所产生的操作异常与丢失的函数依赖关系所造成的影响哪个比较重要而决定的。例如，如果医生每天诊断的病人很多，这样会重复存储很多的冗余数据，因此最好将诊断关系规范化为两个 BCNF，反之来就诊的病人很少，冗余数据没有或者很少，就没有必要分解了。即便去分解，也要考虑丢失的函数依赖关系带来的影响，也就是说失去了此关系是否会影响数据之间的联系，影响实际情况的真实表达。需要充分地衡量两者的得失，再做决定。

通过上面的例子可以看到，规范化的程度并不是越高越好，在规范化的过程中，要结合数据库系统的操作、需求等综合考虑目前的规范化程度是否适合该系统，只有真正适合才能使系统效率最大化。因此，当发现规范化不适合时，可以使用反规范化技术。

在规范化数据库之后，原数据表内的数据会因为不好的函数依赖而分解到不同的关系表中，分解得越多，产生的关系越多，为了维系原有的属性间的内在关联，通常采用关系表与关系表之间的连接操作来实现，因此在有些查询中不可避免地涉及多个关系表，使这些表中内容通过连接的方式汇集到一个结果表中。如果这类查询的数量很多，会让连接操作变得频繁，那么花费在连接操作上的时间就会比较长，影响了查询的速度。所以，有时故意保留为非规范化的关系或者关系规范化后又进行反向规范化，从而改进性能。

例如，银行账户表，每个人开户之后，可能会有多张银行卡挂在账户下，每张银行卡内会有不同的金额，是否需要在账户表里面设置一个总金额的属性列呢？一般来说，可以在银行卡表中通过对每个账户分组，再进行求和的方式求得总金额。如果需要显示姓名+总金额，就需要把账户表和银行卡表进行连接后再分组求和。当频繁使用姓名和总金额的话，就需要频繁地进行连接操作，影响了查询效率。因此可以考虑在账户表中增设总金额一列。但是这样也会带来一些数据完整性问题，某个银行卡的金额发生变动后，需要触发对总金额的修改等，其实是提高了查询速度，而降低了修改速度。因此，在添加冗余数据前，要权衡利弊，仔细分析应用的数据存取需求和实际的性能特点，从而选择是否使用反规范化技术来提高效率。

反规范化技术包括增加冗余列（避免连接操作）、增加派生列（避免集函数）、重新组表（合并表）、分割表（水平和垂直）。在保证数据完整性下，建议使用触发器的方式，数据变化时实时触发进行修改。

例如，在患者基本信息表中同时有出生日期和身份证号码两个属性列，在就诊信息表中有患者年龄属性列。通过身份证号码确实可以得出出生日期这个数据，通过出生日期也能计算出年龄。那么这些属性列是否是冗余数据呢？只保留身份证号码是否合理？在病人数量很多的情况下，每一次的挂号、就诊、取药等数据操作都会出现大量的计算工作，大大加重了数据库服务器的负担。在就诊过程中可能以年龄为依据进行诊断和用药，如果没有年龄属性列，必然要进行连接和计算，也使得查询效率降低。

综上所述，在规范化的过程中，要权衡利弊，是否需要用存储空间换取运行时间，必须清楚的是，高范式不一定适合，而冗余不一定低效。

6.4* 数据依赖的公理系统

在关系模式 $R(U, F)$中，U 是所有属性的集合，F 是 R 的已知的函数依赖关系的集合，那么是否还有其他的函数依赖关系呢？换而言之，关系模式 R 的完整的函数依赖关系集合是什么呢？下面首先了解一个公理系统。

定义 6.12 对于满足一组函数依赖 F 的关系模式 $R(U, F)$，其任何一个关系 r，若函数依赖 $X \rightarrow Y$ 都成立，则称 F 逻辑蕴含 $X \rightarrow Y$。

在推导过程中，必须遵守一定的规则。1974 年阿姆斯特朗（Armstrong）提出了函数依赖推理规则，这些规则常被称作阿姆斯特朗公理。阿姆斯特朗公理确定了如何从已知的函数依赖推导出新的函数依赖。

假设 X、Y、Z 均是关系模式 $R(U, F)$的属性子集，阿姆斯特朗公理如下。

（1）自反性：如果 $Y \subseteq X$，则一定有 $X \rightarrow Y$。

（2）增广性：如果 $X \rightarrow Y$，则一定有 $XZ \rightarrow YZ$。

（3）传递性：如果 $X \rightarrow Y$，$Y \rightarrow Z$，则一定有 $X \rightarrow Z$。

这三条规则都可以通过函数依赖的概念直接证明，并且根据这三条规则还可以推导出下面的几条规则，其中 W 也是关系模式 R 的子集。

（1）合并性：如果 $X \rightarrow Y$，$X \rightarrow Z$，则一定有 $X \rightarrow YZ$。

（2）伪传递性：如果 $X \rightarrow Y$，$YW \rightarrow Z$，则一定有 $XW \rightarrow Z$。

（3）分解性：如果 $X \rightarrow Y$，$Z \subseteq Y$，则一定有 $X \rightarrow Z$。

（4）组合性：如果 $X \rightarrow Y$，$W \rightarrow Z$，则一定有 $XW \rightarrow YZ$。

这些规则中，自反性表示一组属性总是能够决定它的所有子集，这个规则是始终成立的，得到的函数依赖均是平凡函数依赖，是没有用处的。增广性表示在函数依赖的两边同时增加一组相同的属性后得到的依赖关系仍然是成立的。传递性和伪传递性表示函数依赖是可以传递的。合并性和分解性是两个相反的过程，表示决定因素相同的函数依赖其右侧属性或属性组可以进行组合和拆分。组合性表示可以将一组不重叠的函数依赖连接起来形成一个新的函数依赖。

定义 6.13 在关系模式 $R(U, F)$中为 F 所逻辑蕴含的全体函数依赖称为 F 的闭包，记为 F^+。

想要得到 F^+往往十分困难，因此需要判定一个函数依赖关系是否属于由 F 根据阿姆斯特朗公理推导出的函数依赖集合，可以通过另一种方式来完成。

定义 6.14 设 F 为属性集 U 上的一组函数依赖，$X\subseteq U$，$X_F^+=\{A|X\to A$ 能由 F 根据阿姆斯特朗公理导出$\}$，X_F^+ 称为属性集 X 关于函数依赖集 F 的闭包。

因此，判定函数依赖 $X\to Y$ 是否能由 F 导出，就转换为先求出 X_F^+，然后判定 Y 是否属于 X_F^+ 的问题了。

【例 6.11】 已知关系模式 $R(U, F)$，其中 $U=\{A,B,C,D\}$，$F=\{A\to B，AB\to D，C\to A\}$。求 A_F^+。

（1）设 $X_1=A$。

（2）逐一扫描 F 集合中各个函数依赖，找左部为 A 的函数依赖，得到 $A\to B$，于是得到集合 $X_2=AB$。

（3）由于 $X_1\neq X_2$，再找出左部为 A、B 或者 AB 的函数依赖，又得到 $AB\to D$，于是得到集合 $X_3=ABD$。

（4）由于 $X_2\neq X_3$，再找出左部为 ABD 子集的函数依赖，发现没有新的函数依赖关系，这时 X_3 就是最终结果。另一种结束的条件是 X 包含全部属性。

对于一组函数依赖 F 和一组函数依赖 G，如果 F 中的每一个函数依赖都在 G^+中（即可从 G 导出），则称 F 被 G 覆盖。

定义 6.15 如果 $G^+=F^+$，就说函数依赖集 F 覆盖 G（F 是 G 的覆盖，或 G 是 F 的覆盖），或 F 与 G 等价。

需要注意的是，这里所说的等价并不是等于（即可能 $F\neq G$，但是可以通过阿姆斯特朗公理的推导得到 $G^+=F^+$，使得 F 与 G 等价）。

定义 6.16 如果函数依赖集 F 满足下列条件，则称 F 为一个极小函数依赖集，亦称为最小依赖集或最小覆盖。

（1）F 中每一个函数依赖的右部仅含有一个属性。

（2）F 中不存在这样的函数依赖 $X\to A$，使得 F 与 $F-\{X\to A\}$等价。

（3）F 中不存在这样的函数依赖 $X\to A$，X 有真子集 Z，使得 $F-\{X\to A\}\cup\{Z\to A\}$与 F 等价。

每一个函数依赖集 F 或者本身就是一个最小函数依赖集或者可以转换为一个最小函数依赖集，这个函数依赖集 F 与其最小函数依赖集等价。

函数依赖集 F 转换为最小函数依赖集的步骤如下。

（1）逐一检查 F 中各函数依赖 F_i: $X\to Y$，若 $Y=A_1A_2\cdots A_k$，$k>2$，则用$\{X\to A_j|j=1,2,\cdots,k\}$来取代 $X\to Y$。

（2）逐一检查 F 中各函数依赖 F_i：$X\to A$，令 $G=F-\{X\to A\}$，若 $A\in X_G^+$，则从 F 中去掉此函数依赖（由于 F 与 $G=F-\{X\to A\}$等价的充要条件是 $A\in X_G^+$，因此 F 变换前后是等价的）。

（3）逐一取出 F 中各函数依赖 F_i：$X \to A$，设 $X=B_1B_2\cdots B_k$，逐一考查 B_i（$i=1,2,\cdots,k$），若 $A\in (X-B_i)_F^+$，则以 $X-B_i$ 取代 X（由于 F 与 $F-\{X\to A\}\cup\{Z\to A\}$等价的充要条件是 $A\in Z_F^+$，其中 $Z=X-B_i$，因此 F 变换前后是等价的）。

经过这三个步骤处理以后，剩下的就一定是最小函数依赖集，这个最小函数依赖集与 F 等价。另外，F 的最小函数依赖集不一定是唯一的，它与转换过程中处置顺序有关。

【例 6.12】 函数依赖集 $F=\{A\to B,B\to A,B\to C,C\to B,A\to C\}$，经过转换可以得到两个最小函数依赖集：

$F_1=\{A\to C,C\to B,B\to A\}$

$F_2=\{A\to B,B\to A,B\to C，C\to B\}$

6.5 关系模式案例分析——药品存储管理系统

1. 案例介绍

现为某医院设计一个有关药品存储管理的关系数据库，主要功能是为医院中各个药房管理药品的库存信息。数据库关系语义定义为：医院中有多个库存地点来存放药品，每一个库存地点各自核算数量，由若干管理员进行管理，当数据量过低时需要进行配送或者采购，采购（配送）需要提出申请，由相关部门统一采购（配送），药品供货时需进行内部编号以对进货批次进行识别，每一种药品都有一个供应商，有各自的批发价格和零售价格。供应商每次供货需记录供货日期。每一种药品都有保质期。

根据以上语义，把相关的实体属性进行归类，先行设计了三个关系模式，分别是药品基本信息表、库存表、药品采购计划表，具体如下：

（1）药品基本信息表 md_infro（Item_sn，Name，Provider，Trade_price，Retail_price，In_date，Batchno_in，Life）如表 6-11 所示。其中，Item_sn 为药品代码，Name 为药品名称，Provider 为供应商名，Trade_price 为批发价，Retail_price 为零售价，In_date 为供货日期，Batchno_in 为批号，Life 为有效期。

（2）库存表 md_stock（Store_code，Batchno_in，Item_sn，Qyt，Admin）如表 6-12 所示。其中，Store_code 为库存地点，Batchno_in 为批号，Item_sn 为药品代码，Qyt 为库存数量，Admin 为管理员。

（3）药品采购计划表 md_plan（Store_code，Item_sn，Plan_pty，Plan_price，Plan_date）如表 6-13 所示。其中，Store_code 为库存地点，Item_sn 为药品代码，Plan_pty 为计划数量，Plan_price 为计划价，Plan_date 为申报日期。

表 6-11 md_infro 关系表

Item_sn	Name	Provider	Trade_price	Retail_price	In_date	Batchno_in	Life
001	青霉素	河北医药	1	1.15	2013-04-07	20130407001	2015-04-07
002	青霉素 V 钾	三才医药	2	2.3	2013-04-07	20130407002	2015-04-07
003	氨苄西林	中智药房	2.5	2.87	2013-04-07	20130407003	2015-04-07

续表

Item_sn	Name	Provider	Trade_price	Retail_price	In_date	Batchno_in	Life
004	头孢克洛	山西制药	3	3.5	2013-04-07	20130407004	2015-04-07
001	青霉素	河北医药	1	1.15	2013-07-01	20130701001	2015-07-01
003	氨苄西林	中智药房	2.5	2.87	2013-07-01	20130701003	2015-07-01

表 6-12　md_stock 关系表

Store_code	Batchno_in	Item_sn	Qyt	Admin
西药房	20130407001	001	50	张强
西药房	20130701001	001	100	张强
西药房	20130407002	002	100	张强
急诊药房	20130407003	003	60	李立
急诊药房	20130701003	003	50	李立
急诊药房	20130407002	002	10	李立
中心药房	20130407001	001	80	钱仁
中心药房	20130701001	003	1	钱仁

表 6-13　md_plan 关系表

Store_code	Item_sn	Plan_pty	Plan_price	Plan_date
西药房	001	100	1	2013-04-06
西药房	002	50	2	2013-06-30
西药房	003	50	2.5	2013-06-30
急诊药房	001	90	1	2013-04-06
急诊药房	002	100	2	2013-04-06
急诊药房	003	70	2.5	2013-04-06
中心药房	001	140	1	2013-04-06
中心药房	002	150	2	2013-04-06
中心药房	003	149	2.5	2013-06-30

下面对这三个关系模式进行分析，看其分别满足第几范式的要求，是否需要进行规范化。

2. 案例分析

1）关系模式 md_infro 分析

对于关系模式 md_infro（Item_sn，Name，Provider，Trade_price，Retail_price，In_date，Batchno_in，Life），其函数依赖关系为：Item_sn→Name，Item_sn→Provider，Item_sn→Trade_price，Item_sn→Retail_price。由于一种药品不可能只供货一次，因此，药品代码不能决定供货日期，每次供货后要对药品编写批号，则（Item_sn，In_date）→Batchno_in，Batchno_in→Life。由此可知，关系模式 md_infro 的主码是（Item_sn，In_date）。也就是说存在 Name、Provider、Trade_price、Retail_price 部分依赖于主码。

该关系模式存在以下操作异常。

（1）数据冗余。药品每进一次货，都必须把药品的代码、名称、价格等信息存储一次。

（2）插入异常。如果需要新增加一种药品，已经确定了进货商家，但是还没有进货，这时就无法插入这些信息，因为作为主属性的 In_date 不能为空。

（3）修改异常。如果有一种药品需要修改批发价，那么这种药品进过多少次货，就必须修改多少次，如果没有修改完全，就会产生数据不一致。

由于该关系模式中存在部分函数依赖的情况，因此该关系模式属于第一范式，需对其进行规范化。

将关系模式 md_infro（Item_sn，Name，Provider，Trade_price，Retail_price，In_date，Batchno_in，Life）首先分解为如下形式的三个关系模式：

（Item_sn，…）；

（In_date，…）；

（Item_sn，In_date，…）。

然后，将依赖于这些主码的属性放置到相应的表中，形成如下三个关系模式：

md_IS（Item_sn，Name，Provider，Trade_price，Retail_price）；

md_ID（In_date，…）；

md_IBL（Item_sn，In_date，Batchno_in，Life）。

最后，去掉只由主码的子集构成的关系模式，也就是去掉 md_ID（In_date，…）关系模式。

关系模式 md_infro 分解的形式为

md_IS（Item_sn，Name，Provider，Trade_price，Retail_price）；

md_IBL（Item_sn，In_date，Batchno_in，Life）。

对分解后得到的关系模式进行分析。

关系模式 md_IS（Item_sn，Name，Provider，Trade_price，Retail_price）的主码是 Item_sn，只有一个属性，并且药品名称、供应商名、批发价、零售价均完全函数依赖于主码，因此该关系模式属于第二范式。进一步分析可知，在该关系模式中不存在传递函数依赖，并且所有的决定因素均包含码，因此该关系模式满足 BCNF。

关系模式 md_IBL（Item_sn，In_date，Batchno_in，Life）的主码是（Item_sn，In_date），存在的函数依赖关系是（Item_sn，In_date）→Batchno_in，Batchno_in→Life，即存在传递函数依赖关系，需进一步规范化。

关系模式 md_IBL（Item_sn，In_date，Batchno_in，Life）分解为

md_IB（Item_sn，In_date，Batchno_in）；

md_BL（Batchno_in，Life）。

对分解后得到的关系模式进行分析。

关系模式 md_IB（Item_sn，In_date，Batchno_in）和关系模式 md_BL（Batchno_in，Life）均不存在传递函数依赖，决定因素均含有码，因此这两个关系模式均满足 BCNF。

关系模式 md_infro 最终分解的形式为

md_IS（Item_sn，Name，Provider，Trade_price，Retail_price）；

md_IB（Item_sn，In_date，Batchno_in）；

md_BL（Batchno_in，Life）。

2）关系模式 md_stock 分析

对于关系模式 md_stock（Store_code，Batchno_in，Item_sn，Qyt，Admin），其函数依赖关系为（Store_code，Batchno_in，Item_sn）→Qyt，而 Admin 只与 Store_code 有关，如果每个库存地点存储的药品不完全相同，那么 Item_sn 与 Store_code 也有一定的关系。由此可知该关系模式的主码是（Store_code，Batchno_in，Item_sn）。

该关系模式也存在操作异常。例如，每个库存地点有多少个管理员就必须重复存储多少次存储的药品信息；修改一个管理员的名称就必须根据药品的种数决定需要修改元组的个数；多增加存储一个批次的药品，就必须根据管理员个数添加多少个元组等。这些异常操作都是因为关系模式不好造成的。

因此关系模式 md_stock 分解如下：

md_SBI（Store_code，Batchno_in，Item_sn，Qyt）；

md_SIA（Store_code，Item_sn，Admin）。

对分解后得到的关系模式进行分析。

关系模式 md_SBI（Store_code，Batchno_in，Item_sn，Qyt）的主码是（Store_code，Batchno_in，Item_sn），只有一个函数依赖关系（Store_code，Batchno_in，Item_sn）→Qyt，因此该关系模式满足 BCNF。

由关系模式 md_SIA（Store_code，Item_sn，Admin）可以看出，一个库存地点对应多个药品代码，一个库存地点对应多个管理员。这样就存在多值依赖关系，Store_code→→Item_sn，Store_code→→Admin，它们都是非平凡的多值依赖。Store_code 不是候选码，关系模式 md_SIA 的码是（Store_code，Item_sn，Admin），即全码。因此关系模式 md_SIA 不属于 4NF，需要进一步规范化。

因此关系模式 md_SIA 分解如下：

md_SI（Store_code，Item_sn）；

md_SA（Store_code，Admin）。

对分解后得到的关系模式进行分析。

关系模式 md_SI（Store_code，Item_sn）和关系模式 md_SA（Store_code，Admin）均只存在平凡的多值依赖关系，因此均满足 4NF。

关系模式 md_stock 最终分解的形式为

md_SBI（Store_code，Batchno_in，Item_sn，Qyt）；

md_SI（Store_code，Item_sn）；

md_SA（Store_code，Admin）。

3）关系模式 md_plan 分析

对于关系模式 md_plan（Store_code，Item_sn，Plan_pty，Plan_price，Plan_date），其函数依赖关系为（Store_code，Item_sn，Plan_date）→Plan_pty，Plan_price 通常来说依据 Item_sn，参考 Trade_price。但是也有可能每次申请的计划价格不同。这样就存在函数依赖关系（Store_code，Item_sn，Plan_date）→Plan_price。由此可知该关系模式的主码是（Store_code，Item_sn，Plan_date）。

该关系模式不存在部分函数依赖和传递函数依赖，非主属性也不是决定因素，因此该关系模式满足 BCNF。

至此，对三个关系模式 md_infro、md_stock、md_plan 分解完毕，得到七个新的关系模式。这七个关系模式基本达到了规范化的要求，但是在实际操作中有的地方还需要再斟酌。例如，对于关系模式 md_plan 中的属性 Plan_price，其值应该在关系模式 md_IS 的属性 Trade_price 与 Retail_price 值之间，要不在程序中实现，要不就需要进一步的改造。

另外，虽说分解为七个关系模式后，每个关系模式达到了 BCNF 或者 4NF，但是在药品存储管理系统的实际使用中效率是否会提高，这就需要根据数据存取的需求和实际的性能特点，在大量连接操作所产生的工作量与使用冗余数据所带来的额外工作量之间进行综合评估。或许 3NF 的效率更高呢。

本 章 小 结

规范化理论是数据库逻辑设计的工具，是开发高效率数据库的基础。在关系数据库中，对关系模式的最基本的要求是其满足第一范式。这样的关系模式是很容易实现的，但是，在日常的操作过程中，人们发现有些关系模式会存在操作异常，因此，人们寻求解决这些问题的方法就是所说的规范化。

规范化的基本思想是对已有的关系模式逐步消除数据依赖中不好的部分，通过模式分解的方法使得关系模式达到某种程度的分离，实现消除各种操作异常的目的。分解的基本思想是，把一个低一级范式的关系模式通过模式分解转换为若干个高一级范式的关系模式集合，让一个关系模式只描述一件事情，也就是“一事一关系”的面向主题的设计模式。如果某个关系模式描述了两个或多个主题，则它就应该被分解为多个关系模式，使每个关系模式只描述一个主题。因此规范化的过程就是让每个关系模式主题单一化的过程。

图 6-7 所示展示了整个规范化过程。

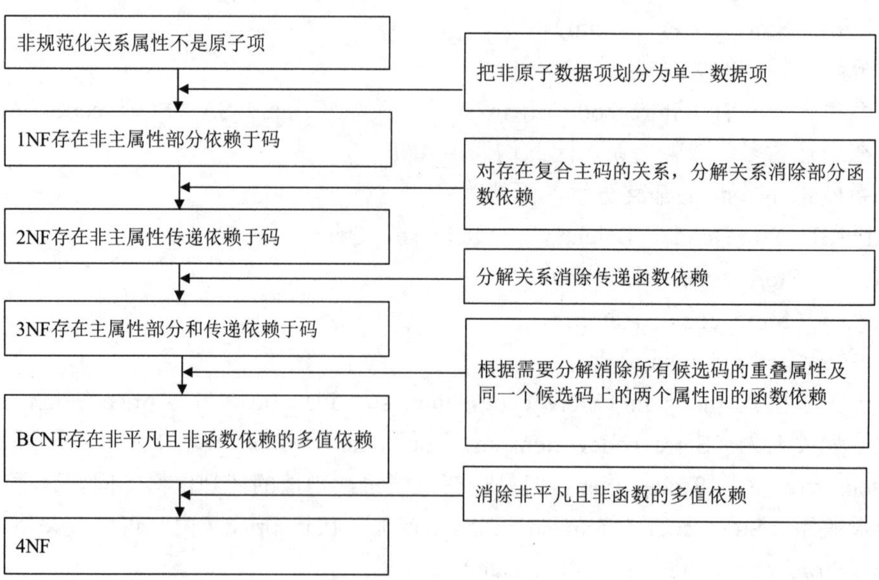

图 6-7 规范化的过程

关系模式分解到什么程度，须对现实世界的实际情况和用户应用需求作进一步分析，确定一个合适的、能够反映现实世界的模式，不能说规范化程度越高的关系模式就越好。另外，规范化的过程是进行模式分解，但要注意的是分解后产生的关系模式应与原关系模式等价，即模式分解不能破坏原来的语义，同时还要保证不丢失原来的函数依赖关系。如果分解后失去了某些关系，就要衡量得失了。对于大多数的数据库系统来说只要规范化到3NF即可。但是有时也会根据实际需要继续规范化到BCNF，甚至4NF。

习题6

一、填空题

1. 规范化过程是由______________________提出的。

2. 对关系模式进行规范化的主要目的是___________________。

3. 关系模式由2NF转换为3NF是消除了非主属性对码的______。

4. 有关系模式学生（学号，姓名，所在系，系主任），设每一个系只有一个系主任，则该关系模式至少属于___________范式。

5. 有关系模式 $R(X,Y,Z)$，其 $F=\{Y\to Z,Y\to X,X\to YZ\}$，则该关系模式至少属于_________范式。

6. 当关系中所有属性都依赖于主码时，该关系至多满足___________范式。

7*. 第四范式是由_________个属性集组成的。

二、判断题

1. 规范化是把一组异常的关系分解成更小和结构良好的关系的过程，这些关系具有最小的冗余或者没有冗余。（ ）

2. 规范化程度越高越好，所以要尽量去提高规范程度。（ ）

3. 如果一个关系数据库模式中的关系模式都属于BCNF，那么在函数依赖的范畴中，已经实现了彻底的分离，消除了插入、删除、修改等异常操作。（ ）

4. 在第三范式中，非主属性之间不存在函数依赖。（ ）

5. 在BCNF中，关系模式只能将候选码作为决定因素。（ ）

6. 如果 $BC\to A$，则 $B\to A$，$C\to A$。（ ）

7*. 第四范式的效率最高。（ ）

三、分析题

1. 对于主码只有一个属性组成的关系，如果它是第一范式关系，则它是否一定也是第二范式关系？

2*. 请举出一个多值依赖的实例。

3*. 已知关系模式 $R(U,F)$，其中：

$U=\{A,B,C,D,E\}$；

$F=\{AB\to C,B\to D,C\to E,EC\to B,AC\to B\}$。

求 $(AB)_F^+$

4. 给定关系模式 $R(A,B,C,D,E)$ 和 $F=\{A \to B, AC \to D, D \to E\}$，将它转换为第三范式。

5. 有一关系模式 R（A,B,C,D,E），满足的函数依赖关系为 $F=\{B \to A, A \to D, A \to E, AD \to C, B \to D\}$。

（1）求关系模式的码，并写出求解过程。

（2）试判断 R 的最高范式，并说明理由。

6. 某医院病房计算机管理系统的关系数据库中需要如下信息。

描述科室的属性：科名，科地址，科电话，医生人数；

描述病房的属性：病房号，床位号，所属科室名；

描述医生的属性：姓名，职称，所属科室名，年龄，工作证号；

描述病人的属性：病历号，姓名，性别，诊断，主管医生，病房号。

有关语义定义如下：一个科室有多个病房、多个医生，一个病房只能属于一个科室，一个医生只属于一个科室，但可负责多个病人的诊治，一个病人的主管医生只有一个。

（1）分析每个关系模式的候选码及外码。

（2）写出每个关系模式的函数依赖关系，判断其是否属于第三范式，不是的请进行优化。

7*. 一个人寿保险公司有很多保单。对于每一笔保险，保险公司需要知道保单持有人的社会保障号码、姓名、地址、出生日期、保险号、每年保险费和死亡受益金额。公司也需要记录代理人号码、姓名、现居住城市。一项保险可能会有多张保险单，并且一个代理人可以做多笔保险。

为以上人寿保险公司创建关系数据库模式，使所有关系满足第四范式。

第 7 章 数据库系统设计

本章从信息系统的生命周期进行引述，从宏观上说明信息系统的生产过程，着重探讨数据库系统设计内容，从过程、方法、工具、思想四个维度阐述数据库系统设计相关知识点，并以实例说明知识的应用，以期让读者对数据库系统设计有一个基础、全面的了解。

7.1 数据库设计概述

信息系统的质量与数据库设计有密切的关系，这在简单的信息系统上可能体现得不是很明显，但在复杂信息系统的设计开发中，良好的数据库设计是信息系统实现的关键。

“三分技术，七分管理，十二分基础数据”，这是业内人士和企业在推进管理信息化建设中的经验之谈，揭示了技术、管理和基础数据三者在管理信息化建设中的权重关系，即基础数据的构建工作权重超过技术和管理权重的总和，这也被视为数据库建设的基本规律。

数据库设计工作是基于一些通用技术但更是近乎艺术层面的工作，第 6 章提及的范式理念之外，仍然需要设计者基于自身经验和思想进行一定艺术性的加工。

数据库设计是数据库应用系统的核心基础工作，其通常定义是指：对于一个给定的应用环境，构造（设计）优化的数据库逻辑模式和物理结构，并据此建立数据库及其应用系统，使之能够有效地存储和管理数据，满足各种用户的应用需求，包括信息管理要求和数据操作要求。

由于数据库设计工作与信息系统有着密不可分的关系，在软件开发领域，通常把使用数据库的各类信息系统称为数据库应用系统，如各种管理信息系统、地理信息系统、电子政务系统等。医院信息系统是一种典型的管理信息系统，数据类型多样，数据量极大，是当前较复杂的信息系统之一。

7.1.1 信息系统生存周期

软件生存周期（software life cycle，SLC）是指从软件的产生直到报废或停止使用的生命周期。1970 年，温斯顿 • 罗伊斯（Winston Royce）提出第一个软件生存周期模型，即著名的瀑布模型，将软件生存周期划分为计划制定、需求分析、系统设计、软件编码、软件测试和软件维护等六个基本活动，并且规定其自上而下、相互衔接的固定次序，如同瀑布流水般逐级下落。瀑布模型如图 7-1 所示。

在还没有提出其他生存周期模型期间，1970～2000 年瀑布模型生存周期占统治地位，人们还将瀑布模型直接命名为软件生存周期，即软件生存周期指的就是瀑布模型生存周期。随着越来越多的生存周期模型被识别，软件生存周期不再是瀑布模型的专称。

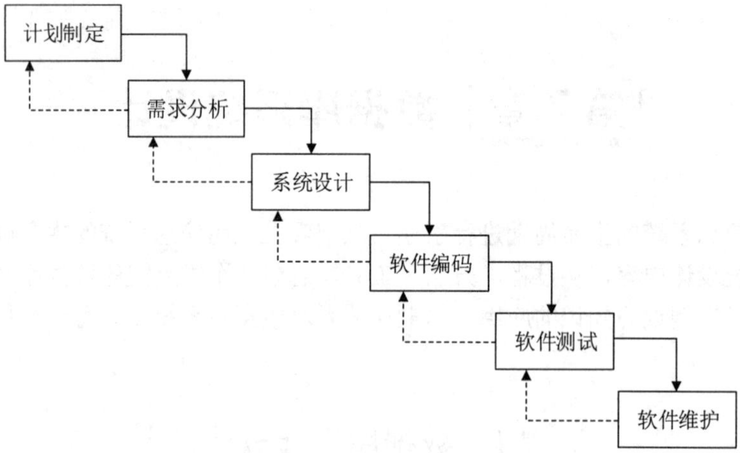

图 7-1 瀑布模型

由于软件系统的复杂性和技术的快速发展，对软件生存周期的定义在实践中不断进行演进，也产生了多种软件生存周期模型，典型的生存周期模型包括迭代模型、快速原型模型、V 模型、W 模型。国家标准对软件生存周期的定义也随着技术的发展而不断地发展，其中《系统与软件工程 软件生存周期过程》（GB/T 8566—2022）对软件生存周期进行了详细的定义。

随着软件技术高速发展，对软件生存周期的阶段性划分变得越来越模糊，传统的瀑布式开发不能适应人们对软件开发的需求。2001 年 2 月，马丁・福勒（Martin Fowler）和吉姆・海史密斯（Jim High Smith）等 17 位著名软件开发专家在美国犹他州雪鸟滑雪胜地正式提出敏捷开发概念，并共同签署《敏捷宣言》。从此，软件开发基本进入敏捷开发时代。

敏捷开发是一种典型的迭代模型，并在很多方面得到最佳实践，主要包括斯克拉姆方法（Scrum method，一种迭代式增量软件开发方法）、极限编程（extreme programming，XP）、水晶法（crystal method）、特性驱动的开发（feature driven development，FDD）等。其中，斯克拉姆方法与极限编程最为流行，最新发展到 DevOps，DevOps 是开发（development）和运营维护（operations）的总称，是敏捷开发的最新实践。

敏捷开发取代瀑布开发成为软件开发的主流方法，在开发领域以绝对优势成为被全世界最广泛应用的开发方法。这种方法的应用更加淡化软件生存周期的阶段性，更多强调生存周期的融合性，即每一个阶段都存在软件生存周期的很多阶段，其核心要义是把一个复杂的系统划分成多个小单元，把复杂的软件项目构建切分成多个子项目，各个子项目的成果都经过测试，具备集成和可运行的特征，实现快速迭代和不断完善的效果。

对于软件开发生存周期的最佳实践在学界也有不少专业的教材，在此不作详细论述。

通常情况下，信息系统的生存周期与大部分软件的生存周期一样，不管软件生存周期如何划分都主要分为这六个阶段：需求分析→软件设计→程序编码→软件测试→运行维护→退市废弃。在软件生存周期内有问题定义、可行性分析、需求分析、软件设计、编码、调试和测试、部署运行、维护升级及废弃退市等具体阶段，这些分类仍具有一定代表性。

信息系统开发遵从软件生存周期的相关理论，但由于信息系统需要存储大量的信息，从而引出数据存储方面的设计工作，早期的信息系统通常采用文件系统来存储信息，随着信息量的扩大，针对信息的检索、统计和应用变得更复杂。从 20 世纪 70 年代起，数据库系统开始代替文件系统成为信息的基础构件，在信息系统开发生存周期中产生针对数据库设计的工作。

数据库设计工作一般归属于软件设计阶段，在管理信息系统（management information system，MIS）开发中，数据库设计是软件设计的重要工作。软件设计工作一般包括总体设计、详细设计、边界设计、信息模型设计、过程设计、功能设计以及软硬件环境的搭建与准备等工作。一般情况下，信息模型设计包括数据库设计。

7.1.2　数据库系统开发生存周期

数据库系统开发是信息系统开发的主要工作之一，其在软件开发生存周期中通常称为信息系统的数据库设计。数据库系统是信息系统的基础构件，数据库系统设计的好坏关系到信息系统的成败，在以信息管理为主的医院信息系统上体现得更为重要。

在程序编码之前，一般情况下要确保数据库系统开发工作基本完成。如果在编码过程中，仍然存在大量的数据库开发工作变更和调整，必然会给开发工作带来严重影响。在敏捷开发模式下，数据库系统开发并没有严格的顺序，而是通过穿插迭代开发的最小工作单元反馈环在各个阶段反复迭代。在反馈环中，数据库系统开发生存周期仍按照一定先后顺序开展工作。数据库系统开发生存周期如图 7-2 所示。

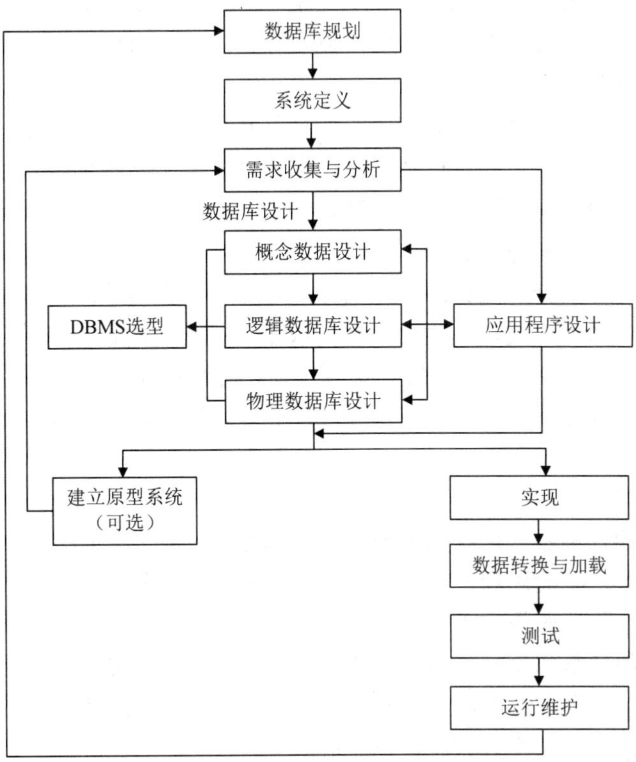

图 7-2　数据库系统开发生存周期

针对数据库系统开发生存周期的各个阶段的重点工作，具体说明见表 7-1。

表 7-1　数据库系统开发生存周期各个阶段的主要活动

阶段	主要活动
数据库规划	规划如何尽可能高效地展开数据库系统开发生存周期的各个阶段
系统定义	确定数据库系统的范围和边界，包括主要的用户视图、用户和应用领域
需求收集与分析	收集与分析数据库系统的要求
数据库设计	完成数据库的概念设计、逻辑设计和物理设计
DBMS 选型	选择一个合适的 DBMS，通常在数据库逻辑结构设计之前完成
应用程序设计	完成用户界面和数据库应用程序的总体设计
建立原型系统（可选）	建立可运行的数据库模型，使得设计人员和用户能够通过可视化界面对最终系统的外观和功能进行评估
实现	生成物理数据库，完成应用程序的编码工作
数据转换与加载	将旧系统中的数据导入新系统，若可能，则将应用程序移植到新的数据库上运行
测试	运行系统，找出错误，并验证系统实现是否与用户需求一致
运行维护	数据库系统完全实现后，对系统进行持续性地监控和维护。必要时，重新进行生存周期各阶段的活动，使得系统能够整合新需求

对于用户量少、规模不大的信息系统，生存周期的活动并不复杂，但对于用户量大、数据复杂的系统，对应的生存周期将变得十分复杂。医院信息系统作为复杂系统，显然在这种生存周期中，所有活动环节都需要用到。当然，无须过多考虑每个环节的顺序，严格地按照数据库系统生存周期顺序发生也是可行的，只是效率问题和时间成本问题。要重点关注存在的环节及相关活动价值，以及存在的一些方法、工具和思想，以便更好地开展数据库系统开发工作。

当然，并非每一个阶段都是必需的，特别是基于敏捷开发模式下，很多工作虽然必要，但通常是一次性的，主要包括数据库规划、系统定义、DBMS 选型等，而这些又是数据库设计不可缺少的基础工作，如 DBMS 选型，在软件总体设计时已做出选择，这种选择一旦做出，一般不允许随意变更。

数据库规划是对数据库设计的总体设计，是指导整个数据库设计的原则。系统定义是对数据库设计的边界定义，明确应当包括或不包括什么数据，防止边界蔓延。DBMS 选型是方向性决策，一般在信息系统决定开发前，根据业务特性、企业自身技术和优势、客户要求等提前规划好，这属于软件生存周期必需阶段，以下为详细介绍。

1. 数据库规划

数据库规划的任务是尽可能高效地展开数据库系统开发生存周期的各个阶段。这通常是一种管理任务，一般由信息系统开发负责人开展相关的工作。

数据库规划工作主要依赖于以下方面。

（1）信息系统的整体策略。整体策略是基于信息构建的整体规划而确定的策划，一般根据企业的规划、建立信息系统的整体目标而定。这是常说的“总体规划，分步实施”的整体性策略，也是数据库规划工作要完成的内容。

（2）基于法律法规、政策制度、标准规范、行业共识和数据伦理等要求。符合法律法规、政策制度、标准规范、行业共识等要求是数据库规划要考虑的基础问题，当前各行各业都存在相关法律法规的要求，如保护个人隐私法、数据伦理等，这些都影响数据库规划工作。把这些作为数据库规划的基础是较为通行的做法，特别是在医疗信息化行业，存在大量国家标准和规范，有很多是强制性的，也有不少是推荐性质的，不能忽略这些内容，并且应将其视为基础研究工作。

随着信息系统和新兴技术的发展，对于信息系统的合法合规性设计也得到各行各业的重视，但基于数据的道德层面的问题逐渐显现，在数据库规划阶段，适当地引入数据伦理的考虑，成为很多系统设计的基础性工作。数据伦理要求数据库设计者和使用者以符合道德准则及社会责任的方式去获取、存储、管理、解释、分析、应用和销毁数据。

（3）遗留系统的情况。遗留软件现象从20世纪60年代起成为人们持续关注的焦点。遗留软件即旧的系统，这种系统一般存在以下特点。

① 时代久：系统承建时间长，采用的技术落后或已经淘汰。

② 黏性强：仍然支持核心的商业功能，是业务必不可少的支撑，具有生存周期长以及业务关键性的特点。

③ 质量差：难以扩展，代码混乱，文档缺失等。

④ 不稳定：经常出现系统不稳定的情况，难以根治。

⑤ 成本高：维护和迭代成本高，且有时出现无法响应需求的问题。

数据库规划不能忽略对遗留系统的向下兼容，这是数据库规划重点要考虑的问题。

（4）基于业务发展可能带来的可扩展需求。基于业务发展的需求在数据库规划中是需要考虑的重要因素。例如，在医院建设中，随着医院业务发展，可能出现的情况包括业务量数量级上的扩张、机构并入、新增业务等，这些都视为“业务发展可能带来对数据库系统设计的要求”。提前考虑这些需求，能够大大减少因数据库设计不足带来的后续变更麻烦。例如，提前布局多机构的数据库系统设计，优于只针对单体医院的设计，因为这种多机构设计规划可能在早期设计中只需要为所有的数据设计增加一个机构编码，以防止数据主键冲突，但在后期若要做出此项调整，则对于信息系统的变更而言是巨大的工作量。

（5）基于信息技术发展可能带来的发展要求。基于信息技术发展可能带来的需求是新兴技术发展带来的需求，新兴技术主要包括云计算、大数据、物联网、区块链、人工智能等。这些技术的应用不可逆，在数据库规划中要识别可能带来的影响。例如，互联网在医疗中的应用，就可能需要在数据库规划中提前识别这种越来越多的业务需求，基于需求解决数据隐私和数据安全的问题，这是数据库规划要考虑的问题。

（6）基于商业竞争优势构建的需求。商业竞争优势指的是基于商业考虑的一些技术，商业竞争优势包括对自身知识产权的保护、技术优势的构建、竞争壁垒的构建等。例如，医院使用的合理用药系统，其核心价值在于知识库，在数据库规划时可能需要考虑如何保护这类因自身劳动带来的价值和解决知识库的易复制性的问题。

解决以上问题的方法不在本章讨论，这些问题是数据库规划工作重点要考虑的内容，但不限于以上几点。总的来说，数据库规划工作是面向数据库开发的全生存周期的工作。

以上考虑的因素是数据库规划的基础，属于宏观内容。在宏观上，数据库规划还应考虑建立相应的标准、数据收集的方式、数据的格式、文档要求、CASE 工具的选型等工作。标准的建立和维护非常必要，良好的标准是确保数据库良好设计的关键，如制定数据库命名规范、数据存储规范、编程规范，定义好数据设计统一工具，规定数据库文档格式等。这些工作一般在信息系统构建初期开展，且允许在不同时期不断优化，随着生存周期的深入，进行这些变更将越来越困难。

在制定数据库命名规范上更要严格约束，对数据库的表名、字段名、主键名、索引名等统一规范命名是数据库设计者在数据库系统开发、数据库规划中重要的工作。数据库命名规范可参考计算机程序编写时的命名规则(惯例)。常见的命名规范有骆驼命名法、帕斯卡（Pascal）命名法、匈牙利命名法等，具体论述读者可自行查阅相关资料了解。

微观上，数据库规划首先要有清晰稳定的任务描述（mission statement），其定义了数据库系统的主要目标，有助于明确项目目标。其次是确定任务目标（mission objective），其一般与数据库系统一一对应。任务目标还可能包括额外的信息，如性能要求、成本要求，甚至包括工作量、资金等要求。这两步工作是在具体的功能模块设计上使用，且在敏捷开发的每一次迭代中不断重复。

2. 系统定义

系统定义的任务是确定数据库系统的范围和边界，包括主要的用户、用户视图、应用领域。用户视图是基于一个特定的角色或特定的应用领域的角度所需的信息应用范围。特定的角色可以是一个人或多个人，特定的应用领域一般有很多人，一个数据库系统可能拥有一个或多个用户视图。例如，门诊预约挂号系统包含多个用户视图：患者（或家属）、医生、预约员、管理员。不同人员具有不同视图，患者（或家属）只能查看自己的预约信息；医生则可以查看所有预约了自己的患者信息；预约员不但可以查看医生的出诊信息，还可以看到所有医生的号源信息，以及自身操作的数据信息；管理员则可以看到所有信息。如图 7-3 所示为数据库系统用户视图，用户视图 1、用户视图 2、用户视图 3 和用户视图 4、用户视图 5 都有重叠的需求（交叉区域），用户视图 6 具有独立的需求。应用领域包括数据库系统与其他信息系统之间的接口，未来用户的需求和应用领域的延伸。

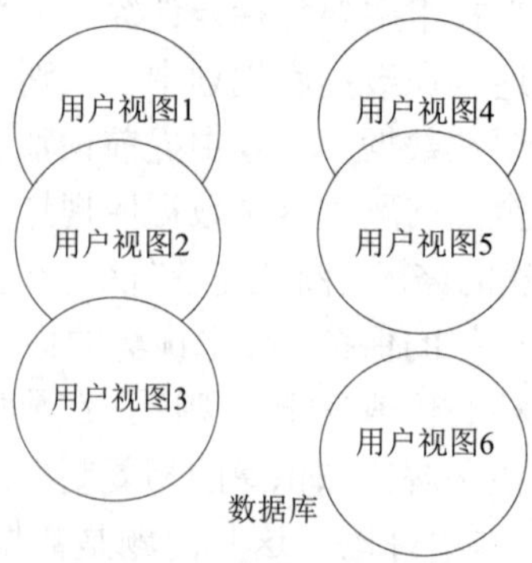

图 7-3 数据库系统用户视图

系统定义确定范围和边界的目的还在于防止边界不清而带来的信息混乱。例如，门诊预约系统的边界只限定在病人预约信息，病人就诊信息不应在预约定义中，病人就诊信息应通过接口或数据耦合来完成互通，如病人就诊时，护士工作站或医生工作站通过获取预约信息表的方式来获取就诊信息，系统之间通过数据表形式共享。这种边界的定义应遵从软件工程“松耦合、高内聚”的原则进行。

系统定义在数据库设计中提供数据域的归类决策，常被应用在领域驱动设计（domain driven design，DDD）。在数据库设计过程中，经常体现出对数据库系统的领域划分，如常见的数据库设计会把所有预约信息划归为一个领域，并在数据库物理设计时把与之相关的表名增加 REG_（REG：register 的缩写，一般用于表示注册）前缀以区分数据。

3. DBMS 选型

DBMS 选型工作是一项非常重要的工作，一旦确定就不会频繁变更，通常在系统开发之初就需要基本确定。若系统开发之初并未指定 DBMS，那么较为适宜的选型时机是概念数据库设计之后、逻辑数据库设计之前。若已经收集到足够多与系统需求相关的信息，如系统性能、数据库的易重组性、安全性和完整性约束等，选型可以在逻辑数据库设计之前进行。

尽管在系统开发过程中，不会频繁地进行 DBMS 选型，但是当企业的需求扩展或者需要重建现有系统时，将有必要再次对 DBMS 进行评估，所选 DBMS 既要满足企业当下所需也要兼顾未来需求的扩展，这就要求选型时权衡购买 DBMS 的费用、相关软硬件的开销、系统重建相关的费用以及员工培训的开销。

选型时，可以将 DBMS 的特性与系统需求进行简单比较，选型过程应确保计划周密。DBMS 选型主要步骤如下。

（1）确定 DBMS 选型时研究的方面。列出 DBMS 选型时研究的方面，包括调研的目标、范围和需要完成的任务，以及评估 DBMS 时所需的选型准则（基于用户需求规格说明书）、初步生成的选型列表、所有必要的约束条件和选型进度表等。

（2）列出两到三个候选 DBMS 产品。对于 DBMS 的技术评价，可能会参考专业评测机构的权威报告，但这通常不是考虑的重点，大部分 DBMS 除了特种数据库，在同类型比较上差别不大。

企业选择 DBMS 时，需根据业务特点选择一种或多种 DBMS，也可以根据不同的用户场景选择多个 DBMS 的组合选型。例如，在互联网应用场景，除了主数据库外，移动设备可能需要具有单机缓存能力，这就要求在提供 DBMS 候选产品时，将这部分因素考虑在内。同时，在数据存储方面，存在大量图像存储需求，则需要额外选择存储图像的文件数据库。数据库类型除了关系数据库外，还有非关系型数据库、键值数据库等，这些方面的知识需要数据库设计者有一定的了解。

采用单一的数据库在复杂系统中已经少见。医院信息系统存在采用多种数据库的情况：主体系统一般采用关系数据库，在影像数据库中增加了文件数据库，在应急系统中可增加单机数据库，在数据分析时可引入键值数据库等。

（3）评估候选 DBMS。对 DBMS 的评估指标有很多，如表 7-2 所示。基于不同的评估目的，可以将多个性能参数组成评估维度（如对数据定义指标组综合评估），或者单独考察（如仅对数据定义指标组中的有效数据类型特性进行评估）。

表 7-2 DBMS 评估参考指标

因素	说明
适应性	根据自身开发队伍能力确定，选择最熟悉的
学习成本	队伍学习的成本和运维人员的学习成本
DBMS 价格	购买 DBMS 的价格
技术支持能力	是否需要技术支持或者是否需要开源
硬件平台适应性	是否对硬件平台有特殊的要求
软件平台适应性	是否对软件平台有特殊的要求
国家宏观政策	国产化政策指向
行业特性	是否具有一定行业特性，如保密性要求等
向下兼容能力	对遗留系统数据的兼容能力
业务适宜性	根据用户当前需求和发展需求的适宜度
经济性	追求最佳成本并对某些不足作出妥协

（4）给出建议选型数据库管理系统的报告。数据库选型的最后一步是记录下整个选型过程，并提供一份结果说明和建议选择数据库管理系统产品的报告。

7.1.3 数据库设计的核心步骤

数据库设计是信息系统设计重要组成部分，狭义上是指设计数据库本身，即设计数据库的各级模式并建立数据库，这是数据库应用系统的一部分；广义上是指完成数据库设计及应用系统的设计，即设计整个应用系统。设计一个好的数据库与设计一个好的数据库应用系统是密不可分的，一个好的数据库的结构是应用系统的基础，在实际的开发项目中两者是并行进行，密不可分，相互参照，相互完善的。

本节主要阐述狭义数据库的设计，即设计数据库的主体工作，数据库设计步骤如图 7-4 所示。

通常做法是把数据库设计工作划分为六个阶段，且在敏捷开发模式下贯穿在每个增量开发的迭代中。前面提及的数据库总体规划仍然是重要的阶段，是六个阶段工作的基础，但不轻易参与增量开发工作中。

（1）需求分析阶段。进行数据库设计首先须准确了解与分析用户需求（包括数据与处理）。需求分析是设计过程的基础，是最困难和最耗时的步骤。作为“地基”的需求分析是否做得充分与准确，决定在其上构建数据库“大厦”的速度与质量。需求分析做得不好，可能会导致整个数据库设计返工重做。

（2）概念结构设计阶段。概念结构设计是数据库设计的关键，它通过对用户需求进行综合、归纳与抽象，形成一个独立于具体数据库管理系统的概念模型。

（3）逻辑结构设计阶段。逻辑结构设计是将概念结构转换为数据库管理系统所支持的数据模型，并对其进行优化。

（4）物理结构设计阶段。物理结构设计是为逻辑数据模型选取最适合应用环境的物理结构（包括存储结构和存取方法）。

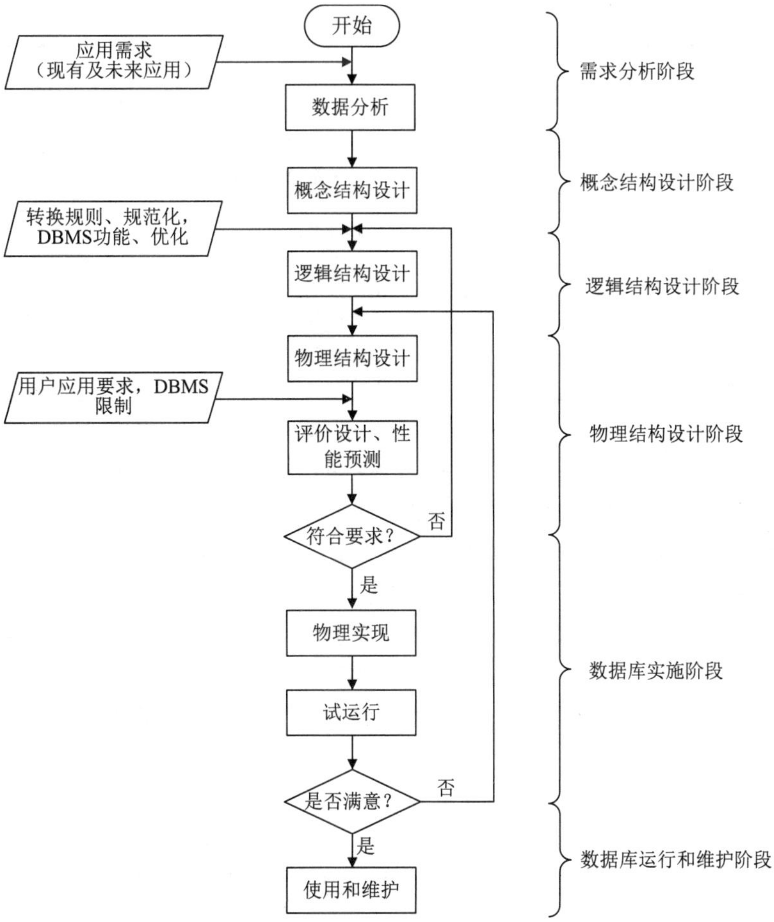

图 7-4　数据库设计步骤

（5）数据库实施阶段。在数据库实施阶段，设计人员运用数据库管理系统提供的数据库语言及其宿主语言，根据逻辑设计和物理设计的结果建立数据库，编写与调试应用程序，组织数据入库并试运行。

（6）数据库运行和维护阶段。数据库应用系统经过试运行后即可投入正式运行，在运行过程中必须不断地对其进行评估、调整与修改。

数据库设计是反复迭代的过程，设计一个完善的数据库应用系统不可能一蹴而就，通常是上述六个阶段的不断反复，表 7-3 为数据库各个阶段的设计描述。虽然数据库设计有起点，但优化的过程几乎没有终点，且优化应当被看作学习过程。

表 7-3　数据库各个阶段的设计描述

设计阶段	设计描述	
	数据	处理
需求分析	数据字典（data dictionary，DD）、全系统中数据项、数据流、数据存储等的描述	数据流图和判定表（判定树） 数据字典中处理过程的描述
概念结构设计	概念模型（E-R 模型）	系统说明书，包括：新系统要求、方案和概图；反映新系统信息的数据流图

续表

设计阶段	设计描述	
	数据	处理
逻辑结构设计	某种数据模型 如：关系模型	系统结构图 非关系模型（模块结构图）
物理结构设计	存储安排 存取方法选择 存取路径建立	模块设计 IPO 表
实施	编写模式 装入数据 数据库试运行	程序编码 编译连接 测试
运行与维护	性能测试、转储/恢复 重组和重构	新旧系统转换、运行、维护

随着设计人员对组织机构运作和数据含义的进一步理解，新的信息将被反映在数据模型中，这种改变也会引起对模型其他部分的修改。其中，概念数据库设计和逻辑数据库设计是一个系统能否成功的决定性因素，如果设计不是组织机构的真实表示，那么将难以定义出所有要求的用户视图，也难以维护数据库的完整性。同样可以证明，定义数据库的物理实现和维持可接受的系统性能也会很困难。另外，数据库设计能够根据需求变化作出相应的调整也是好的数据库设计的标志。因此，为了得到尽可能好的数据库设计方案，值得花费必要的时间和精力。

7.1.4 数据库设计的任务和方法

明确数据库设计的任务和采用的数据库设计方法在数据库设计工作中也至关重要。

1. 数据库设计的任务

设计一个好的数据库是设计一个好的数据库应用系统的基础，在系统开发项目中两者更是密切相关、并行进行的。数据库设计也常被称为“数据建模”，建立一个适宜于信息系统的数据模型是数据库设计的根本任务。

数据建模是一种用于定义和分析数据的要求，以及建立相应支持的信息系统的过程。其目的在于定义和分析数据需求，并确定相应的信息系统，以更好地理解和处理数据。数据库设计中被广泛采用的数据建模工具为实体-联系模型，它一般在概念结构设计阶段使用，提供不受任何数据管理系统约束的面向用户的表达方法，其基本元素是实体、联系、属性，而数据建模正是要回答关于这三者的问题。

数据建模主要有两个目的：一是帮助设计人员理解数据含义（语义），二是帮助设计人员与用户进行交流。首先，设计人员通过数据建模可以更好地理解每个用户对数据的观点、与其物理表现形式无关的数据本身的性质、各用户视图中数据的使用。其次，数据模型还可以用来表达设计人员对企业信息需求的理解，如果双方都熟悉模型中使用的符号，数据模型就可以帮助用户和设计人员进行交流。

另外，企业也在逐步规范建模数据的方式：选择一种特定的数据建模方法并贯穿整个数据库项目的开发过程。建立理想数据模型的标准如表 7-4 所示。此标准参考 Fleming

（弗莱明）和 Von Halle（冯 • 哈勒）合著的 *Handbook of Relational Database Design*（《关系数据库设计手册》）一书，此书于 1989 年出版。但是，这些标准有时会互相矛盾，需要恰当折中使用，如试图追求更好的表现力时，数据模型会失去一定的简洁性。

表 7-4　建立理想数据模型的标准

标准	说明
结构有效性	与企业定义和组织信息的方式一致
简洁性	容易被信息系统领域的专业人员或非专业人员（用户）理解
表现力	能够区别不同的数据，以及数据之间的联系和约束
没有冗余	排除无关信息，特别是重复表达的信息
共享性	不限于特定的应用或技术，可广泛使用
可扩展性	扩展支持新的需求，并且尽可能不影响现有用户的使用
完整性	与企业使用和管理信息的方式一致
图表化表示	能够用易于理解的图表符号表示模型

对于“一个理想的数据模型是不是最好的模型”，这仍是一个值得商榷的问题。在医疗信息化建设过程中，一个理想的数据模型在符合以上标准的基础上，还应考虑（但不限于）表 7-5 中影响医疗信息系统理想数据模型的因素。

表 7-5　影响医疗信息系统理想数据模型的标准

标准	说明
高并发能力	确保业务的承担能力，承担极限环境下的业务并发能力
隐私性	对医疗数据的隐私保护能力
兼容性	对医院真实世界数据的向下兼容能力
持续在线能力	适应业务持续在线能力
容灾能力	确保业务在极端情况下的安全能力

以上参考标准也适用于类似业务的数据建模。这些标准在一定程度上对代码实现亦有要求，在此提出是要求数据库设计者也应在每个设计环节中对以上标准有所考虑。

2. 数据库设计的方法

数据库设计采用的方法主要有四种：自下而上（bottom-up）、自上而下（top-down）、由里向外（inside-out）、混合策略。

1）自下而上

自下而上方法从底层的属性（指实体和联系的属性）入手，通过分析属性之间的关联，将其分别组合成代表实体类型和实体类型之间联系的关系。

规范化过程代表了一种数据库设计中的自下而上的方法。规范化时，首先确定所需属性，再基于属性之间的函数依赖将属性聚集成规范化的关系。

自下而上的方法适用于涉及属性相对较少的简单数据库的设计。对于包含了大量属性的复杂数据库，由于很难完全建立起所有属性之间的函数依赖，也就很难根据属性生成规范化的关系，自下而上的方法不再适用。复杂数据库的概念数据模型和逻辑数据模型可能包含成百上千个属性，因此需要一种能够简化设计过程的方法。同时，对于复杂数据库而言，在定义数据需求初始阶段也难以立刻确定所有的属性。

2）自上而下

对于复杂数据库，一种更佳的策略是采用自上而下的方法：建模初始，数据模型仅包含少量的高层实体以及实体之间的联系，然后连续使用自上而下的方法精化模型，进一步确定底层的实体和实体之间的联系以及相关属性。

3）由里向外

由里向外的设计方法与自下而上方法类似，区别在于由里向外首先建立主要实体的集合，再向外扩展，确定与已建立实体相关的其他实体、联系和属性。

4）混合策略

混合策略则将数据模型分割为可组装的构件，对不同的构件既可以使用自下而上的方法也可以选择自上而下的方法。

7.2 需求收集与分析

需求收集与分析阶段的任务是收集、分析系统使用方需要数据库系统支持的那部分信息，并据此确定对新系统的需求（或特性），形成新数据库系统的需求规格说明书。

7.2.1 需求收集实践中的关键困难点

一般而言，需求收集与分析阶段工作主要分为收集和分析两个重点。需求收集是需求分析的前提，其主要任务是把用户的需求准确无误地转换为书面表达。需求收集是一项困难的工作，收集人员会面对诸多困难，主要有以下几点：

（1）用户缺少计算机相关知识；

（2）用户不善于表达或草率表达；

（3）相互矛盾的需求；

（4）需求频繁变更；

（5）用户不积极参与；

（6）需求分析人员不了解业务知识；

（7）需求分析人员误解用户需求。

出现这些问题是普遍现象，设计人员需要不断深入地、持续地、反复地与用户交流，才能逐步确定用户的实际需求。

7.2.2 需求收集的步骤与阶段

需求分析是规划阶段和系统定义阶段需提前考虑的问题，做好需求分析工作需要分析人员具有一定的专业能力和技术，这也是系统设计人员的工作职责之一。另外，在需求收集阶段，需求分析人员应提前了解调研的详细步骤，一般用户需求调研有如下步骤。

（1）调查组织机构情况，包括了解该组织的部门组成情况、各部门职责等，为分析信息流程做准备。

（2）调查各部门的业务活动情况，包括了解各部门输入和使用什么数据、如何加工处理数据、输出什么信息、输出到什么部门、输出结果的格式等，这是调查的重点。

（3）在熟悉业务活动基础上，协助用户明确对新系统的要求，包括信息要求、处理要求、安全性与完整性要求，这也是调查的重点。

（4）确定新系统的边界。对前面调查的结果进行初步分析，确定由计算机完成或将来准备让计算机完成的功能和由人工完成的活动。由计算机完成的功能就是新系统应该实现的功能。

需求收集工作一般分为以下阶段。

（1）调研规划阶段，规划如何开展调研工作，包括构建相应组织、形成相应机制、确定相应流程等工作，是调研工作的总体规划。

（2）调研执行阶段，根据规划开展相关的调研工作。

（3）需求编写阶段，根据调研收集的信息，形成书面记录。

（4）需求评审阶段，对调研人员整理出来的需求进行书面确认。

7.2.3　需求收集与分析方法

需求收集的方法有很多种，这些方法通称为实况发现技术（fact-finding techniques）。实况发现是指使用面谈、问卷调查等技术手段收集关于系统、需求和优先考虑等实况信息的规范化过程。需求收集的常用技术或方法主要包括以下几种。

（1）跟班作业：通过亲身参加业务工作来了解业务活动的情况。

（2）调查走访：在用户现场进行走访调查来了解业务活动的情况。

（3）开调查会：通过与用户座谈来了解业务活动情况及用户需求。

（4）问卷调查：如果问卷调查表设计得合理，这种方法是很有效的。

（5）查阅历史：查阅与遗留系统有关的数据记录。

（6）专人介绍：通过用户方专业人士或行业专家介绍。

在实际需求收集过程中，需要同时采用上述的多种方法，才可以不断让用户需求接近真实需求，除了用户在此过程中要积极参与之外，需求分析人员还应根据实际情况，做好需求收集的规划。对于数据库设计的需求收集，应收集的信息包括：①使用或产生的数据；②这些数据是如何使用或产生的；③对新数据库系统的其他需求。

当然，应收集的信息量需要根据问题本身的特性和系统使用方的运转模式而定。“过粗”和“过细”都是不准确的。“过粗”容易让需求调研变成形式化，无法形成可操作的工作，也可能造成根据错误的需求定位而给出错误的解决方案，导致不必要的时间和金钱浪费；“过细”容易陷入分析僵局，无法继续开展下一步的工作。“分析僵局”是因为分析人员担心出现需求了解不够清晰或不够全面的情况，而无穷尽地深入用户需求调研中，使工作无法向前推进的一种常见现象。

需求评审非常必要，虽然无法杜绝用户在确认后仍然存在大量的变更，但确认可让双方在沟通过程中形成良好的互动，减少出现分析僵局的现象。

需求收集是需求分析的基础，收集到的信息可能缺乏良好的结构和形式；需求分析是进一步分析和表达用户的需求，将用户需求转换为结构化良好的需求描述。进行需求分析时，通常采用多种需求规范化技术开展工作，常规的技术包括结构化分析（structured analysis，SA）、数据流图（data flow diagrams，DFD）、层次+输入/处理/输出（hierarchy plus input/processing/output，HIPO）。同时，计算机辅助软件工程工具和统一建模语言（unified modeling language, UML）对需求分析与设计活动的支持非常必要，在 7.7 节将作进一步讨论。在众多分析方法中，SA 是一种简单实用的方法，其从最上层的系统组织机构入手，自上而下、逐层分解来分析系统。

在需求分析阶段，系统设计人员最容易犯的错误就是忽略对用户的业务流程再造（business process reengineering，BPR）而导致的流程重构。业务流程再造是指“为了飞跃性地改善成本、质量、服务、速度等现代企业的主要运营基础，必须对工作流程进行根本性的重新思考并彻底改革。”它的基本思想是必须彻底改变传统的工作方式，也就是彻底改变传统的自工业革命以来、按照分工原则把一项完整的工作分成不同部分、由各自相对独立的部门依次进行工作的工作方式。

忽略业务流程再造是基于原有业务流程的系统设计，即把原有的流程真实地、准确地通过信息系统实现，这是一种错误的设计，也即常说的“把手工变成电脑”，生搬硬套的体现。设计人员要充分考虑因工具的变化而带来的业务流程变化，这恰恰是信息系统设计的核心意义。例如，在还没有互联网应用时到医院就诊，患者需要先挂号才能看病，但随着互联网应用的普及，挂号过程被提前到预约系统，那么，设计人员就应当考虑，如何在新技术的发展下，重新对业务进行定义。

在需求收集与分析阶段，数据字典是数据库设计工作的主要成果和重要内容，该成果包含在需求规格说明书中，或者以 CASE 工具形式形成，采用 UML 语言进行规范化描述，是通过对数据项和数据结构的定义来描述数据流、数据存储的逻辑内容。

7.2.4 数据字典

数据字典是在需求分析阶段建立，并在数据库设计过程中不断修改、充实、完善的。它不是数据本身，而是关于数据库中数据的描述，即元数据。数据字典描述的内容通常包括数据项、数据结构、数据流、数据存储和处理过程。其中，数据项是数据的最小组成单位，若干个数据项可以组成一个数据结构。

1. 数据项

数据项是不可再分的数据单位。对数据项的描述通常包括以下内容：

数据项描述={数据项名，数据项含义说明，别名，数据类型，长度，取值范围，取值含义，与其他数据项的逻辑关系，数据项之间的联系}

其中，“取值范围”和“与其他数据项的逻辑关系”（如该数据项等于其他数据项的和、该数据项值等于另一数据项的值等）定义了数据的完整性约束条件，是设计数据检验功能的依据。

可以关系规范化理论为指导，用数据依赖的概念分析来表示数据项之间的联系，即按实际语义写出每个数据项之间的数据依赖，它们是数据库逻辑设计阶段数据模型优化的依据。

2. 数据结构

数据结构反映了数据之间的组合关系。一个数据结构可以由若干个数据项组成，也可以由若干个数据结构组成，或由若干个数据项和数据结构混合组成。对数据结构的描述通常包括以下内容：

数据结构描述={数据结构名，含义说明，组成：{数据项或数据结构}}

3. 数据流

数据流是数据结构在系统内传输的路径。对数据流的描述通常包括以下内容：

数据流描述={数据流名，说明，数据流来源，数据流去向，组成：{数据结构}，平均流量，高峰期流量}

其中，“数据流来源”是说明该数据流来自哪个过程；“数据流去向”是说明该数据流将到哪个过程去：“平均流量”是指在单位时间（每天、每周、每月等）里的传输次数；“高峰期流量”则是指在高峰时期的数据流量。

4. 数据存储

数据存储是数据结构停留或保存的地方，也是数据流的来源和去向之一。它可以是手工文档或手工凭单，也可以是计算机文档。对数据存储的描述通常包括以下内容：

数据存储描述={数据存储名，说明，编号，输入的数据流，输出的数据流，组成：{数据结构}，数据量，存取频度，存取方式}

其中，“输入的数据流”指出数据来源；“输出的数据流”指出数据去向；“存取频度”指每小时、每天或每周存取次数及每次存取的数据量等信息；“存取方式”指是批处理还是联机处理、是检索还是更新、是顺序检索还是随机检索等。

5. 处理过程

处理过程的具体处理逻辑一般用判定表或判定树来描述。数据字典中只需要描述处理过程的说明性信息即可，通常包括以下内容：

处理过程描述={处理过程名，说明，输入：{数据流}，输出：{数据流}，处理：{简要说明}}

其中，“简要说明”主要说明该处理过程的功能及处理要求；“功能”是指该处理过程用来做什么（而不是怎么做），“处理要求”指处理频度要求，如单位时间里处理多少事务、多少数据量、响应时间要求等。这些处理要求是后面物理设计的输入及性能评价的标准。

本阶段收集到的基础数据（用数据字典来表达）是下一步进行概念设计的基础。

7.3 概念数据库设计

数据库设计的第一阶段称为概念数据库设计，是建立概念数据模型的过程，该模型与所有物理因素无关。

7.3.1 概念数据库设计的任务

概念数据库设计的任务是根据用户需求规格说明书建立一个或多个概念数据模型。概念数据模型由 E-R 图、数据字典等文档支持，这些文档是在模型开发过程中逐步生成的。

一个概念数据模型包括：①实体类型；②联系类型；③属性和属性域；④主关键字和可替换关键字；⑤完整性约束。

概念数据库设计过程中最常用到的技术包括：①实体-联系模型技术；②规范化技术（3NF、BCNF 等）；③统一建模语言。

实体-联系和规范化技术在第 2 章和第 6 章中已作讨论，UML 将在 7.7 节有进一步的说明。在此阶段，无须考虑实现细节，即概念模型不涉及类似目标数据库管理系统软件的选择、应用程序的编制、编程语言的选择、硬件平台的选择或其他任何物理实现上的细节问题。

7.3.2 概念数据库设计的具体步骤

概念数据库设计一般分为九个步骤，如表 7-6 所示。所有步骤都是一个程序式的过程，实际的设计过程可根据具体情况作适应调整。

表 7-6 概念数据库设计的具体步骤

步骤	主要任务概述
第 1 步：标识实体类型	识别并列出实体
第 2 步：标识联系类型	建立实体之间的联系
第 3 步：标识属性并将属性与实体或联系类型相关联	识别并列出实体属性
第 4 步：确定属性域	确定属性的域
第 5 步：确定候选关键字、主关键字和可替换关键字属性	识别关键字（主键、外键等）
第 6 步：考虑使用增强的建模概念（可选步骤）	优化实体
第 7 步：检查模型的冗余	消除冗余
第 8 步：针对用户事务验证概念模型	验证模型
第 9 步：与用户一起复查概念数据模型	核查模型

1. 标识实体类型

实体类型是指现实世界中具有相同属性的一组对象的统称。实体类型既可以是物理（真实）存在的对象，也可以是概念（抽象）存在的对象。确定实体的一种方法是审查用户需求规格说明书，从说明书中提取名词和名词短语排除仅仅用来描述对象性质的名词，就可以得到大部分实体类型。另外一种方法是查找那些用户存在的对象，或称为“客观存在的事物”，包括衍生物和虚拟衍生物。

例如，在学生管理系统中，物理存在的实体包括学生、老师、教材、教室、办公室等，还可能包括课程、课程表、班级、学院、专业等这些概念存在的实体类型。

在门诊预约系统中，物理存在的实体包括医生、预约中心工作人员、病人、家属等可见的具体用户类型，还包括根据医生出诊情况衍生出来的医生号源、排班表等实体类型。某个对象是否是实体、联系或者属性并不总是显而易见的，根据实际需求进行调整，不同的设计者可能有不同的设计，这个过程依赖于设计者的判断力和经验，设计者也要在此过程中做出一定取舍。

标识出实体类型后，应当为每个实体指定有意义的名称，尽量规避同义词或歧义词，以免引起不必要的误解，将这些实体名称及描述记录在数据字典中。如表 7-7 中实体名称描述，如果一个实体有多个名称，则把它们定义为同义词或者别名，在实际工作中，要尽可能地杜绝此类现象，以防止不必要的混乱。在数据规划过程中，对于实体的命名，要求具有一定的规范性，如果已经约定了规则，则设计人员应当严格遵守相关的约定。

表 7-7 实体名称描述

实体名	描述	同义词	出现
Student	学生		所有的学生
Teacher	老师		所有的老师
Subject	课程	courses	所有的课程
……	……	……	……

在实际设计过程中，实体与表对应，每一个实体在后续逻辑设计与物理设计时都可能要用一个或多个表来存储它们，这种实体会对应信息系统的基础数据表，或称为“基础字典表”。例如，学生实体，需要为每个学生建立一个档案信息，而这张档案信息表则需要一张或多张表来存储数据。

2. 标识联系类型

确定实体联系类型的一种方法是审查用户需求规格说明书，从说明书中提取动词或动词词组。例如：

学生　学习　课程

老师　教授　课程

老师　管理　学生

大多数情况下，联系是二元的，即联系仅存在于两个实体类型之间，但也存在复杂联系以及递归联系的情况。设计者们要识别出所有的显式或隐式的联系，这些实现依靠设计者们的经验和能力。在描述上述联系时，用可视化的方式是常规的方式，通常是使用 UML 的方式。

在实际设计过程中，这种联系在后续逻辑设计与物理设计时，都可能要用一个或多个表来存储它们，而这种实体会对应信息系统的记录表、数据表，用于记录实体在业务发生时的联系数据或关系数据。例如，学生选课记录表用于记录学生与课程之间的关系。

3. 标识属性并将属性与实体或联系类型相关联

在确定了实体和联系之后，接下来就要确定它们的属性。类似于实体的确定，继续在用户需求规格说明书中寻找名词和名词短语。

若名词或名词短语是实体或联系的一种特性、性质、标识符或特征，同时，这些事物具有以下两种特点时即可标识为属性。

（1）不再具有需要描述的性质，即属性必然是不可分的数据项，不能包括其他属性。

（2）不能与其他实体具有联系。

在需求规格说明书中标识出了实体（A）或联系（R_{ab}）以后，进一步总结出 A 或

R_{ab}需要保留的特征信息。到现在为止这是确定属性最简单的方法，而问题的答案应该在需求规格说明书中有清楚的描述。

确定属性后，还要为它们指派对用户而言有意义的名字。每个属性需被记录的信息包括：①属性名和说明；②数据类型和长度；③该属性已知的所有别名；④属性是否为组合的，如果是则给出组成它的简单属性；⑤该属性是否为多值的；⑥该属性是否为导出的，如果是应如何计算它；⑦该属性的默认值。

在实际设计过程中，这些属性是构成后续逻辑设计和物理设计中的表字段的来源，即每一个属性通常就是一个字段。例如，学生选课记录表要明确学生和课程的关系，学生的编号与课程的编号是不可缺少的内容，也就是本部分所提及的属性。

4. 确定属性域

每个属性的取值称为“值域”，域是值的集合，一个或多个属性可以从中取值。例如，可以进行如下定义。

（1）身份证号码：约定为 18 位字符串，但不排除仍然有 15 位的身份证号码存在。

（2）性别：通常的值要么是“男”，要么是“女”，但在医学上，则还有“未确定性别”和“未说明”的情况。

完善的数据模型应为每个属性指定域，包括：①属性的合法值的集合；②属性的存储空间大小和格式。

还有更多的信息可用于说明域；如属性上允许的操作，哪些属性可以相互比较，或者哪些属性可以相互组合。确定属性域后，在数据字典中记录属性域的名字和特性，更新数据字典，用属性域替代属性的数据类型和长度信息。

在实际设计过程中，这种属性域在后续逻辑设计与物理设计时，是对应每个字段的取值范围，体现在数据类型的选择和长度、精度的定义。例如，学生表中学号的取值可能会根据学生的入学时间+学院编号+序号形成，学院编号为 XXX，若一个学院的学生最大值可能是 9999 人，则这个属性域是 YYYYMMDDXXX9999。

5. 确定候选关键字、主关键字和可替换关键字属性

为每个实体类型确定候选关键字，若有多个候选关键字，则选择一个作为主关键字，其他作为可替换关键字。

这一步骤主要是为实体确定候选关键字，并选择其中一个作为主关键字。候选关键字是实体中唯一可以确定该实体出现的每个最小属性集合。可以确定出多个候选关键字，然而必须从中选择一个作为主关键字，剩下的候选关键字称为可替换关键字。

从候选关键字中选择主关键字时，可以参考以下原则。

（1）包含属性个数最少的候选关键字。

（2）属性值被修改的可能性最小的候选关键字。

（3）字符数最少的候选关键字（对于文本属性）。

（4）最大值最小的候选关键字（对于数值属性）。

（5）从用户的角度看最容易使用的关键字。

在实际设计过程中，这种关键字在后续逻辑设计与物理设计时，是对应表的主键，

对于属性组合的唯一值，是唯一索引列。例如，学生表中学号是关键字，学号确定后一般不得修改，且其他所有的关联数据都将使用学号作为关联，而学生姓名不能作为关键字，因为存在重名的可能性。

6. 考虑使用增强的建模概念（可选步骤）

基本的E-R建模概念通常对表达许多不同的数据库应用的数据需求是非常充分了。然而，当为更加复杂的数据库应用建模时，这些应用拥有大量的数据以及数据间有非常复杂的相互关系，基本的E-R建模概念就有限了，这时就需考虑使用增强的建模概念，如特殊化/泛化、聚合和组合的方式继续改进E-R模型，实现数据模式的精化过程，限于篇幅，大家可以查阅相关资料。

7. 检查模型的冗余

检查模型是否存在冗余情况，若有则删除。

8. 针对用户事务验证概念模型

本步骤是通过完成某种事务的验证以验证数据模型的有效性，确保模型能支持所需要的事务。在这个模型的基础上，尝试以手工的方式模拟运行业务。如果能用这种方法完成所有事务，就能验证这个概念数据模型是支持这些事务的。然而，如果某个事务不能手工完成，则数据模型肯定存在必须解决的问题。出现这种情况可能是数据模型中遗漏了某个实体、联系或属性。

一般可以通过两个步骤来验证概念数据模型是否支持所需要的事务：①描述事务；②使用事务路径。

采用这种方法，设计人员能形象地表示出模型中与某事务相关和不相关的部分，因此也能直观地看到数据模型对所需事务的支持情况。一方面，如果模型中有些部分不被任何事物使用，就要判断这部分信息是否需要存在于数据模型中。另一方面，如果模型中某些部分不足以为某个事务提供正确的路径，就要检查是否遗漏了关键的实体、联系或者属性。

在实际设计过程中，这是以一种输出的形式来进行验证的十分有效的方法。例如，以输出一份学生成绩表的事务来验证学生成绩管理系统的有效性，以输出一份学生选课表的事务来验证学生课程管理系统的有效性。

9. 与用户一起复查概念数据模型

本步骤是用户作最终确定的程序性步骤，通过与用户的再次沟通，以确保模型真实地描述了其数据需求。

这项工作的成效取决于用户的水平、数据库设计人员沟通的水平，因为采用专业术语描述的技术性文件难免会导致双方之间缺少易于理解的共同语言，过程中仍然可能会发现需要改善的地方。

数据模型中存在任何问题，都必须进行适当的修改，这可能需要重复前面的步骤，且可能会重复多次，直到用户确认该模型真实地表现其需求。

7.4 逻辑数据库设计

数据库设计的第二阶段称为逻辑数据库设计，是根据已有的概念数据模型建立。

7.4.1 逻辑数据库设计的任务

逻辑结构设计的任务是把概念设计阶段设计好的基本E-R图转换为与选用数据库管理系统产品所支持的数据模型相符合的逻辑结构，并对该模型的结构以及是否能够支持用户业务事务进行验证。

逻辑数据模型由E-R图、数据字典、数据库定义语言DDL等文档支持，这些文档在模型开发过程中逐步生成。

一个逻辑数据模型包括：①实体类型；②关系模式；③主关键字和可替换关键字；④完整性约束；⑤属性和属性域。

一个逻辑数据库设计文档的样例如图7-5所示。

Student

Relation schema

Student(Student_ID,Student_Name,Student_Password,Student_State,Student_Sex,Enrolling_Date,E-mail）

Primary Key

Student_ID

Attributes

字段中文名称	字段英文名称	数据类型	是否为空	缺省值	说明
学生编号	Student_ID	int	N	0	主关键字（PK）
学生名称	Student_Name	varchar(20)	N	无	默认情况下与名称一致
学生密码	Student_Password	varchar(10)	N	无	采用des加密
学生状态	Student_State	char(1)	N	无	Y：正常；N：禁用
学生性别	Student_Sex	char(1)M or F	N	无	
入学日期	Enrolling_Date	datetime	N	0	
个人邮箱	E-mail	varchar(30)	Y	无	

图7-5 逻辑数据库设计文档样例

逻辑数据库设计过程中最常用到的规范化技术，在这一阶段，将前一阶段创建的概念数据模型进行精化，映射为逻辑数据模型。逻辑数据模型建立在目标数据库所支持的数据模型（如关系数据模型）基础之上。

尽管概念数据模型独立于物理实现，但是逻辑数据模型是在已知目标DBMS的基本数据模型的条件下推导出来的。也就是说，进行逻辑数据库设计时，需要知道目标DBMS

是关系的、网状的、层次的还是面向对象的。此外，将忽略所选 DBMS 的其他特征，尤其是物理细节，如目标 DBMS 支持的存储结构或者索引等。

在建立逻辑数据模型的整个过程中，也将不断地对模型进行测试、修改直至满足用户的需求。在这一阶段，引入规范化技术来验证逻辑数据模型的正确性。规范化可以保证由数据模型导出的关系没有数据冗余，而数据冗余则可能会引起更新异常。另外，逻辑数据模型还应完全支持由用户说明的事务。

逻辑数据模型又是下一阶段的信息来源，为物理数据库设计人员进行权衡考虑提供了便利，这对有效的数据库设计十分重要。逻辑数据模型在数据库系统开发生存周期的运行维护阶段也担当着重要角色。对数据模型的正确维护和及时更新能够使数据库很好地适应未来的变化，使得以后对应用程序和数据的修改都能够在数据库中得到正确而有效的体现。

7.4.2　逻辑数据库设计的具体步骤

逻辑数据库设计一般分为七个步骤。基于关系数据模型的逻辑数据结构设计的具体步骤如表 7-8 所示。所有步骤都是一个程序式的过程，实际的设计过程可根据情况调整。

表 7-8　逻辑数据库设计的具体步骤

步骤	主要任务概述
第 1 步：从概念数据模型中导出关系	构建与转换逻辑关系
第 2 步：使用规范化方法验证关系	规范化逻辑关系
第 3 步：针对用户事务验证关系	事务验证
第 4 步：检查完整性约束	完整性验证
第 5 步：与用户一起复查逻辑数据模型	用户核查
第 6 步：将逻辑数据模型合并为全局模型（可选步骤）	多模型合并（可选）
第 7 步：检查模型对未来可扩展性的支持	扩展性验证

1. 从概念数据模型中导出关系

关系数据库的逻辑结构是一组关系模式的集合。E-R 图由实体类型、实体属性和实体之间的联系三个要素组成，将 E-R 图转换为关系模型实际上就是要将实体类型、实体属性和实体之间的联系转换为关系模式。

一个实体类型转换为一个关系模式，实体的属性成为关系的属性，实体的码成为关系的码。具有相同码的关系模式可合并。

1）不同实体类型的关系转换方法

不同实体类型的关系转换方法如下。

（1）强实体类型。一个强实体本身是完整的，并不依赖于任何其他实体类型。它具有一个主键，该键唯一地描述了强实体集中的每个实例，并意味着强实体集中的任何元素都可以唯一标识，其转换方法就是创建包括简单属性的关系。

例如，学生管理系统中，每个班级，可定义为强实体类型，在导出关系时，就是创建班级与属性之间的关系，如班级{班级编号，所属学院，专业}。

（2）弱实体类型。弱实体不能独立使用，它依赖于其所有者实体，这个被依赖的强实体被称为父实体。即组成一个实体集主关键字的属性中的一些或全部属于另一个实体集，这个实体类型就称为弱实体类型，将弱实体与其所有者身份联系起来的关系称为识别关系。不能独立于其所有者身份来识别弱实体，弱实体的主关键字要等到与每一个父实体的联系转换完成后才能确定。

例如，学生管理系统存在每个学生选课表，其依赖于两个强实体：学生和课程表，其主关键字一般由学生编号与课程编号组合而成，学生的编号和课程编号分别是学生和课程表的主键。

2）不同联系转换为关系的方法

不同联系转化为关系方法如下。

（1）一对一（1∶1）联系类型。这种联系可以转换为一个独立的关系模式，也可以与任意一端对应的关系模式合并。如果转换为一个独立的关系模式，则与该联系相连的各实体的码以及联系本身的属性均转换为关系的属性，每个实体的码均是该关系的候选码。如果与某一端实体对应的关系模式合并，则需要在该关系模式的属性中加入另一个关系模式的码和联系本身的属性。

（2）一对多（1∶n）联系类型。一对多的联系类型通常是指实体与两个或两个以上其他实体的联系，联系“一方”的实体被标记为父实体，“多方”的实体被标记为子实体。这种联系可以转换为一个独立的关系模式，也可以与 n 端对应的关系模式合并。如果转换为一个独立的关系模式，则与该联系相连的各实体的码以及联系本身的属性均转换为关系的属性，而关系的码为 n 端实体的码。

（3）多对多（m∶n）联系类型。这种联系转换为一个关系模式，与该联系相连的各实体的码以及联系本身的属性均转换为关系的属性，各实体的码组成关系的码或关系码的一部分。

为每个 m∶n 联系创建一个关系，关系中包含了 m∶n 联系的所有属性及参与该联系的实体的主关键字属性也复制到这个关系中，并作为外部关键字。这些外部关键字可能直接构成新关系的主关键字，也可能与联系自身的某些属性组合构成新关系的主关键字。（若联系自身的一个或多个属性具有唯一性，尽管本转换方法可以解决这个问题，但仍说明在建立概念数据模型时漏掉了一个实体。）

（4）复杂联系类型。三个或三个以上实体间的多元联系可以转换为一个关系模式。与该多元联系相连的各实体的码及联系本身的属性均转换为关系的属性，各实体的码组成关系的码或关系码的一部分。

为每一个复杂联系都创建一个关系，该关系包含了属于这个联系的所有属性，并将参与该联系的实体的主关键字属性也复制到这个关系中，作为关系的外部关键字。表示联系的“多方”的外部关键字通常也会成为这个新创建的关系的主关键字，也可能与联系的其他一些属性共同构成主关键字。

本阶段的工作是逻辑数据库设计的主要工作，这些工作对于简单的信息系统并不困难，但对于复杂的信息系统，需要根据用户视图的维度形成多个局部逻辑模型，再形成多个逻辑设计模型文件。

2. 使用规范化方法验证关系

规范化是为了确保关系在拥有最小属性集合的同时又足以支撑数据需求。这些关系还应该具有最小的数据冗余，有些冗余是为允许关系之间进行连接操作而存在的，是必要的冗余。

规范化方法采取一系列步骤对关系进行查验，以确认其属性是否遵循某个给定的范式，如第一范式（1NF）、第二范式（2NF）或者第三范式（3NF）。为了避免数据冗余问题，建议每个关系至少是遵循 3NF 的。

规范化方法并不是固定的，随着计算机性能的提升，用额外的性能成本换取易用性或者提升数据读取性能，是对规范化方法应用的改进。规范化方法的应用越来越多地向最佳实践发展，而非绝对的规范化。

3. 针对用户事务验证关系

这个步骤是通过检查上一步创建的关系以验证逻辑数据模型所创建关系的过程正确性，以确保该模型能支持用户需求规格说明书中描述的所需事务。在概念设计阶段也执行过类似检查。

利用关系、关系的主关键字/外部关键字、E-R 图和数据字典，可以尝试以手工的方式来执行事务。如果能用这种方法解决所有事务，就说明逻辑数据模型能够支持所需事务。反之，则说明数据模型中存在必须解决的问题，出现这种情况很可能是在创建关系时出现了错误，应该返回检查事务所涉及的数据模型并作处理。

4. 检查完整性约束

完整性约束是为了避免数据库的不完全、不准确、不一致而增加的约束。虽然最后选用的数据库管理系统不一定支持所设计的完整性约束，但此步骤也很重要。良好的完整性约束是良好数据库设计的基础，在实践过程中，完整性约束显著地提升数据库数据质量，也在一定程度上降低信息系统的错误发生。

完整性约束有多种，主要包括以下几种。

1）必须有值的数据约束

某些属性能否为空是完整性所考虑的重要问题。原则上，设计人员应尽可能避免出现空值，这是对完整性非常有利的最佳实践。在设计上，可以通过给出默认值来避免为空的情况，如火车车票开放车次座位表时，默认值都是未占座的状态，即使设计人员没有为座位状态赋值，数据库系统也能为其填充未占座的值。

2）属性域约束

域约束一般指要求值处于一种合法的区域，如在记录人体温度的属性时，体温不可能超过 43℃，低于 35℃。

3）多重性约束

多重性约束是数据与数据之间的联系上的约束，如一个男性病人数据不允许出现女性特征的数据。

4）实体完整性约束

实体完整性约束主要指主关键字不能为空，要求所有关系都应当有主关键字。

5）引用完整性约束

引用完整性约束是指某个属性的值不能超出父实体中的键值，这也是常说的外部关键字在数据库管理系统以外键的形式出现。

6）一般性约束

一般性约束是指在事务设计上，要求所有的数据在更新实体的操作的制约关系，如老师临时想用某个教室召开会议，其约束前提是这个教室在计划召开会议的时间段没有被其他人占用等。

为物理数据库设计考虑，设计人员应尽可能在数据字典和相关文档中记录所有的完整性约束。

5. 与用户一起复查逻辑数据模型

该步骤与前面谈到的“与用户一起复查概念数据库模型”作用类似，目的是确保该模型能真实地描述其数据需求。

6. 将逻辑数据模型合并为全局模型（可选步骤）

只有在数据库拥有多个用户视图，并且使用视图集成的方法处理这些模式时，本步骤才是必需的。

7. 检查模型对未来可扩展性的支持

对未来可扩展性的考虑主要是在数据库规划阶段，但在逻辑设计阶段仍然需要检视该模型是否能被扩展以支持未来可能的开发需求。如果一个模型只能支持当前的需求，其生存周期可能很短，并且为了适应新的需求，日后可能需要做很大的改动。

开发一个可扩展的模型十分重要，且应该具有可演化的能力以支持新的需求，同时最小限度地影响老用户的使用。但是，因为很多用户可能不知道将来需要什么，这也增加了扩展考虑的难度。不过即使用户清楚未来所需，也可能会放弃，因为这种能适应未来可能的需求而具备的可扩展性需要投入大量的时间和费用。所以需要对模型应该适应什么进行选择。不过，除非用户提出明确的需求，否则没有必要把任何变化都合并到数据模型中。

7.5 物理数据库设计

物理数据库设计是数据库设计的最后一个阶段。物理数据库设计是为给定的逻辑数据模型选取最适合应用要求的物理结构的过程。

7.5.1 物理数据库设计的任务

物理数据库设计的输入是逻辑数据库设计的输出，逻辑数据库设计的输出结果是逻辑数据模型，包括 E-R 图/关系图、关系模式，以及描述模型的支持文档，如数据字典等。

逻辑数据库设计阶段高度独立于实现细节，如独立于目标数据库管理系统提供的特殊功能及其应用，但是要依赖于目标数据模型。

逻辑数据库设计的任务关注设计什么，物理数据库设计的任务则关注如何实现设计。这两个阶段分别需要不同的技能，而且这些技能通常被不同的人掌握。在物理数据库设计阶段，设计人员必须知道计算机系统怎样支持 DBMS 操作，并且需要对目标 DBMS 的功能有充分的了解。目前各种 DBMS 提供的功能在各方面存在很多差异，所以物理数据库的设计必须与某种特定的系统相适应。

物理数据库设计并非一项孤立的活动，通常在物理设计、逻辑设计和应用系统设计之间存在着反馈。例如，在物理设计阶段为提高系统性能做出的一些取舍，如合并关系等，可能会影响逻辑数据模型的结构，进而影响应用系统的设计。

物理数据库设计主要有以下三个方面的任务。

（1）根据逻辑数据模型，物理地创建关系表和完整性约束。

（2）确定数据的存储结构和访问方式，确保数据库系统的性能最优。

（3）设计安全保护机制。

7.5.2 物理数据库设计的具体步骤

物理数据库设计一般分为六个主要步骤，如表 7-9 所示。

表 7-9 物理数据库设计的具体步骤

步骤	主要任务
第 1 步：转换逻辑数据模型以适应目标数据库管理系统	设计数据表
第 2 步：设计文件组织方法和索引	设计索引与存储方式
第 3 步：设计用户视图	设计用户视图
第 4 步：设计安全机制	设计安全机制
第 5 步：考虑引入可控冗余	设计合理的冗余
第 6 步：监控系统和系统调优	持续优化

物理数据库设计的工作主要集中在第 1 步和第 2 步，而第 3 步和第 4 步进入了具体的实现阶段，第 5 步和第 6 步在运维阶段进行补充，本节不做介绍。

1. 转换逻辑数据模型以适应目标数据库管理系统

此步骤主要工作任务是将逻辑数据模型中的关系转换成可由目标关系 DBMS 实现的形式，即建立数据库的物理表，包括基于关系名的表结构，基于属性的字段名，每个属性的约束（包括数值类型，完整性约束），主键，外键。

这个过程需要设计人员结合目标数据库管理系统提供的功能进行适应设计。

2. 设计文件组织方法和索引

此步骤主要工作任务是实现数据的高效存储和访问，需要确定数据的存储方式、建立索引，确定数据存放位置，确定系统配置，具体可以参考王珊等编著的《数据库系统概论》相关章节。

数据库物理设计过程中需要对时间效率、空间效率、维护代价和用户要求进行权衡，其结果可以产生多种方案。数据库设计人员必须对这些方案进行细致的评价，从中选择一个较优的方案作为数据库的物理结构。

评价物理数据库的方法依赖于所选用的关系数据库管理系统，主要是从定量估算方案的存储空间、存取时间和维护代价入手，对估算结果进行权衡、比较，选择出一个较优的、合理的物理结构。如果该结构不符合用户需求，则需要修改设计。

如果评价结果满足设计要求，则可进入到物理实施阶段，即在目标数据库管理系统上，将设计好的数据库系统实现并部署。当然，这种部署通常是在开发环境中实施，而非生产环境，因为数据库设计往往是应用程序进行实质性开发阶段的关键因素。当然，在实际工作中，二者的关系存在经常交叉的过程。

3. 设计用户视图

有些教材将设计用户视图放在逻辑结构设计中，此步骤主要工作任务是为数据库分析阶段定义的一个或者多个视图创建局部概念数据模型，即设计用户数据视图。对可以独立运行在个人计算机上的数据库管理系统而言，用户视图通常是为了简化数据库需求、方便用户使用而设计的。但是在一个多用户的数据库管理系统中，用户视图则在定义数据库的结构和强化安全措施方面起着重要作用。随着软件开发技术的发展，此步骤并非必需的。

4. 设计安全机制

数据库代表了整个用户方的重要资源，因此数据库资源的安全性非常重要。关系数据库管理系统一般支持系统安全和数据安全这两种类型的数据库安全。

系统安全适用于系统层数据库的访问和使用，如用户名和密码等。数据安全则适用于用户对数据库对象（如关系和视图）的访问、使用以及进行的操作。同样，访问规则的设计依赖于目标数据库管理系统，与其他系统相比，某些系统支持的访问规则的设计机制更为便利。

至此，数据库核心设计工作基本完成，后面的步骤主要是实施阶段、运行阶段、维护阶段，是数据库设计的精进过程。为便于阅读和理解，将这些阶段统一归入 7.6 节进行阐释。

7.6 数据库系统后续完善阶段

数据库设计贯穿信息系统全生存周期，在数据库物理设计完成后，主体设计工作基本完成，后续大部分工作都是对数据库系统进行精进，包括应用程序设计与实现、建立原型系统（可选）、数据转换与加载、测试与运维等。此外，在每个阶段都存在一定的数据库设计工作，而且是必需的工作。

7.6.1 应用程序设计与实现

数据库系统开发生存周期中的数据库设计和应用程序设计是并行进行的。大多数情况下，不可能在数据库设计实现之前就完成应用程序的设计。数据库是应用程序设计的支撑。因此，应用程序设计和数据库设计之间必然存在信息交流。

应用程序设计与实现过程中，与数据库设计密切相关，主要体现在两个方面，一是事务设计，二是界面设计。这两个过程对数据库设计有深入的影响。

1. 事务设计

事务是数据库设计的一项重要内容，也是应用程序设计与实现的重要内容。数据库事务是访问并可能操作各种数据项的一个数据库操作序列，这些操作要么全部执行，要么全部不执行，是一个不可分割的工作单位。事务由事务开始与事务结束之间执行的全部数据库操作组成。

对事务的论述参见第 8 章。事务设计应该在应用程序设计阶段的前期进行，以确保数据库能够支持所有系统涉及的事务处理。事务主要分为三类：检索型事务、更新型事务和混合型事务。

（1）检索型事务主要用于数据检索，并将这些数据显示在屏幕上或生成报表，如列出某班所有学生基本信息。

（2）更新型事务用于实现记录的插入、删除或修改，如新增一名学生的基本信息。

（3）混合型事务的操作包括数据的检索和更新。

这种事务设计工作，在一定程度上会影响前期数据库设计的工作，如检索型事务，为提升查询效率可能要对之前物理设计的索引进行适应性改造；如更新型事务，为提升更新效率可能需要对部分存储设计进行优化；如读写分离技术的引入，可能对数据冗余进行设计，从而影响数据库设计。

2. 用户界面设计指南

用户界面设计是用户视图的具体体现，具体关联主要体现用户需要看到的信息，是数据库设计的基础，特别是在一些用户报表统计设计时，可能对数据库产生影响。为提升用户查询效率、降低数据库负载，在进行数据报表统计设计时，采用适当的数据冗余设计或提前做好数据统计非常重要，这就需要设计人员重复物理数据库设计，对这些数据进行存储设计。

7.6.2* 建立原型系统

建立原型系统是在开发复杂的信息系统时采用，在敏捷开发模式下，快速原型法能提升数据库设计的效率，但这个步骤并非必需的。

原型只是一个工作模型，通常并未实现最终系统所需要具备的所有特性和功能。建立数据库原型系统主要是为通过分析用户对原型系统的使用情况，来确定系统所提供的功能是否完备，甚至是用户在使用原型系统的过程中，还可以提出改进建议甚至新的功能需求。通过原型系统，可以在很大程度上帮助用户和系统开发人员进行沟通，明确用户需求，还能够评价系统设计的可行性。建立原型系统应该具备相对整个系统开发而言，费用不高且需时短的特点。

建立原型系统一般有两种策略：需求原型和进化原型。需求原型利用原型确定数据库系统的需求，一旦需求明确，该原型系统也就无用了。进化原型和需求原型目的相同，但最重要的区别在于它并未被抛弃，而是经过进一步开发之后演变为最终的数据库系统。

7.6.3 数据转换与加载

只有当旧的数据库系统被新的系统替换时，才需要进行数据转换与加载。其根本目的是将旧的数据导入到新的数据库系统中。

目前，大多数据库管理系统都具有在新的数据库中加载原有数据库文件的实用工具。完成这一操作时需要明确要加载的源文件以及目标数据库，并且数据库管理系统能够自动地转换源文件的数据格式以满足新数据库文件格式的要求。数据移植就绪以后，开发人员就有可能将原有系统中的应用程序移植到新的系统中。当需要进行数据转换与加载时，应当周密计划，以确保系统全部功能的平滑移植。

在此过程中，数据库设计者们仍然面临数据库设计的挑战，即在数据导入过程中发现数据库设计的问题，需要根据兼容性问题进行数据库精化。这种数据导入过程主要是发现缺失或者约束不合理等问题。例如，在设计初期，设定学生姓名为 50 个字符，在实际过程中，发现姓名有超过 50 个字符的情况，则需要调整数字长度。

7.6.4 测试与运维

在实际使用前，数据库系统应该经过完全测试。在测试过程中可能发现问题，而且可能是多样化的问题，需要对数据库设计根据实际情况进行适当调整以解决这些问题。

在数据库系统已经完全实现并经过测试投入使用后，系统进入维护阶段，数据库设计人员相应要开展运维工作，这一阶段包括以下活动。

（1）监控系统的性能。若存在性能问题，就可能需要调整或重组数据库。

（2）维护系统，在必要时升级数据库系统。通过生存周期前面各阶段的设计，新的需求融入了数据库系统。

7.7 数据库设计方法与工具

数据库设计方法和工具有很多，本节挑选最为经典的结构化分析方法和统一建模语言进行说明，同时阐述 CASE 工具在数据库设计的作用，从方法到工具，再引出最佳实践与敏捷开发设计思想，使读者对数据库设计有全面的认知。

7.7.1 结构化分析方法

软件研发工作是一个从 0 到 1，从无到有的工作，如何开始、从何处开始、到什么地方结束，这是软件设计者们要考虑的内容。在前面提到，软件需求分析最终输出的数据字典是数据库设计的主要输入。如何实现这种输出，结构化分析是最常用的方法。考虑结构化分析在数据库设计中的重要地位，本节特别对结构化分析方法作进一步说明。

结构化分析是软件工程中的一种方法，通过结构化分析和结构化设计来分析需求，再转换为规格文件，最后再产生计算机软件、硬件配置及相关的手册和程序。

结构化分析及设计技术由 20 世纪 60 到 70 年代的系统分析技术发展而来，结构化分析没有详细的定义，但却演化出一系列的方法、工具、技术、思想，这些内容构成了结构化分析的内涵。

1. 结构图

在结构化分析中常用结构图表示程序的顶层架构。结构图是一个将系统拆解为最小可管理程序单位的图。在结构化编程中，结构图可以将程序模块整理为树状结构，每一个模块以一个其中含有模块名称的方框表示，树状结构可以清楚表示各模块之间的关系。日间手术室管理软件结构图（部分）如图 7-6 所示。

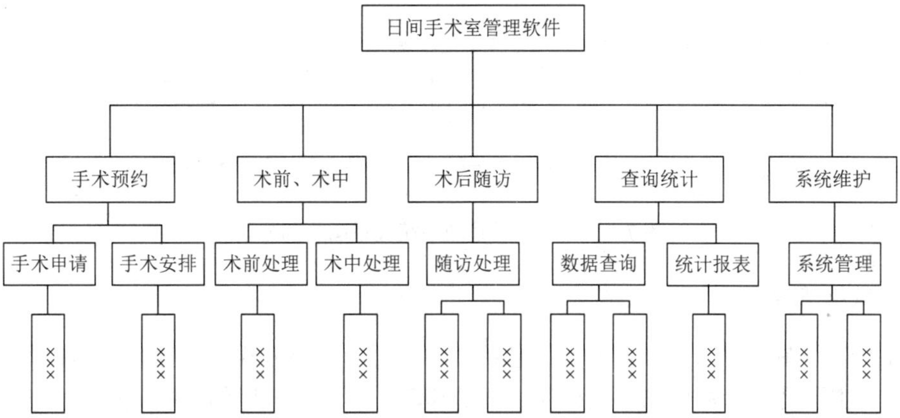

图 7-6　日间手术室管理软件结构图（部分）

结构图有助于程序设计者以逐个击破的方式处理软件问题，也就是一直将问题拆解为更小的问题，直到最后问题小到可以被人类理解为止。此过程称为“由上到下设计”或是“功能分解”。结构图的作用类似建筑房屋中使用的蓝图。在设计阶段，结构图是用户和软件工程师沟通的方式。在代码实现的阶段，由结构图可以得知系统的完整架构。这是结构化分析的关键起点，即描述出系统的“蓝图”，这里并没有太多细节的描述，而只是一个系统的框架结构，但这一步是关键，也是系统的开端。

2. 系统关系图

信息系统通常要与外界环境发生联系，系统关系图是表示系统和外界环境之间关系的架构图，可以表示一个系统和外界相关系统的输入及输出。医院信息管理系统关系图（部分）如图 7-7 所示。

系统关系图将系统放在整个图的中心，不描述其内部结构，周围则是和其有关的系统、活动及环境，目的是专注在哪些会影响系统需求及限制的外部因素及事件。系统关系图和数据流程图有关，有助于了解系统和其他相关系统或事件之间的关系。

3. 数据字典

数据字典是对数据的详细描述，是实体联系模式图的重要内容。

数据字典或数据库字典是定义数据库基本组织的文件。数据字典包括数据库中所有的文件、每一个文件的字段个数、字段名称及数据类型。为了保护数据字典的内容不被破坏，大多数的数据库管理系统不允许用户更改数据字典。数据字典没有数据库中的数据内容，只有一些访问数据库需要的信息。数据库管理系统应根据数据字典才能访问数据库的内容。

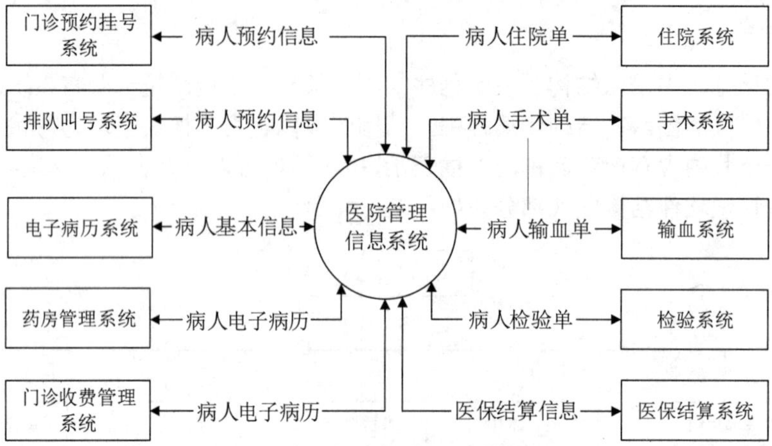

图 7-7 医院信息管理系统关系图（部分）

4. 数据流程图

数据流程图是用图像方式表示信息系统中数据的移动方式。数据流程图和系统流程图不同，主要是表示数据在不同程序之间的移动，而不是程序的控制流程。门诊预约挂号系统数据流程图（部分）如图 7-8 所示。数据流程图是由康斯坦丁（Constantin）所提出的，以马丁（Martin）及埃斯特林（Estrin）的数据流图为基础。

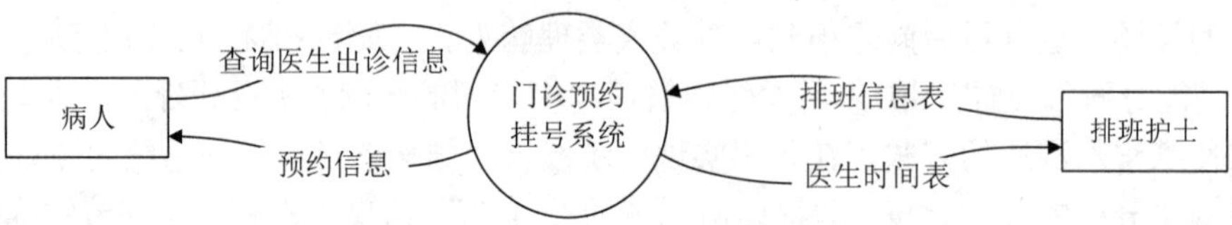

图 7-8 门诊预约挂号系统数据流程图（部分）

5. 集成计算机辅助制造定义方法（integrated computer aided manufacturing definition method，IDEF）图

IDEF 是一个程序驱动的分析方法，由目的及观点开始进行。此方法一开始会先确认整体机能，再反复地将机能分区为更小的机能，保留程序优化需要的输入、输出、控制及机制。它是一套用于建模信息系统的建模语言，其中 IDEF0 和 IDEF1X 比较常用。IDEF0 的基本组件如图 7-9 所示。IDEF0 用于显示数据流、系统控制和生存周期过程的功能流。IDEF 也被视为一种功能分解的分析方法，着重在函数的内聚力及函数之间的耦合力。

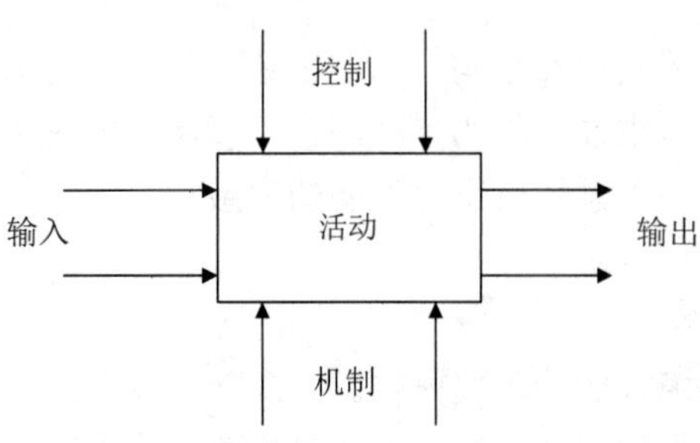

图 7-9 IDEF0 的基本组件

6. 结构化设计

结构化设计是有关软件模块的开发，及分析模块之间的模块层次。在结构化设计中，有以下两个主要的概念。

（1）内聚力是指机能相关的程序组合成一模块的程度。

（2）耦合力是指模块及模块之间信息或参数移动的程度。

当耦合力调整到最佳情形时，会简化模块之间的接口，也会简化程序的复杂度。结构化设计的核心思想就是追求“高内聚、松耦合”。

除此之外还包括第 4 章学习的结构化语言，结构化分析所产生的方法、工具、技术和思想，几乎关系到软件设计的各个领域，包括以此衍生出来的很多软件方法学，如领域驱动设计、敏捷开发思想等。这些方法仍然是当前设计工作的主要方法。

7.7.2　UML

统一建模语言（UML）为面向对象系统的产品进行说明、可视化和编制文档的一种标准语言，是非专利的第三代建模和规约语言，也是面向对象设计的建模工具，独立于任何具体程序设计语言。

1. UML 的概念

UML 是对象管理组（object management group，OMG）的一个标准。UML 作为一种语言，其定义了一系列的图形符号来描述软件系统。这些图形符号有严格的语义和清晰的语法，且形成了标准，使得软件开发所有相关人员都能用它来对软件系统的各个方面进行描述。

2. UML 的作用域

UML 不是专门针对数据建模的，而是为软件开发的所有阶段提供模型化和可视化支持的规范语言，从需求规格描述到系统完成后的测试和维护都需要用到。总的来说，UML 可以用于数据建模、业务建模、对象建模、组件建模等，它提供了多种类型的模型描述图，借助这些图可以使得计算机应用系统开发中的应用程序更易理解。

UML 并没有定义一种标准的开发过程，但它适用于迭代式的开发过程。它是为支持大部分现存的面向对象开发过程而设计的。UML 不是一门程序设计语言，但可以使用代码生成器工具将 UML 模型转换为多种程序设计语言代码，或使用反向生成器工具将程序源代码转换为 UML。

3. UML 的组成

UML 由模型元素（model element）、图（diagram）、视图（view）和通用机制（general mechanism）等部分组成。

（1）模型元素：代表面向对象中的类、对象、消息和关系等概念，是构成图的最基本的面向对象系统分析与设计方法常用概念。

（2）图：是模型元素集的图形表示，通常是由弧（关系）和顶点（其他模型元素）

相互连接构成的。

（3）视图：是表达系统的某一方面的特征的 UML，建模元素的子集，由多个图构成，是在某一个抽象层上，对系统的抽象表示。

（4）通用机制：用于表示其他信息，如注释、模型元素的语义等。另外，UML 还提供扩展机制，使其能够适应一个特殊的方法（或过程），或扩充至一个组织或用户。

4. UML 的模型图

常用的 UML 模型图有九种：用例图、类图、对象图、顺序图、协作图、状态图、活动图、组件图和部署图，关于 UML 相关图例的规范，本书不作详细说明。

7.7.3 CASE 工具

CASE 发展至今，产生了各种各样的工具。从广义上说，任何一种能够支持软件工程的工具都是 CASE 工具。在软件工程领域，基本上每一个软件开发与设计活动都存在一个或多个专业的工具。优秀的 CASE 工具有很多，并且在不停地涌现，设计人员要选择适合自身情况的工具，这也是软件配置管理的重要内容。一些常见的 CASE 工具如下。

（1）需求分析工具，如 Xmind、Visio 等。

（2）原型设计工具，如 Axure、Mockplus、Flinto、Origami、Framer 等。

（3）版本管理工具，如 SVN、Git 等。

（4）数据建模工具，如 PowerDesigner、ER/Studio、ERwin、Toad Data Modeler、MySQL Workbench、Altova DatabaseSpy 等。

数据库系统开发早已告别无工具时代，且非常依赖于 CASE 工具的应用。数据管理员和数据库管理员需要采用合适的工具，以保证开发活动尽可能有效且高效。CASE 对数据库系统开发的支持有以下几方面。

（1）存储关于数据库系统数据的相关信息的数据字典。

（2）支持数据分析的设计工具。

（3）支持企业数据模型、概念数据模型和逻辑数据模型开发的工具。

（4）建立原型系统的工具。

使用合适的 CASE 工具能够提高数据库系统开发的生产率。生产率的含义包括开发过程的效率和所开发系统的有效性。效率是指成本，即实现数据库系统的时间和经费开销。CASE 工具通过对系统开发提供相应支持并使开发过程自动化来提高开发效率。有效性是指系统对用户需求的满足程度。在追求更高的生产率时，提高开发过程的有效性可能比提高效率更为重要。

对于提高生产率，CASE 工具在以下方面都具有优越性。

（1）标准化。CASE 工具有助于强化软件项目开发过程的标准化或者组织内部工作流程的标准化。CASE 工具有助于生成可复用的标准测试组件，以简化维护工作并提高生产率。

（2）集成化。CASE 工具将所有信息均保存在仓库或数据字典中。因此，利用 CASE 工具就可以将从数据库系统生命周期各阶段收集的数据存储起来，并且通过数据之间的关联来保证系统各部分的集成性。这样一个组织机构的信息系统就不再是由一些独立的、无关的部分组成。

（3）支持标准化方法。结构化技术图表的使用具有重要意义，而图表的手工绘制和维护是相当困难的，CASE 工具简化了这一过程，能够生成正确且更为通用的文档。

（4）一致性。由于存储在数据字典中的信息之间存在着内在的联系，因此可以利用 CASE 工具进行一致性的检查。

（5）自动化。一些 CASE 工具可以自动地将设计规格说明书转换为可执行代码。这样可以减少系统开发的工作量，还可以消除编码过程中出现的错误。

数据库设计人员在数据库设计初期，应当对 CASE 工具认真选型，并确保所有参与人员熟悉工具的应用。另外，要确保相关工具的版本统一，以避免不同版本的工具可能会带来的不兼容，以及防止出现因版本不统一带来的沟通麻烦。

7.7.4 数据库设计的最佳实践

本章前面介绍的内容围绕数据库系统开发生存周期，论述了各阶段的数据库设计的方法、工具等，但在实际开发过程中，严格的生存周期一般不存在，特别是在敏捷开发模式下，生存周期体现在不停迭代的过程中，没有那么严格和严谨，但这并不影响对以上知识的了解与学习。此外，在实践过程中，也随之衍生出了一种最佳实践。

最佳实践是一个管理学概念，认为存在某种技术、方法、过程、活动或机制可以使生产或管理实践的结果达到最优，并减少出错的可能性。最佳实践是基于实践的一种总结，是一种在当前技术认知水平上的结果最优的经验科学，同时，强调其具有可超越性，也就是未来随着技术发展，这种实践仍然可以不断演进，从而形成更好的实践。

敏捷开发模式就是软件工程的一种最佳实践。敏捷开发则是以用户的需求进化为核心，采用迭代、循序渐进的方法进行软件开发。

在敏捷开发中，软件项目在构建初期被切分成多个子项目，各个子项目的成果都经过测试，具备可视、可集成和可运行使用的特征。换言之，就是把一个大项目分为多个相互联系，但也可独立运行的小项目，并分别完成，在此过程中软件一直处于可使用状态。

在这种模式下，数据库设计可能根据软件项目切分成不同的模块，而不是严格地按照以上的流程顺序开发设计工作。在实际工作中，严格地按照这种顺序开发已经越来越少见，数据库设计人员甚至已经进化到直接从物理数据库开始数据库设计工作，正如敏捷宣言所言：

- 个体和交互 胜过 过程和工具
- 可以工作的软件 胜过 面面俱到的文档
- 客户合作 胜过 合同谈判
- 响应变化 胜过 遵循计划

虽然上述敏捷宣言右侧项的内容也有价值，但是认为左侧项具有更大的价值。

对于数据库设计人员而言，可用的数据物理模型相比过程化的 E-R 实体图和 UML 构建的规范文档更有价值。有人可能会依据这种认识，认为那些过程文档并不重要，甚至可以不需要，但这就违背了敏捷的基本精神，“胜过”不代表“不需要”。

引入 CASE 工具的数据库是基于以上过程化的知识的应用。借助专业 CASE 工具，设计人员可以省去大部分文档工作，从而快速地进入设计工作，以最快速度达到“可用的数据库设计”。同时，在应用 CASE 工具中，也可以在数据库设计工作构建适宜于软件敏捷开发的最佳实践，但这需要设计人员具备很好的专业知识，并非容易的事情。

在实践中，当前的数据库设计不再只是数据库专业设计人员的工作，程序开发人员也需要参与其中，但对于数据库设计这种影响深远的工作，仍然需要专业的人员统筹把关。最佳实践的思路源于传统的流程化管理技术，团队需要根据实际情况制定与敏捷开发小组相应的规则。

在实际设计中，存在不少跳过传统的阶段，利用结构化分析方法，直接从物理数据库开始设计的情况，以减少步骤、更快地开展工作。但这些基于经验的实践，是建立在以上过程化知识基础之上的、重要的实践过程。不管以何种形式的最佳实践，只是形式上的优化，不能否定这些经典过程的重要性。

7.8 数据库设计案例分析——门诊预约系统

当前信息化建设普遍存在新旧系统交替的情况，少见从无到有的案例。因此，本节选择一个信息化系统改造案例进行说明。

7.8.1 案例概述

为方便病人就诊，×××医院拟对现有的门诊预约流程进行改造，引入多渠道预约方式（包括手机 APP 预约、现场自助预约、窗口预约、医生工作站预约、网站预约、电话预约），以便市民能通过多种渠道查询并预约就诊号，并通过手机短信形式发送详细的成功预约信息。

在改造过程中，系统分析人员通过现场走访的方式了解到当前的业务运行情况如下。

门诊出诊的医生在出诊前需有出诊计划表，门诊部门设立了专门的排班员，其通过手工方式制定排班表，并在每周五交由计算机中心系统维护人员导入到旧系统，因业务限制，旧系统只允许医生持一周的号，具体出诊表如表 7-10 所示。

表 7-10 出诊表

<table>
<tr><th>科室</th><th>诊室</th><th>周一</th><th>周二</th><th>周三</th><th>周四</th><th>周五</th><th>周六/周日</th></tr>
<tr><td rowspan="4">内科</td><td rowspan="2">1 号</td><td>张医生</td><td>王医生</td><td>李医生</td><td>刘医生</td><td>张医生</td><td>休</td></tr>
<tr><td>李医生</td><td>刘医生</td><td>张医生</td><td>王医生</td><td>张医生</td><td>休</td></tr>
<tr><td rowspan="2">2 号</td><td>崔医生</td><td>万医生</td><td>崔医生</td><td>万医生</td><td>崔医生</td><td>休</td></tr>
<tr><td>邓医生</td><td>陈医生</td><td>邓医生</td><td>陈医生</td><td>邓医生</td><td>休</td></tr>
<tr><td rowspan="4">外科</td><td rowspan="2">1 号</td><td>林医生</td><td>白医生</td><td>林医生</td><td>白医生</td><td>林医生</td><td>休</td></tr>
<tr><td>何医生</td><td>付医生</td><td>何医生</td><td>付医生</td><td>何医生</td><td>休</td></tr>
<tr><td rowspan="2">2 号</td><td>樊医生</td><td>何医生</td><td>樊医生</td><td>何医生</td><td>樊医生</td><td>休</td></tr>
<tr><td>冼医生</td><td>顾医生</td><td>冼医生</td><td>顾医生</td><td>冼医生</td><td>休</td></tr>
</table>

在旧系统中，所有的预约业务都是在门诊部设立的挂号窗口进行，患者或家属到现场排队，询问医生当天是否有号看诊，若有号，患者可以直接挂号去看病，否则挂号员会询问患者是否要预约医生往后日期的号源，挂号员会帮助患者预约并打印预约单给患

者存档。×××医院预约单如图 7-10 所示。

×××医院预约单	
病人 ID	00000112029
病人姓名	张三
性别	男
预约日期	2023/6/16 10:00
预约医生	李医生
科室诊室	内科（门诊三楼 6 诊室）
报到时间	2023/6/16 9:30
打印时间	2023/6/12 9:30
操作员	8301
温馨提示	请凭此单在报到时间前到护士工作站报到，过期作废。如需取消，请于一天前电话 020-888888**

图 7-10 ×××医院预约单

患者预约完成后，若因病情变化，可以取消预约。医院设立了电话服务中心，患者或家属可以打电话取消预约，如果不及时取消，三次失约后就会将其加入黑名单，半年内不能在本院预约。

医生也会出现临时停诊的情况，一旦医生停诊，医院会通过短信平台，向患者预留的手机号发送停诊通知。

原预约系统设计人员介绍门诊预约系统业务流程如图 7-11 所示。

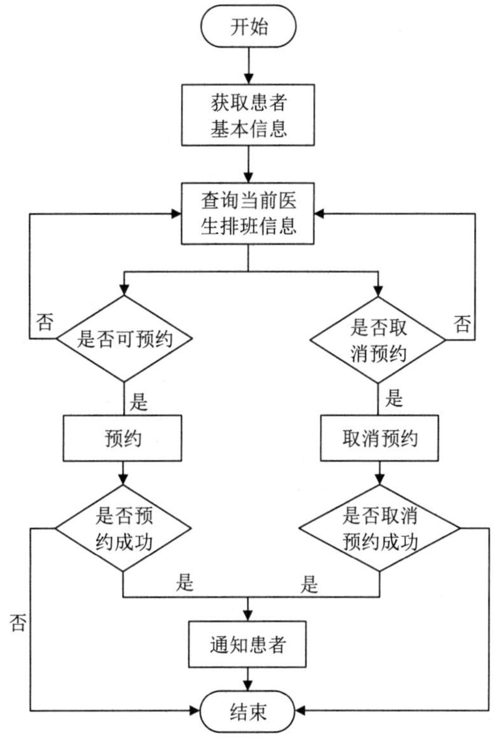

图 7-11 门诊预约系统业务流程图

门诊预约系统用户有以下几个角色。

（1）排班员：负责定期制定排班表，以供系统维护员导入挂号表中，负责停诊通知。

（2）挂号员：负责为病人挂号或预约当天之后的号。

（3）医生：负责为病人看病，如果临时停诊，需主动向排班员说明。

（4）市民及市民家属：为系统的主要用户，需要了解医生情况和预约情况。

（5）系统维护员：负责定期维护排班表，定期生成出诊表，供挂号员挂号使用。

当前的系统存在很多问题，主要包括以下方面。

（1）病人预约渠道单一，只支持窗口预约，这也是本次改造的重点。

（2）操作员很多工作都需要手工进行，不方便且效率低下。

本次改造的重点就是要解决以上两个重大问题。

为此，数据库开发人员制定了详细的调研方案，软件需求调研计划（节选）如图 7-12 所示。

软件需求调研计划（节选）

（1）调研范围

职能部门	人员	备注
信息科	信息主管、业务负责人	此业务负责人为负责门诊预约系统的专门人员
门诊办	门诊办主任或业务负责人	此业务负责人一般为门诊办护士长
挂号处	部门负责人，多个操作员	部门负责人一般为组长

（2）调研计划

序号	调研任务	工期	调研方式	工作说明
1	准备调研提纲	1	—	调研提纲
2	调研提纲提交客户	1	—	调研提纲
3	总体调研	1	开调查会	与信息部门、门诊办负责人、预约挂号处负责人开座谈会，了解整体的情况，为数据库规划和系统定义做准备
4	遗留系统调研	1	专人介绍	请专人介绍遗留系统的功能和问题
			跟班作业	调研人员全程跟班作业
5	部门业务调研	5	问卷调查	发布全员调查问卷
			跟班作业	调研人员全程跟班作业
			开调查会	调研人员与关键人员进行专题调查
			调查走访	在用户现场调查走访，了解业务活动情况
6	基础数据调研整理	2	查阅历史	查询当前工作已有的基础数据，形成基础数据调研报告
7	分析、整理调研结果，形成业务分析报告	5	—	用户需求规格说明书

图 7-12 软件需求调研计划（节选）

7.8.2 数据库规划调研

门诊预约系统数据库规划的第一步是要清晰地定义任务描述，并确定任务目标，因此系统设计人员准备了以下几个问题。

（1）门诊预约系统的改造目标是什么？
（2）当前系统存在哪些问题？
（3）对于数据库有什么想法？
（4）对系统的扩展性有什么设想？
（5）要遵守什么法律法规、政策制度、标准规范、行业共识和数据伦理？

系统分析人员采用开调查会的方式对信息部负责人员（信息科）和业务部门负责人（门诊办）进行调研，形成记录，如图7-13所示。

软件需求调研会议记录

会议主题：门诊预约系统需求调研会
会议主持：数据库开发人员
会议时间：2024-06-18 9:00～12:00
会议地点：门诊楼6楼会议室
参会人员：数据库开发人员张××，门诊办负责人李××，信息系统负责人刘××
记录人员：张××

数据库开发人员：门诊预约系统的改造目标是什么？
信息系统负责人：希望对旧系统改造，平稳过渡，实现市民可以通过多种方式获取医院号源，并轻松地完成预约。
门诊办负责人：一天的门诊预约量很大，系统要好用、稳定；操作要方便，学习成本要低，要解决当前系统存在的一些问题，要提供一些统计报表可供及时查询，如每天的预约量，挂号员的工作量自动统计。另外，希望医生也能直接帮助病人预约下一次复诊的号。
数据库开发人员：当前系统存在哪些问题？
信息系统负责人：当前需要一个专人负责导入排班表，很不方便，希望新系统能自动根据排班表生成出诊表，这些工作最好交到排班员手中，由他们来维护。这种人为的维护工作，出错率高，浪费人力成本。
门诊办负责人：当前病人预约很不方便，门诊排队现象非常严重，因为病人要来窗口才能预约到医生的号，最好是市民可以通过多种方式方便地预约就诊号。通常挂号员大部分时间都浪费在回答病人的预约信息上，并且有大量病人因为没号而白跑一趟，有些从远地方来的病人，又不忍心看到他们来回跑，总是花很多时间去跟医生沟通加号的事情，为了这件事情，部门人员增加了很多，且服务质量难以提高。
数据库开发人员：对于数据库有什么想法？
信息系统负责人：门诊系统采用SQL Server设计，所以，数据库一定要选择SQL Server，版本号是V2020。
门诊办负责人：这个我不懂，最好就是新旧系统兼容，有很多旧资料也是要用的。
数据库开发人员：对系统的扩展性有什么设想？
信息系统负责人：系统应当支持分诊与医生工作站一体化的设计，这一点一定要注意。
门诊办负责人：暂时没有。
数据库开发人员：要遵守什么法律法规、政策制度、标准规范、行业共识和数据伦理？
信息系统负责人：国家鼓励开展多渠道预约，有相关的鼓励政策，而且还有一些强制性要求，你们可以研究一下。
门诊办负责人：主要是保护病人隐私方面，可能需要注意一下有没有什么方面影响到患者隐私。

签名栏：

图7-13　软件需求调研会议记录

定义门诊预约系统改造的任务目标，过程中涉及与相关员工的面谈或开调查会，对于单个人员适合于单个面谈，对于存在多个人员组成的用户群组，开调查会可能是最好的方式。

通常最有用的依然是开放式问题。相比之前任务描述阶段，本阶段提出的问题更加具体，并不关系到客户的一些易用性问题，软件需求调研表如图7-14所示。典型的问题包括以下方面。

（1）请描述一下您的工作团队及分工情况。

（2）请描述一下您的工作流程。

（3）通常您每天都会从事哪些工作？

（4）您处理哪些数据？

（5）您要用到哪些类型的报表？

（6）您需要跟踪记录哪些事情？

（7）您面对的客户都有哪些？

（8）您为客户提供了哪些服务？

面谈的对象包括前面提到的各个角色人员，包括门诊办负责人、排班员、挂号员、电话接线员、医生。

软件需求调研表

为了准确而清晰地了解用户对软件的需求，请尽可能全面地回答本调研表中的问题。

姓名：__________ 职务：__________ 部门：__________ 日期：__________

1.请描述一下您的工作团队及分工情况。

部门	职务	角色

注：角色是指使用软件人的主要任务，如数据录入、查询、监督、审批等。

2. 请描述一下您的工作流程。

3. 通常您每天都会从事哪些工作？

4. 您处理哪些数据？

5. 您要用到哪些类型的报表？

6. 您需要跟踪记录哪些事情？

7. 您面对的客户都有哪些？

8. 您为客户提供了哪些服务？

图 7-14 软件需求调研表

通过调研，可以得到以下重要信息。

（1）信息系统的整体策略是升级现有的门诊预约系统，并要求与门诊其他系统保持高度一体化。

（2）有一些相关的法律法规、政策制度、标准规范、行业共识和数据伦理等要求。主要是防止患者隐私泄露。

（3）遗留系统存在一些数据需要导入的情况。

（4）基于业务发展可能带来的可扩展需求，重点关注医生也可以帮助患者进行复诊预约的需求，这一点可能需要为医生工作站预留接口。

（5）基于信息技术发展可能带来的发展要求，包括互联网、物联网技术。

（6）基于商业竞争优势构建的需求，暂时没有涉及，开发者们可根据商业模式，考虑其在其他医院推广的可能性。

数据库规划的任务目标大概可以形成任务清单，如表 7-11 所示。

表 7-11　任务清单

分类	数据名称	说明
维护（录入、更新、删除）	病人基本信息数据	一般情况下，病人信息在门诊系统中有，需从旧系统中导入
维护（录入、更新、删除）	医生基本信息数据	医生基本信息在门诊系统中有，需导入
维护（录入、更新、删除）	医生排班数据	排班数据当前在 Excel 文件中
维护（录入、更新、删除）	医生出诊数据	旧系统中有部分数据
维护（录入、更新、删除）	病人预约数据	旧系统中有部分数据
查询	病人基本信息查询	
查询	医生基本信息查询	
查询	医生排班查询	
查询	医生出诊查询	
查询	病人预约查询	
统计	病人预约情况报表	
统计	医生预约情况报表	
统计	预约员工作量报表	

7.8.3　系统定义

门诊预约系统的系统定义（图 7-15）是要确定门诊预约系统的范围、边界以及用户视图，主要有以下问题。

（1）这个系统与其他系统的关系是怎样的？

（2）用户有哪些？他们的具体工作是什么？

系统定义调查表

为了准确而清晰地了解用户对软件的需求，请尽可能全面地回答本调查表中的问题。

姓名：__________　职务：__________　部门：__________　日期：__________

1. 门诊预约与其他系统的关系是怎样的？

2. 用户有哪些？他们的具体工作是什么？

图 7-15　系统定义调查表

通过对相关用户调研，得出门诊预约系统结构图，如图 7-16 所示。

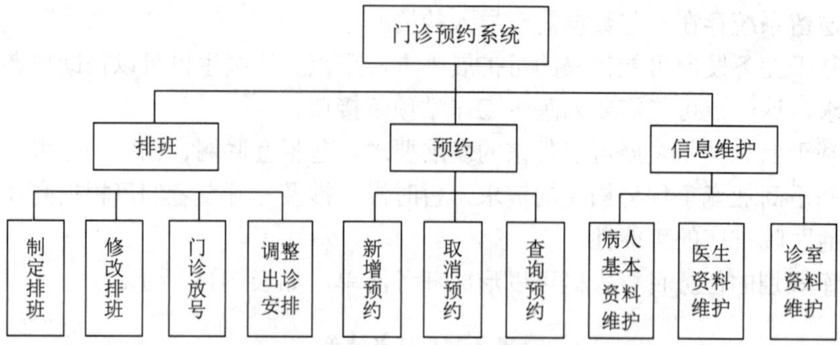

图 7-16　门诊预约系统结构图

通过对相关用户调研，得出如图 7-17 所示的门诊预约系统关系图。

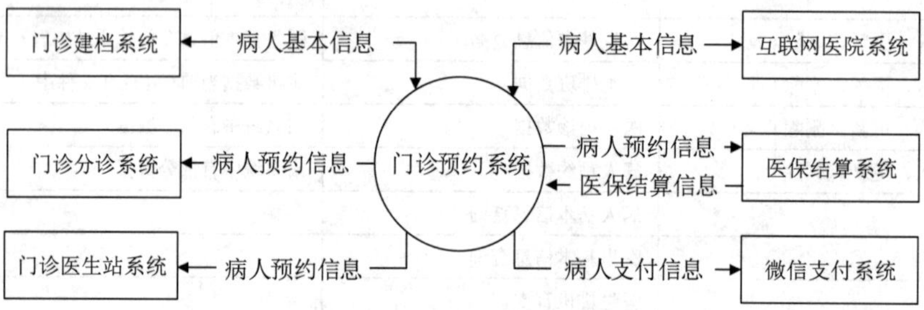

图 7-17　门诊预约系统关系图

通过对相关用户调研，得出如表 7-12 所示的门诊预约系统用户视图。

表 7-12　门诊预约系统用户视图

数据	访问类型	排班员	挂号员	系统维护员	病人	班组长
病人基本信息	维护		√	√		
	查询		√			√
	产生报表		√			√
医生排班表	维护	√		√		
	查询	√			√	√
	产生报表	√				√
医生出诊表	维护	√		√		
	查询	√	√			√
	产生报表	√				√
病人预约信息	维护		√	√		
	查询		√		√	√
	产生报表		√			√

7.8.4　需求收集与分析

在需求分析阶段，对于每个用户有以下问题。

（1）您对旧系统有什么意见？

（2）您想通过系统获取哪些信息？
（3）您要处理的信息有哪些？
（4）您对系统有什么期望？
（5）您需要掌握关于系统的哪些类型的数据？
（6）您会对与系统有关的数据做哪些事情？
（7）数据库中执行最频繁的事务是什么？
（8）对于医院来说，哪些事务最关键？
（9）这些关键性事务在什么时间被执行？
（10）关键性事务的低发、正常和高峰时段分别是什么时候？
（11）是否存在高度敏感的数据，这些数据只能被某些员工访问？
（12）您希望保存哪些历史数据？
（13）数据库系统的网络访问需求和共享访问需求是什么？
（14）您希望数据库系统具备什么样的安全性？
（15）若系统发生故障或数据丢失，您希望数据库系统具有什么样的保护措施？

需求收集与分析工作是调研阶段最主要的工作，具体方式可能灵活多变，本案例选择了调研走访、开调研会、专人介绍、问卷调查等多种方式进行，重点围绕以上信息进行调研，并最终形成软件需求规格说明书作为数据库设计的重要输入。软件需求规格说明书样例如图 7-18 所示。

软件需求规格说明书

1 引言

1.1 编写目的

【阐明编写需求说明书的目的，指明读者对象。】

为明确软件需求、安排项目规划与进度、组织软件开发与测试，撰写本文档。

本文档供项目经理、设计人员、开发人员参考。

1.2 项目背景

a.项目的委托单位、开发单位和主管部门

b.该软件系统与其他

1.3 定义

【列出文档中所用到的专业术语的定义和缩写词的原文。】

1.4 参考资料

a.项目经核准的计划任务书、合同或上级机关的批文

b.项目开发计划

c.文档所引用的资料、标准和规范。列出这些资料的作者、标题、编号、发表日期、出版单位或资料来源

2 任务概述

2.1 目标

2.2 运行环境

操作系统：Microsoft Windows 2000 Advanced Server

支持环境：IIS 5.0

数据库：Microsoft SQL Server 2000

2.3 条件与限制

图 7-18 软件需求规格说明书样例

3 数据描述
3.1 静态数据
3.2 动态数据
【包括输入数据和输出数据。】
3.3 数据库介绍
【给出使用数据库的名称和类型。】
3.4 数据字典
3.5 数据采集
4 功能需求
4.1 功能划分
4.2 功能描述
5 性能需求
5.1 数据精确度
5.2 时间特性
【如响应时间、更新处理时间、数据转换与传输时间、运行时间等。】
5.3 适应性
【在操作方式、运行环境、与其他软件的接口以及开发计划等发生变化时，应具有的适应能力。】
6 运行需求
6.1 用户界面
【如屏幕格式、报表格式、菜单格式、输入/输出时间等。】
6.2 硬件接口
6.3 软件接口
6.4 故障处理
7 其他需求
【如可使用性、安全保密、可维护性、可移植性等。】

图 7-18（续）

7.8.5 概念数据库设计

从需求调研文档中得出的名词包括病人、病人家属、医生、挂号员、排班员、系统维护人员、诊室、日期等。

为方便理解，把病人及病人家属都归入病人实体，考虑挂号员、排班员、系统维护人员都是系统的操作人员，且在实际系统中都属于操作员，所以将其简化为操作员。最终可以识别出以下实体。

物理存在的实体包括病人、医生、操作员、诊室、日期。

概念存在的实体包括出诊信息、科室。

从需求调研文档中得出的动词包括预约、计划、开放预约、出诊信息变更、帮病人预约、帮医生制定计划。提炼出的联系主要包括预约、计划、开放预约、出诊信息变更、帮病人预约、帮医生制定计划、操作员调整出诊信息。

根据以上信息，画出 E-R 图，如图 7-19 所示。

对于部分属性，其值域定义示例如表 7-13 所示。

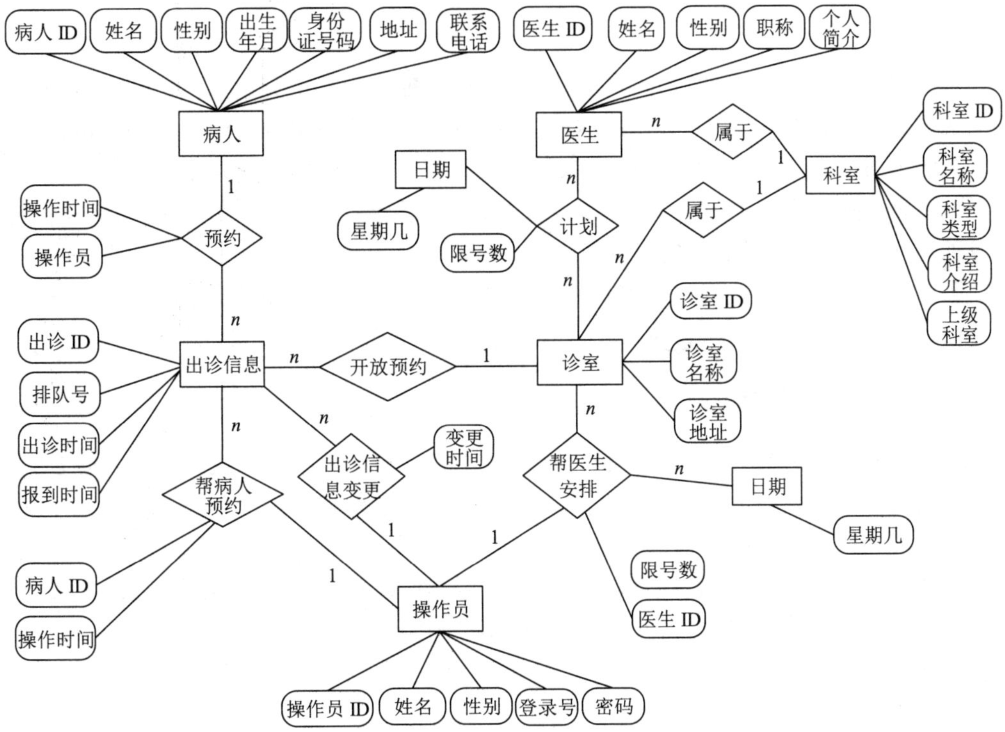

图 7-19　门诊预约系统 E-R 图

表 7-13　值域定义示例

实体名或联系名	属性	值域说明
实体：病人	身份证号码	18 位
实体：病人	性别	男、女、未确定、未说明
实体：医生	职称	主任医师、副主任医师、主治医师
实体：医生	性别	男、女
实体：科室	科室类型	临床科室、非临床科室
联系：计划	日期	星期一～星期日

7.8.6　逻辑数据库设计

根据 E-R 图导出关系模式，具体模式如下。

1. 实体类：每一个实体都要转换成一个关系

病人（<u>病人 ID</u>，姓名，性别，出生年月，身份证号码，地址，联系电话）；
医生（<u>医生 ID，</u>姓名，性别，职称，个人简介）；
科室（<u>科室 ID</u>，科室名称，科室类型，科室介绍，上级科室）；
诊室（<u>诊室 ID</u>，诊室名称，诊室地址）；
出诊信息（<u>出诊 ID</u>，排队号，出诊时间，报到时间）；
操作员（<u>操作员 ID</u>，姓名，性别，登录名，密码）；
日期（星期几）。

2. 1∶1 联系转换为关系模式

本类型的转换方案有两种。方案一：联系不单独对应一个关系模式，即联系的属性和一端实体的主键加入另一端的关系模式中；方案二：联系单独对应一个关系模式，即由联系的属性和两端实体的主键构成新的关系，选择任意一端主键做主键。

本案例有两个联系是 1∶1 联系，考虑数据库设计的简洁性，本案例选择方案一，不单独对应关系模式，简化数据库设计，具体案例如下。

医生属于科室：医生（医生 ID，姓名，性别，职称，个人简介，科室 ID）；

诊室属于科室：诊室（诊室 ID，诊室名称，诊室地址，科室 ID）。

3. 1∶*n* 联系转换为关系模式

本类型的转换方案有两种。方案一：联系不单独对应一个关系模式，即将联系的属性和一端的主键加入到 *n* 端关系模式中；方案二：联系单独对应一个关系模式，即由联系的属性和两端的主键构成新的关系模式，*n* 端的主键作为该关系的主键。

本案例有 4 个联系是 1∶*n* 联系，考虑数据库设计的简洁性，本案例选择方案一，不单独对应关系模式，简化数据库设计，具体案例如下。

预约：{操作时间，操作员}；

开放预约：{}；

帮病人预约：{病人 ID，操作时间}；

出诊信息变更：{变更时间}。

对以上联系合并处理，将出诊信息关系整合如下：

出诊信息（出诊 ID，排队号，出诊时间，报到时间，诊室 ID，病人 ID，操作员，操作时间，变更时间，变更操作员 ID）

4. *m*∶*n* 联系、复杂联系

对于 *m*∶*n* 联系、复杂联系，其关系模式转换方案只有一种，即都需要单独对应一个关系模式，由联系的属性和参与联系的各实体主键属性构成新的模式，该关系模式的主键由各实体的主键属性共同组成，形成联合主键。

本 E-R 图中不存在 *m*∶*n* 联系，存在两个三元联系，分别是

医生计划诊室：{班次，限号数}；

排班计划（诊室 ID，医生 ID，星期几，限号数）；

帮医生安排：{医生 ID，限号数}；

排班计划（诊室 ID，医生 ID，星期几，限号数，操作员 ID）。

考虑到两者内容基本一致，将新的关系排班计划合并为一个新的关系模式。

排班计划（诊室 ID，医生 ID，星期几，限号数，操作员 ID）。

重新更新关系模式汇总如下：

病人（病人 ID，姓名，性别，出生年月，身份证号码，地址，联系电话）；

医生（医生 ID，姓名，性别，职称，个人简介，科室 ID）；

科室（科室 ID，科室名称，科室类型，科室介绍，上级科室）；

诊室（诊室 ID，诊室名称，诊室地址，科室 ID）；

操作员（操作员 ID，姓名，性别，登录名，密码）；

日期（星期几）；

出诊信息（出诊 ID，排队号，出诊时间，报到时间，诊室 ID，病人 ID，操作员，操作时间）；

排班计划（诊室 ID，医生 ID，星期几，班次，限号数，操作员 ID）。

为进一步规范化，对属性冲突等方面进行优化，防止属性冲突、命名冲突、结构冲突，优化后的关系模式如下：

病人（病人 ID，病人姓名，病人性别，出生年月，身份证号码，病人地址，联系电话）；

医生（医生 ID，医生姓名，医生性别，医生职称，个人简介，科室 ID）；

科室（科室 ID，科室名称，科室类型，科室介绍，上级科室）；

诊室（诊室 ID，诊室名称，诊室地址，科室 ID）；

操作员（操作员 ID，操作员姓名，操作员性别，登录名，密码）；

出诊信息（出诊 ID，排队号，出诊时间，报到时间，诊室 ID，病人 ID，医生 ID，操作员 ID，操作时间）；

排班计划（诊室 ID，医生 ID，星期几，限号数，操作员 ID）。

7.8.7　物理数据库设计

根据关系模式创建物理表，用 PowerDesigner 设计具体物理数据库，门诊预约系统物理数据库如图 7-20 所示。

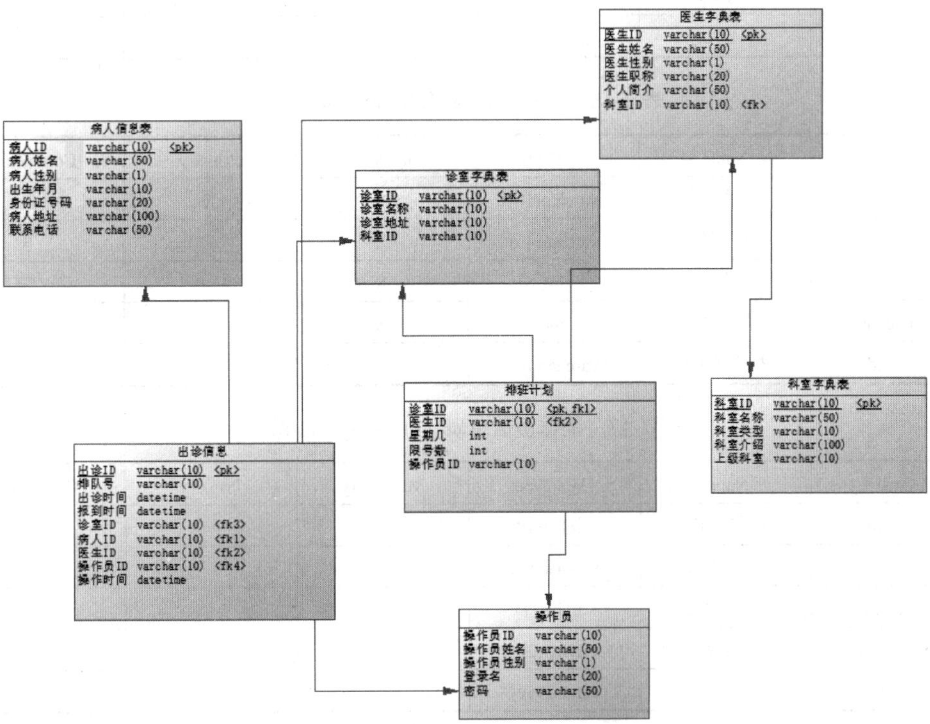

图 7-20　门诊预约系统物理数据库

具体表结构设计如表 7-14～表 7-20 所示。

表 7-14　出诊信息表（bk_booking）

Code	Name	Data Type	Mandatory	Primary	Comment
book_id	出诊 ID	varchar(10)	X	X	
queue_no	排队号	varchar(10)	X		
visit_time	出诊时间	datetime	X		
reach_time	报到时间	datetime	X		
room_id	诊室 ID	varchar(10)	X		
pat_id	病人 ID	varchar(10)			
dr_id	医生 ID	varchar(10)			
oper_id	操作员 ID	varchar(10)			
book_time	操作时间	datetime			

表 7-15　医生字典表（bk_dic_doctor）

Code	Name	Data Type	Mandatory	Primary	Comment
dr_id	医生 ID	varchar(10)	X	X	
dr_name	医生姓名	varchar(50)	X		
dr_sex	医生性别	varchar(1)	X		
dr_grade	医生职称	varchar(20)	X		
dr_introduction	个人简介	varchar(50)			
dept_id	科室 ID	varchar(10)	X		

表 7-16　排班计划表（bk_schedule）

Code	Name	Data Type	Mandatory	Primary	Comment
room_id	诊室 ID	varchar(10)	X	X	
dr_id	医生 ID	varchar(10)	X		
week_id	星期几	int	X		
limit_count	限号数	int	X		
oper_id	操作员 ID	varchar(10)	X		

表 7-17　操作员信息表（bk_sys_users）

Code	Name	Data Type	Mandatory	Primary	Comment
oper_id	操作员 ID	varchar(10)			
oper_name	操作员姓名	varchar(50)			
oper_sex	操作员性别	varchar(1)			
login_code	登录名	varchar(20)			
pwd	密码	varchar(50)			

表 7-18　病人信息表（bk_patient）

Code	Name	Data Type	Mandatory	Primary	Comment
pat_id	病人 ID	varchar(10)	X	X	
pat_name	病人姓名	varchar(50)	X		
pat_sex	病人性别	varchar(1)	X		
pat_birthday	出生年月	varchar(10)	X		
pat_idno	身份证号码	varchar(20)	X		
pat_address	病人地址	varchar(100)	X		
pat_tel	联系电话	varchar(50)	X		

表 7-19　科室字典表（bk_dic_department）

Code	Name	Data Type	Mandatory	Primary	Comment
dept_id	科室 ID	varchar(10)	X	X	
dept_name	科室名称	varchar(50)	X		
dept_type	科室类型	varchar(10)	X		
dept_introduction	科室介绍	varchar(100)			
parent_dept	上级科室	varchar(10)	X		

表 7-20　诊室字典表（bk_dic_clinic_room）

Code	Name	Data Type	Mandatory	Primary	Comment
room_id	诊室 ID	varchar(10)	X	X	
room_name	诊室名称	varchar(10)	X		
room_addr	诊室地址	varchar(10)	X		
dept_id	科室 ID	varchar(10)	X		

在数据库物理设计的表名设计中增加“bk_”前缀，用于数据库存储中，使其与门诊其他数据存储不冲突，这是一种技巧性设计。

建立数据库的具体操作可参见 PowerDesigner 导入数据库建库脚本，即可实现在指定的数据库管理系统上建立真正的数据库。至此，主体的数据库设计工作完成，进入数据库优化与维护阶段。

7.8.8　性能设计

在数据库性能设计上，有一些经验值得设计者了解，主要包括以下几点。

（1）合理地使用索引。

（2）合理地使用冗余。

（3）合理地规划数据存储。

在本案例中，为提升系统性能，数据库设计人员通常会做出以下优化，供大家参考。

1. 合理地使用冗余

在出诊信息表 bk_booking 中增加病人姓名的冗余和医生姓名的冗余，极大提高查询病人预约信息的效率。调整后的出诊信息表如表 7-21 所示。

表 7-21 调整后的出诊信息表

Code	Name	Data Type	Mandatory	Primary	Comment
book_id	出诊 ID	varchar(10)	X	X	
queue_no	排队号	varchar(10)	X		
visit_time	出诊时间	datetime	X		
reach_time	报到时间	datetime	X		
room_id	诊室 ID	varchar(10)	X		
pat_id	病人 ID	varchar(10)			
dr_id	医生 ID	varchar(10)			
oper_id	操作员 ID	varchar(10)			
book_time	操作时间	datetime			
pat_name	病人姓名	varchar(50)	X		
dr_name	医生姓名	varchar(50)	X		

这种设计明显违反了范式要求，但出诊信息的查询量非常大，查询信息时需要关联的病人信息表数也必然会非常大，这种设计无须关联 bk_patient 表来获取病人姓名和 bk_dic_doctor 表来获取医生姓名，这将极大地提升查询效率，降低数据库系统的性能开销。

这种案例的应用在大数据技术中更为广泛，为了提升查询性能，使用冗余而非严格遵守范式规范化是一种比较普遍的现象。

2. 合理地规划数据存储

门诊预约系统的主要数据都在病人信息表和出诊信息表中。通过分析可以得出，每新增一个病人，都会在病人信息表中增加一部分信息，但很多情况下，病人并不会经常来医院看病，所以这些数据会呈现一种现象：病人在某一段时间内，是生病区间，其基本信息处于活跃状态，然后几年或者永远都不会再使用，进入一种沉睡状态，称为“沉睡数据”，这些数据占了总体数据的 90%以上，严重地影响了系统的性能。在这种情况下，数据库开发人员在存储规划时，会进行一种分表设计，即把这部分数据放入另外一种存储空间，让其进入一种“半脱机”状态，这种状态并不代表其不在线，而是在需要的时候通过某一种机制重新“唤醒”，称为 ABC 表设计，调整后的病人信息表如表 7-22 所示。

表 7-22 调整后的病人信息表

病人信息表（bk_patient_b，bk_patient_c）

Code	Name	Data Type	Mandatory	Primary	Comment
pat_id	病人 ID	varchar(10)	X	X	
pat_name	病人姓名	varchar(50)	X		
pat_sex	病人性别	varchar(1)	X		
pat_birthday	出生年月	varchar(10)	X		

续表

Code	Name	Data Type	Mandatory	Primary	Comment
pat_idno	身份证号码	varchar(20)	X		
pat_address	病人地址	varchar(100)	X		
pat_tel	联系电话	varchar(50)	X		

与 bk_patient 结构完全一样，系统通过后台算法，定期分析沉睡数据，将沉睡数据转移到这种表中，减轻在线数据压力。

另外一种情况也适合这种方法，出诊信息是当前业务的最大数据集，但分析发现，病人每完成一次看病，这些数据将变得只有“统计价值”，而无“业务价值”。统计价值是只对统计查询有价值，业务价值是对实际业务管理有价值。

这种数据更加值得让其进入一种“半脱机”状态，所以也会为其进行 ABC 表设计。调整后的出诊信息表如表 7-23 所示。

表 7-23　调整后的出诊信息表

出诊信息表（bk_booking_b，bk_booking_c）

Code	Name	Data Type	Mandatory	Primary	Comment
book_id	出诊 ID	varchar(10)	X	X	
queue_no	排队号	varchar(10)	X		
visit_time	出诊时间	datetime	X		
reach_time	报到时间	datetime	X		
room_id	诊室 ID	varchar(10)	X		
pat_id	病人 ID	varchar(10)			
dr_id	医生 ID	varchar(10)			
oper_id	操作员 ID	varchar(10)			
book_time	操作时间	datetime			

当数据失去统计价值后，为优化数据库性能，可对其进行 ABC 库设计，让其进入一种“脱机”状态，降低数据存储压力，这是一种经验设计，很多数据库管理系统亦提供了一些类似的解决方案，读者可根据不同的数据库管理系统进行了解。

本 章 小 结

数据库设计是数据库系统开发的最主要内容，本章从信息系统的生存周期入手，引出数据库开发的全生存周期，将数据库系统开发生存周期划分为多个阶段，包括数据库规划、系统定义、需求收集与分析、数据库设计、数据库管理系统选型（可选）、应用程序设计、建立原型系统（可选）、实现、数据转换与加载、测试和运行维护。

结合软件开发生存周期的变化，本章将数据库全生存周期分为两方面进行说明。一方面是存在但不常用的过程，主要包括：数据库规划、系统定义、数据库管理系统选型（可选）、应用程序设计、建立原型系统（可选）、实现、数据转换与加载、测试和运行维护；另一方面就是本章的主要内容：数据库设计，并将数据库设计按照经典模式分成需求分析、概念设计、逻辑设计、物理设计等阶段进行详细说明。

本章还结合数据库设计工作已经从原来手工作业到工具作业的情况，着重介绍了数据库设计工作中最为常用的思想、方法和工具，包括：结构化分析方法、UML、CASE 工具三项内容。

为让读者进一步理解数据库设计工作，本章还结合自身实践经验和行业特性，以门诊预约系统的实际案例说明数据库设计工作的全过程，并引入很多实践经验供读者参考。

习题 7

1. 为什么说“三分技术，七分管理，十二分基础数据”？
2. 数据库系统开发生存周期与信息系统开发生存周期有什么不同？
3. 数据库规划阶段主要规划依据是什么？
4. 系统定义阶段对数据库设计的价值是什么？
5. 数据库选型有哪些依据？
6. 数据库设计有哪些核心步骤？
7. 数据库设计有哪些方法？
8. 需求调研有哪些方法？
9. 数据字典包括哪些部分？
10. 概念数据库设计的主要目的和具体步骤是什么？
11. 逻辑数据库设计的主要目的和具体步骤是什么？
12. 物理数据库设计的主要目的和具体步骤是什么？
13. 数据库设计完善阶段的主要工作是什么？
14. 结构化分析方法中有哪些工具？
15. UML 有哪些模型图？分别用于表达什么？
16. CASE 工具在数据库设计中有什么作用？
17. 本章的案例仍存在不完善的地方，请提出不少于两点的改进建议。
18. 对于本章提到的“最佳实践”，请给出自身对最佳实践的理解，并结合具体案例说明。
19. 请参考本章案例，选择一个软件完成一个完善的数据库设计。

第 8 章 数据库并发和恢复

事务是一系列的数据库操作，是数据库应用程序的基本逻辑单元。事务处理技术主要包括数据库恢复技术和并发控制技术。数据库恢复机制和并发控制机制是数据库管理系统的重要组成部分。

8.1 事　　务

本节主要介绍事务的基本概念和特性，以及事务处理的相关语句。

8.1.1 事务的概念

对数据库的一次访问往往不是一条命令就可以完成的，多数情况下都需要一组命令来完成一次完整访问。例如，对图书管理数据库进行一次访问，实现借书操作，要求在借阅表中插入一条借阅记录，并且在图书表中把被借图书的库存数量减 1。如果对这次访问不加以控制，在执行访问命令的过程中可能出现程序异常、硬件意外故障或系统突然掉电等，这就会使正在进行的操作强制中断，结果是部分访问操作已完成，另一部分未完成，此时数据库中的数据既不是当前的正确状态，也不是在此之前某一时刻的正确状态，数据处于不一致的状态。

在多用户系统中，多个用户同时并发访问数据库，如果不加以控制，就会相互干扰，数据可能会在“未知”状态下被更新，从而产生错误的结果。例如，图书管理系统是一个多用户系统，如果有两名读者在同一个时刻分别经两名图书管理员借同一本图书，这两名图书管理员此时看到该图书的库存数量是 5，由于两名图书管理员从系统中读取的该图书的库存数量都是 5，因而这两名图书管理员在完成借书时会把该图书的库存数量修改为 4，显然这与现实情况不一致。

对于以上两种情况，可以通过引入事务来解决。对于第一种情况，把一次完整访问的一组命令定义成一个事务，由于事务是一个不可分割的工作单位，事务中的命令要么全做，要么全不做，使数据库始终保持在一致性状态。对于第二种情况，把每个用户对数据库的访问命令分别定义成一个事务，然后按照一定的协议规则协调各个事务对同一个数据资源的访问，就可以避免出现数据不一致的情况。

事务是指用户定义的一个数据库操作序列，这些操作序列是一个整体且不可分割的工作单位。在关系数据库中，一个事务可以是一条 SQL 语句、一组 SQL 语句或整个程序，而一个程序中可以包含多个事务。

在 SQL 中，定义事务的语句一般有三条。

```
BEGIN TRANSACTION;
COMMIT;
ROLLBACK;
```

事务通常是由 BEGIN TRANSACTION 开始，由 COMMIT 或 ROLLBACK 结束。COMMIT 表示提交，即提交事务的所有操作。ROLLBACK 表示回滚，即在事务运行的过程中发生了某种故障，回滚到事务开始时的状态。

8.1.2 事务的特性

事务具有四个特性：原子性（atomicity）、一致性（consistency）、隔离性（isolation）和持续性（durability），也称为事务的 ACID 特性。

1. 原子性

事务是数据库的逻辑工作单位，一个事务要么完整执行，要么干脆不执行。这意味着，工作单元中的每项任务都必须正确执行。如果有任一任务执行失败，则整个工作单元或事务就会被终止。即此前在执行该事务时对数据所作的任何修改都将被撤销。如果所有任务都被成功执行，事务就会被提交，即对数据所作的修改将会是永久性的。

2. 一致性

事务执行的结果必须是使数据库从一个一致性状态变到另一个一致性状态。因此当数据库只包含成功事务提交的结果时，就说数据库处于一致性状态。如果数据库系统运行中发生故障，有些事务尚未完成就被迫中断，这些未完成的事务对数据库所做的修改有一部分已写入物理数据库，这时数据库就处于一种不正确的状态，或者说是不一致的状态。

3. 隔离性

隔离性意味着事务必须在不干扰其他进程或事务的前提下独立执行。换言之，在事务或工作单元执行完毕之前，其所访问的数据不能受系统其他部分的影响。

4. 持续性

持续性也称为永久性，表示事务在成功提交后，对数据所做的所有改动都必须被永久地保存到某种物理存储设备上，这样可以保证所做的修改在任何系统瘫痪时不至于丢失。

8.1.3 事务处理语句

1. BEGIN TRANSACTION

BEGIN TRANSACTION 语句用来标识一个事务的开始。

语法格式如下。

```
BEGIN { TRAN | TRANSACTION }
    [ { transaction_name | @tran_name_variable }
        [ WITH MARK [ 'description' ] ]
    ]
```

说明如下。

（1）transaction_name：分配给事务的名称，必须符合标识符规则，但标识符所包含的字符数不能大于 32。

（2）@tran_name_variable：用户定义的、含有有效事务名称的变量的名称。

（3）WITH MARK ['description']：指定在日志中标记事务。description 是描述该标记的字符串。

BEGIN TRANSACTION 语句的执行使全局变量@@TRANCOUNT 的值加 1。

2. COMMIT TRANSACTION

COMMIT TRANSACTION 语句是提交语句，它使得自从事务开始以来所执行的所有数据修改成为数据库的永久部分，也用来标识一个事务的结束。

语法格式如下。

```
COMMIT { TRAN | TRANSACTION } [ transaction_name @tran_name_variable ]
```

说明如下。

（1）transaction_name：SQL Server 数据库引擎忽略此参数，该参数指定由前面的 BEGIN TRANSACTION 分配的事务名称。

（2）@tran_name_variable：用户定义的、含有有效事务名称的变量的名称。

COMMIT TRANSACTION 语句的执行使全局变量@@TRANCOUNT 的值减 1。

【例 8.1】 建立一个显式命名事务，在部门表和员工表中删除部门号为 D003 的记录行。

代码如下。

```
DECLARE @TranName char(20)
SELECT @TranName='TranDel'
BEGIN TRANSACTION @TranName
    DELETE FROM Department WHERE DeptID='D003'
    DELETE FROM Employee WHERE DeptID='D003'
COMMIT TRANSACTION @TranName
```

该语句创建的显式命名事务以删除部门表和员工表中部门号为 D003 的记录行，在 BEGIN TRANSACTION 和 COMMIT TRANSACTION 语句之间的所有语句作为一个整体，当执行到 COMMIT TRANSACTION 语句时，事务对数据库的更新操作才算确认。

3. ROLLBACK TRANSACTION

ROLLBACK TRANSACTION 语句是回滚语句，它使得事务回滚到起点或指定的保存点处，也标志一个事务的结束。

语法格式如下。

```
ROLLBACK { TRAN | TRANSACTION }
        [ transaction_name | @tran_name_variable| savepoint_name |
@savepoint_variable ]
```

说明如下。

（1）transaction_name：事务名称。

（2）@tran_name_variable：事务变量名称。

（3）savepoint_name：保存点名称。

（4）@savepoint_variable：含有保存点名称的变量名。

如果事务回滚到开始点，则全局变量@@TRANCOUNT 的值减 1，而如果只回滚到指定存储点，则@@TRANCOUNT 的值不变。

4. 事务嵌套

在 SQL Server 中，BEGIN TRANSACTION 和 COMMIT TRANSACTION 语句也可以进行嵌套，即事务可以嵌套执行。

8.2 并发控制

本节主要介绍并发控制的概述以及封锁等相关知识。

8.2.1 并发控制概述

事务是并发控制的基本单位，保证事务的 ACID 特性是事务处理的重要任务，而事务的 ACID 破坏的可能原因之一是多个数据对事务的并发控制造成的。所以为了保证事务的一致性和隔离性，数据库系统需要对并发操作进行正确的调度。

多个事务并发访问数据库可以改善系统的资源利用率和事务的响应时间，但是如果不对并发执行的事务通过某种机制加以控制，就有可能产生数据的不一致性问题。下面以图书管理系统中的借书操作为例，说明事务的并发操作产生的数据不一致性问题。

假设图书管理系统中的借书操作有这样一个活动序列，如图 8-1 所示。

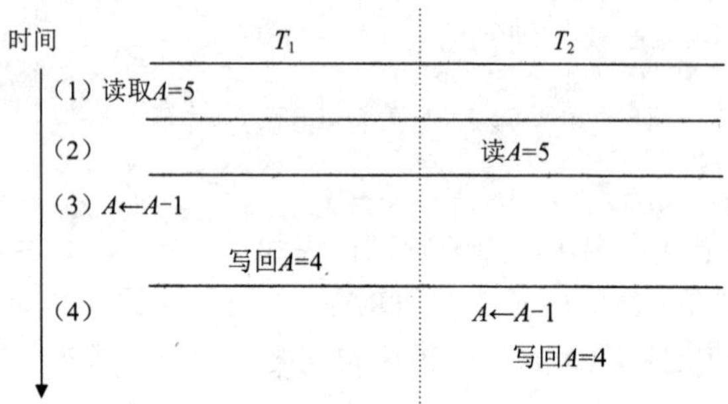

图 8-1　丢失更新

图 8-1 中，T_1、T_2 分别表示图书管理系统中的两个事务。

甲图书管理员(T_1 事务）读出某图书的库存数量 A，设 A=5。

乙图书管理员(T_2 事务）读出同一图书的库存数量 A 也为 5。

甲图书管理员将该图书借出，修改库存数量 $A \leftarrow A-1$，所以 A 为 4，把 A 写回数据库。

乙图书管理员也将该图书借出，修改库存数量 $A \leftarrow A-1$，所以 A 为 4，把 A 写回数据库。

这时就会发现一个问题，虽然两个图书管理员将同一图书借出两本，但是数据库中该图书的库存数量为 4，只减少了 1。这种情况就称为数据库的不一致性问题，这种不一致性问题是由并发操作引起的。在并发操作情况下，对甲、乙两个事务的操作序列的调度是随机的。若按上面的调度序列执行，甲事务的修改就会丢失。这是由于第（4）步中

乙事务修改 A 并写回后覆盖了甲事务的修改。由此可见，若对并发事务访问数据库的操作不进行有效控制，数据库中的数据就可能变得不正确，从而影响数据的正确性。

并发操作带来的数据不一致性包括丢失更新、不可重复读、脏读、幻读等。

1. 丢失更新

丢失更新是由于两个事务 T_1 和 T_2 读取同一数据并进行修改，使得事务 T_2 提交的结果覆盖了事务 T_1 提交的结果，导致事务 T_1 的更新丢失，如图 8-1 所示。

2. 不可重复读

不可重复读是指事务 T_1 读取数据后，事务 T_2 执行更新操作，使 T_1 无法再现前一次读取的结果。具体地讲，不可重复读包括以下三种情况。

（1）事务 T_1 读取某一数据后，事务 T_2 对其做了修改，当事务 T_1 再次读该数据时，得到与前一次不同的值。例如，在图 8-2 中，T_1 读取 A=50，T_2 读取同一数据 A，对其进行修改后将 $A = A×2$ 写回数据库。T_1 为了对数据取值校对，重新读取 A，A 已改为 100，与第一次读取值不一致。

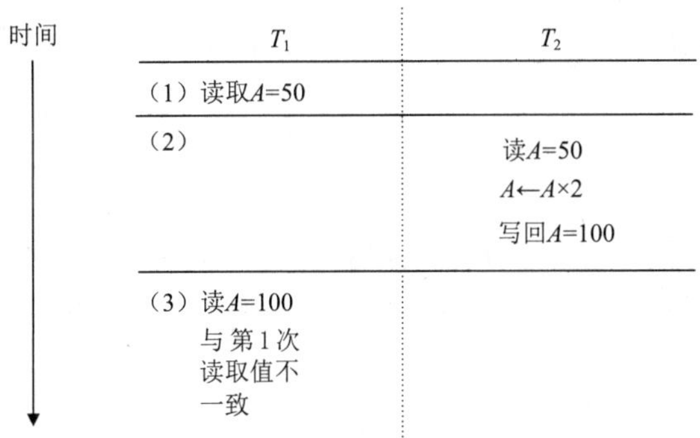

图 8-2　不可重复读

（2）事务 T_1 按一定条件从数据库中读取了某些数据记录后，事务 T_2 删除了其中的部分记录，当 T_1 再次按相同条件读取数据时，发现某些记录神秘地消失了。

（3）事务 T_1 按一定条件从数据库中读取某些数据后，事务 T_2 插入了一些记录，当 T_1 再次按相同条件读取数据时，发现多了一些记录。

3. 脏读

当一个事务读取了另一个事务正在更新但没有提交的数据时，可能产生所谓的读脏数据，也称为脏读。如图 8-3 所示，事务 T_1 读取 A=50，并且将 $A = A×2$ 写回数据库，随后事务 T_2 读取 A=100，接着事务 T_1 回滚撤销了对 A 的修改，显然事务 T_2 读取 A 的值与数据库中的值不一致。

4. 幻读

当对某行执行插入或删除操作，而该行属于某个事务正在读取的行的范围时，会产生幻读问题。由于其他事务的删除操作，事务第一次读取的行的范围显示有一行不再存在于第二次或后续读取内容中。同样，由于其他事务的插入操作，事务第二次或后续读取的内容显示有一行并不存在于原始读取内容中。

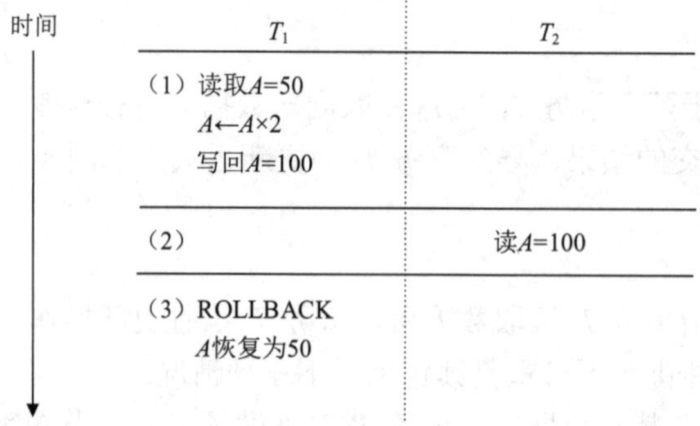

图 8-3　脏读

8.2.2　封锁

封锁是实现并发控制的一种非常重要的技术。所谓封锁就是事务 T 在对某个数据对象操作之前向系统发出请求对其加锁，加锁后，在 T 事务释放锁前，其他事务不能更新此数据对象。

基本封锁类型有排他锁（exclusive lock，简记为 X 锁）和共享锁（shared lock，简记为 S 锁）。

排他锁又称为写锁。若事务 T 对数据对象 A 加上 X 锁，则只允许 T 读取和修改 A，其他任何事务都不能对 A 加锁，直到 T 释放 A 的锁为止。这就保证了其他事务在 A 释放前不能再读取和修改 A。

共享锁又称读锁。若事务 T 对数据对象 A 加上 S 锁，则事务 T 可以读取 A 但不能修改 A，其他事务只能再对 A 加 S 锁，而不能加 X 锁，直到 T 释放 A 上的 S 锁。这就保证了事务执行时读到的 A 数据是正确的。

排他锁与共享锁的控制方式可用表 8-1 所示的相容矩阵表示。相容矩阵的每个元素表示事务 T_1 对数据对象封锁后事务 T_2 的封锁请求是否能被满足，用“是”和“否”表示。表 8-1 中的横线“—”表示没有加锁。

表 8-1　封锁类型的相容矩阵

T_1	T_2		
	X	S	—
X	否	否	是
S	否	是	是
—	是	是	是

8.2.3　封锁协议

在运用 X 锁和 S 锁这两种基本封锁对数据对象加锁时还需要约定一些规则，如何时申请 X 锁或 S 锁、持锁时间、何时释放等，称这些规则为封锁协议。对封锁方式规定不同的规则，就形成了各种不同的封锁协议，下面介绍三级封锁协议。对并发操作的不正确调度，可能会带来丢失修改、不可重复读和读脏数据等不一致性问题，三级封锁协议分别在不同程度上解决了这些问题，为并发操作的正确调度提供了一定的保证，不同级别的封锁协议达到的系统一致性级别是不同的。

1. 一级封锁协议

一级封锁协议是事务 *T* 在修改数据之前，必须先对其加 X 锁，直到事务结束才释放。事务结束包括正常结束（COMMIT）和非正常结束（ROLLBACK）。

一级封锁协议可防止丢失修改并保证事务 *T* 是可恢复的，使用一级封锁协议解决丢失修改问题。

2. 二级封锁协议

二级封锁协议是指在一级封锁协议基础上增加事务 *T* 在读取数据 *R* 之前必须先对其加 S 锁，读完后即可释放 S 锁。

二级封锁协议除了防止数据丢失修改，还可进一步防止读脏数据。由于读完数据后即可释放 S 锁，所以它不能保证可重复读。

3. 三级封锁协议

三级封锁协议是在一级封锁协议的基础上，加上事务 *T* 在读取数据 *R* 之前必须先对其加 S 锁，直到事务结束时释放 S 锁。三级封锁协议除了防止丢失修改和不读脏数据外，还进一步防止了不可重复读。

在事务执行过程中，采用封锁机制后，8.2.1 节讲到的并发操作带来的数据不一致性问题都得到了有效解决，具体大家可以尝试如何去执行封锁。

8.2.4 并发调度的可串行性

计算机系统对并发事务中并发操作的调度是随机的，而不同的调度可能产生不同的结果，那么哪个结果是正确的，哪个结果是不正确的呢？

如果一个事务运行过程中没有其他事务同时运行，也就是说它没有受到其他事务的干扰，那么就可以认为该事务的运行结果是正常的或者预想的。因此，将所有事务串行起来的调度策略，一定是正确的调度策略。虽然以不同的顺序串行执行事务可能会产生不同的结果，但由于不会将数据库置于不一致状态，所以都是正确的。

多个事务的并发执行是正确的，当且仅当其结果与按某一次序串行地执行这些事务的结果相同时，称这种调度策略为可串行化的调度。

可串行性是并发事务正确调度的准则。一个给定的并发调度，当且仅当它是可串行化时，才认为是正确调度。

为了保证并发操作的正确性，DBMS 的并发控制机制必须提供一定的方法来保证调度的可串行性。从理论上讲，在执行某一事务时，禁止执行其他事务的调度策略，一定是可串行性调度，这也是最简单的调度策略，但这种方法实际上是不可取的，这使用户不能充分共享数据库资源。目前，DBMS 普遍采用封锁方法实现并发操作调度的可串行性，从而保证调度的正确性。

两阶段锁协议就是保证并发调度可串行性的封锁协议。

8.2.5 两阶段锁协议

目前数据库管理系统普遍采用两阶段锁（two-phase lock，2PL）协议的方法实现并发调度的可串行性，从而保证调度的正确性。

两阶段锁协议是指所有事务必须分两个阶段对数据项加锁和解锁。对任何数据进行读、写操作之前，首先申请并获得对该数据的封锁；在释放一个封锁之后，事物不再申请和获得其他封锁。

两阶段锁的含义是指事务分为两个阶段，具体如下。

第一阶段是获得锁，也称为扩展阶段，在这个阶段事物可以申请获得任何数据项上任何类型的锁，但不能释放任何锁。

第二阶段是释放锁，也称为收缩阶段，在这个阶段事物可以释放任何数据项上任何类型的锁，但不能申请任何锁。

事物遵守两阶段锁协议是可串行化调度的充分条件，而不是必要条件。

8.2.6 多粒度封锁

如果在一个系统中同时支持多种封锁粒度供不同的事务选择是比较理想的，这种封锁方法称为多粒度封锁。应同时考虑封锁开销和并发度两个因素，适当选择封锁粒度，以求得最优的效果。一般来说，若需要处理多个关系的大量元组的用户事务，以数据库为封锁单位；若需要处理大量元组的用户事务，以关系为封锁单位；若只处理少量元组的用户事务，以元组为封锁单位。

讨论多粒度封锁，需要首先定义多粒度树。多粒度树以树形结构来表示多级封锁粒度，根结点是整个数据库，表示最大的数据粒度，叶结点表示最小的数据粒度。根结点为数据库，数据库的子结点为关系，关系的子结点为元组，分量为叶子结点。

多粒度封锁协议允许多粒度树中的每个结点被独立地加锁。对一个结点加锁意味着这个结点的所有后裔结点也被加以同样类型的锁。在多粒度封锁中，一个数据对象可能以两种方式封锁：显式封锁和隐式封锁。

显式封锁：指应事务的要求直接加到数据对象上的封锁。

隐式封锁：指该数据对象没有独立加锁，由于其上级结点加锁而使该数据对象加上了锁。

多粒度封锁方法中，显式封锁和隐式封锁的效果是一样的，因此系统检查封锁冲突时，不仅要检查显式封锁，还要检查隐式封锁。例如，事务 T 要对关系 R_1 加 X 锁，系统必须搜索其上级结点的数据库、关系 R_1 以及 R_1 中每一个元组，如果其中某一个数据对象加上了不相容锁，则 T 必须等待。

8.3 数据库备份

本节主要介绍数据库备份的相关概念，以及如何使用 SQL Server 创建永久备份设备和备份数据库。

8.3.1　数据库备份概述

任何数据库都需要备份，备份数据是维护数据库必不可少的操作。备份是对 SQL Server 数据库或事务日志进行导出，生成副本，当数据库因为某些原因造成部分或者全部数据丢失后，可以根据副本恢复全部或部分数据。数据库备份也常应用于一些非丢失数据的场景，如开发测试环境数据库搭建、相同数据库的新环境搭建和数据库或者数据迁移等。

随着信息技术的飞速发展，医院信息系统（hospital information system，HIS）在医院应用非常广泛，深入医院管理的各个环节，如门诊挂号、门诊收费、药品出入库、医嘱信息、费用结算等。数据库的安全性和完整性关系到整个系统能否正常运行，能否为患者提供正常的服务，当由于客观因素或人为操作造成数据的损坏或丢失时，需要备份文件恢复到错误操作时间点之前，备份可以是整个数据库的备份，也可以只是被操作的数据文件的备份。SQL Server 对所要备份内容的选项设置提供了 4 种不同的方式。

（1）数据库完全备份：数据库完全备份是指整个数据库的一个备份，该备份复制在一个文件中。

（2）差异备份或称增量备份：数据库增量备份包含了自上次完全数据库备份以来数据库中所有变化的复制。

（3）事务日志备份：事务日志备份包含事务日志的复制，它包括数据库中所发生的每个数据改动前后的映像。

（4）数据库文件和文件组备份：数据库文件和文件组备份是针对某一个文件或文件组的复制。

8.3.2　创建和删除备份设备

备份设备是指在数据库备份过程中，数据库、事务日志副本的存储介质。创建备份时，选择相应的备份设备，并为其分配物理名称和逻辑名称。物理名称是操作系统用来标识备份设备的名称，逻辑名称是用来标识物理备份设备的别名或公用名称。在数据库备份中，备份设备不是必需的操作。

1. 创建备份设备

SQL Server 数据库可以备份到不同类型的存储设备上。常见的备份设备有磁带设备和磁盘设备两种类型，由于现在磁带设备已经不常用，所以这里只讨论在磁盘设备上的备份过程。

建立一个备份设备时，需要给其分配一个物理设备名称和逻辑设备名称。物理备份设备是操作系统用来标识备份设备的名称，如 D:\sqlprogram\CourseDBsysbak.bak。逻辑备份设备是用户定义的别名，用来标识物理备份设备，逻辑设备名称永久性地存储在 SQL Server 内的系统表中。

【例 8.2】　在 D:\sqlprogram 目录下创建永久备份设备 CourseDBsysbak。

1）使用 SQL Server Management Studio 备份设备

（1）在“对象资源管理器”中展开“服务器对象”→“备份设备”子目录，然后右击“备份设备”。

（2）在弹出的快捷菜单中选择“新建备份设备”命令，如图 8-4 所示，弹出“备份设备”对话框。

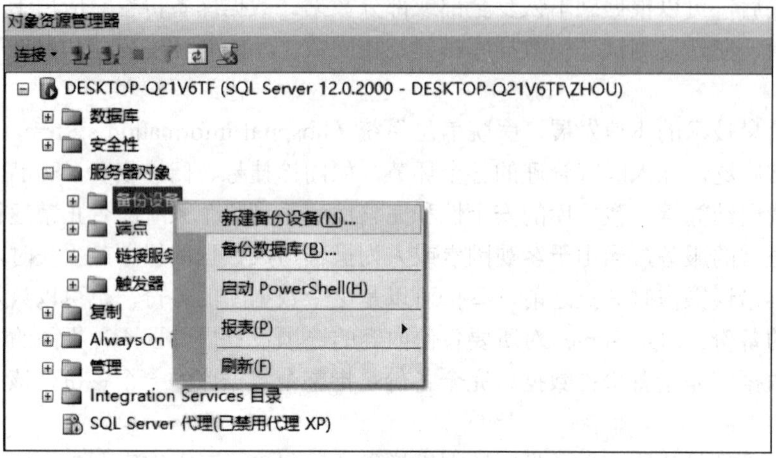

图 8-4　选择“新建备份设备”命令

（3）若要确定目标位置，则选中“文件”单选按钮并指定该文件的完整路径 D:\sqlprogram，然后输入设备名称（如 CourseDBsysbak），如图 8-5 所示。

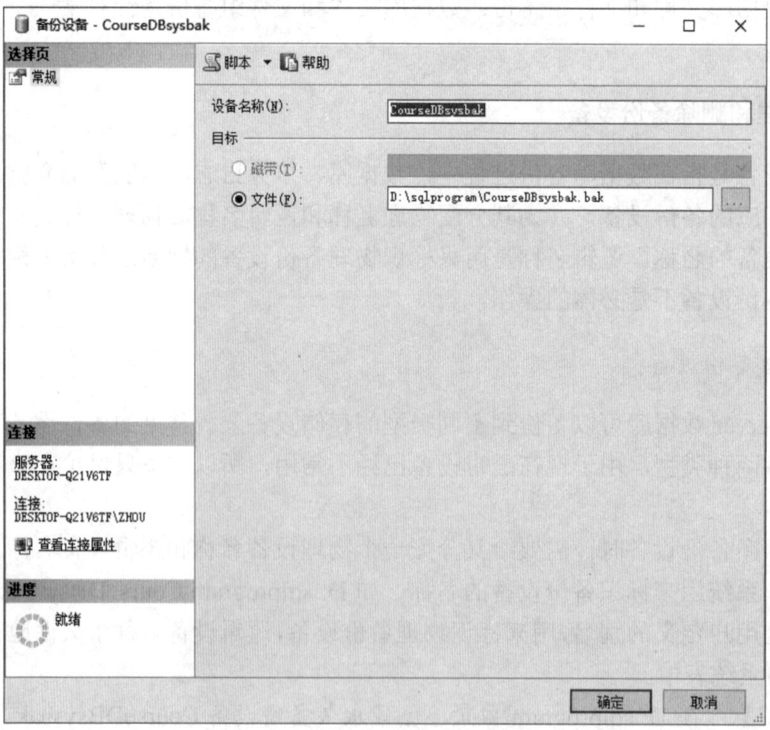

图 8-5　“备份设备”对话框

（4）单击“确定”按钮，备份设备 CourseDBsysbak 创建成功。

2）利用 Transact-SQL（T-SQL）语句创建备份设备

创建备份设备语法格式如下。

```
sp_addumpdevice 'device_type','logical_name','physical_name'
```

语句中的各参数说明如下。

（1）device_type：备份设备类型，'DISK|TAPE'，DISK 表示磁盘，TAPE 表示磁带。

（2）logical_name：备份设备逻辑文件名称。

（3）physical_name：备份设备物理文件名称。

【例 8.3】 在 D:\sqlprogram 目录下创建永久备份设备 CourseDBsysbak。

代码如下。

```
EXEC sp_addumpdevice 'DISK','CourseDBsysbak','D:\sqlprogram\ CourseDBsysbak.bak'
```

2. 删除备份设备

1）使用 SQL Server Management Studio 删除备份设备

使用 SQL Server Management Studio 删除备份设备的具体步骤如下。

（1）启动 SQL Server Management Studio，在“对象资源管理器”窗口中展开树形目录，展开“服务器对象”。

（2）展开“备份设备”，找到要删除的备份设备。

（3）右击要删除的备份设备，在弹出的快捷菜单中选择“删除”命令，并确认删除。

2）利用 T-SQL 语句删除备份设备

语法格式如下。

```
EXEC sp_dropdevice 'logical_name'
```

语句中的参数说明如下。

logical_name：备份设备逻辑文件名称。

【例 8.4】 删除例 8.3 创建的备份设备 CourseDBsysbak。

代码如下。

```
EXEC sp_dropdevice 'CourseDBsysbak'
```

8.3.3 备份数据库

1. 完整数据库备份

【例 8.5】 完整备份 CourseDB 数据库到逻辑备份设备 CourseDBsysbak。

使用 SQL Server Management Studio 备份数据库。

（1）启动 SQL Server Management Studio，在“对象资源管理器”窗口中展开树形目录，展开“数据库”-“CourseDB”子目录。

（2）右击“CourseDB”，在弹出的快捷菜单中选择“任务”-“备份”命令，如图 8-6 所示，弹出“备份数据库”对话框。

（3）在“备份数据库”对话框中可以完成以下操作，如图 8-7 所示。

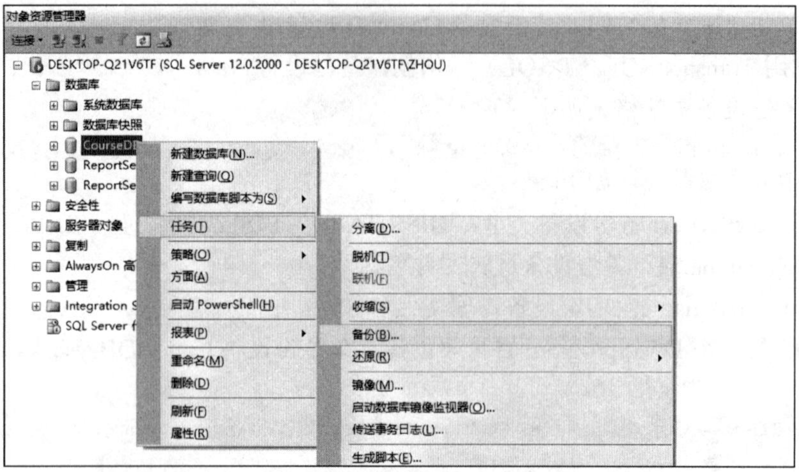

图 8-6 选择“任务”→“备份”命令

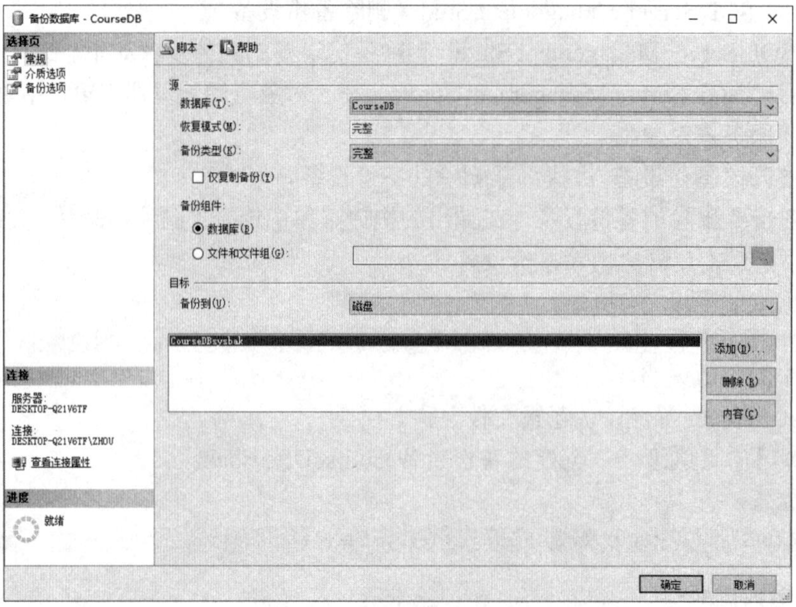

图 8-7 “备份数据库”对话框

① 选择要备份的数据库，这里选择 CourseDB 数据库即可。

② 选择要备份的类型，数据库备份类型有完整备份、差异备份和事务日志备份三种。在“备份类型”下拉列表框中选择“完整”选项。

③ 设置备份信息，在“备份选项”选项卡下的“备份集”区域中可以设置备份集的信息，其中在“名称”文本框中输入“CourseDB-完整数据库备份”；在“说明”文本框中输入“完整备份练习”。

④ 在“备份集过期时间”区域，可以设置本次备份在几天后过期或者在哪一天过期。在“在以下天数后”文本框中可以输入的范围为 0～99999，备份集过期后会被新的备份覆盖。

⑤ 数据库将默认设备备份到 C:\Program Files\Microsoft SQL Server\MSSQL12.

MSSQLSERVER\MSSQL\Backup\CourseDB.bak。这里建议读者执行第（5）步操作，备份到之前创建在 D:\sqlprogram\CourseDBsysbak.bak 路径的备份设备。

（4）单击“确定”按钮，开始备份数据库 CourseDB。

（5）也可以单击“备份数据库”对话框中的“添加”按钮添加备份路径。在弹出的“选择备份目标”对话框中选中“备份设备”单选按钮，并在其下拉列表框中选择“CourseDBsysbak”选项，如图 8-8 所示。

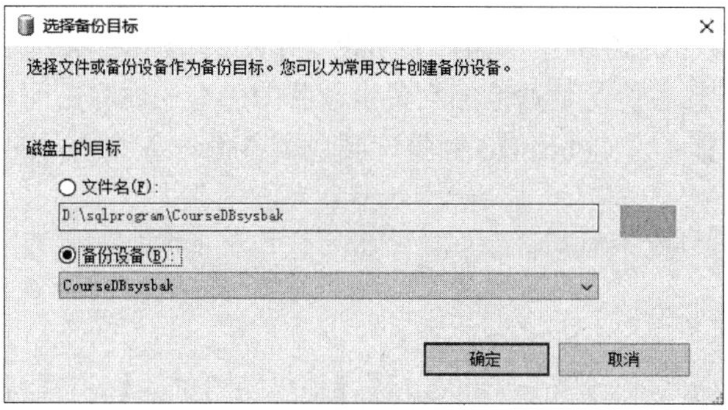

图 8-8 “选择备份目标”对话框

（6）单击“确定”按钮，返回“备份数据库”对话框，若要查看或选择高级选项，则在“介质选项”选项卡中进行设置，然后单击“确定”按钮，即可完成完整数据库的备份。

（7）查看备份文件。打开“对象资源管理器”窗口，展开“服务器对象”→“备份设备”→“CourseDBsysbak”子目录，右击“CourseDBsysbak”，在弹出的快捷菜单中选择“属性”命令。在弹出的“备份设备-CourseDBsysbak”对话框中打开“介质内容”选项卡，即可观察到 CourseDB 数据库的完整备份文件“CourseDB-完整 数据库 备份”，如图 8-9 所示。

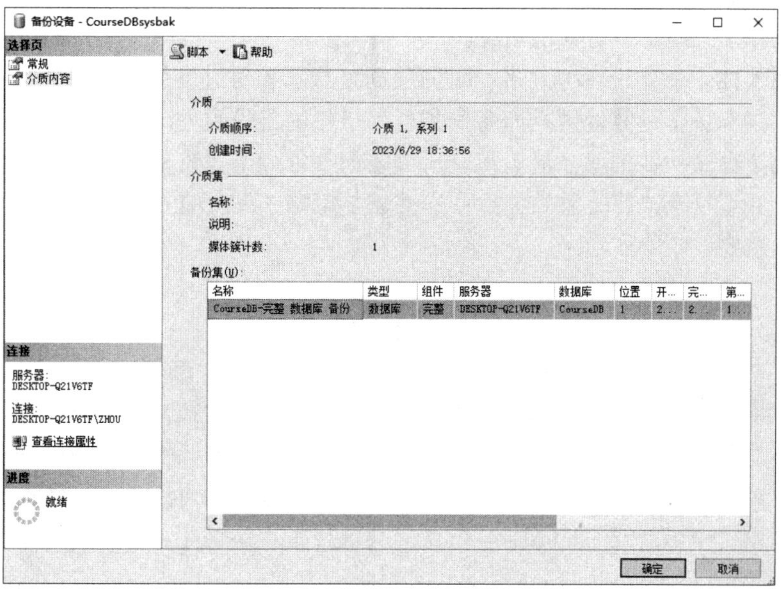

图 8-9 查看备份文件对话框

2. 利用 T-SQL 语句创建完整数据库备份

语法格式如下。

```
Backup database {database_name} To <backup_device>[WITH INIT|NOINIT]
```

语句中的参数说明如下。

（1）database_name：指定备份的数据库名称。

（2）backup_device：指定备份设备名称。

（3）INIT：新备份的数据覆盖当前备份设备中的每一项内容。

（4）NOINIT：新备份的数据追加到备份设备中已有的内容后面。

【例 8.6】 完整备份 CourseDB 数据库到逻辑备份设备 CourseDBsysbak。

代码如下。

```
Backup database CourseDB To CourseDBsysbak
```

3. 差异数据库备份

使用 SQL Server Management Studio 进行差异备份的操作步骤与进行完整备份操作步骤完全相同，唯一不同点是差异备份需要在“备份数据库”对话框中选择差异备份。在这里不再赘述，下面介绍利用 T-SQL 语句创建差异备份。

【例 8.7】 在备份设备 CourseDBsysbak 中为数据库 CourseDB 创建差异备份。

代码如下。

```
Backup database CourseDB to disk='D:\sqlprogram\CourseDBsysbak.bak'
WITH DIFFERENTIAL,EXPIREDATE='10/01/2022 00:00:00',NAME='CourseDB差异备份',STATS=10
```

语句中的参数说明如下。

（1）DIFFERENTIAL：做差异备份。

（2）EXPIREDATE：指定备份集到期和允许被覆盖的日期。

（3）NAME：指定备份集的名称。

（4）STATS：每备份百分之多少时的数据就显示备份进度信息。

完整数据库备份是其他数据库备份类型都依赖的备份类型。由于其他数据库备份类型都需要一个重建的数据库才能工作，所以它们都依赖于完整数据库备份。因此，完整数据库备份并不只在执行完整数据库备份的恢复策略中占有重要位置，对其他类型的备份策略同样重要。

8.4 数据库恢复

数据库恢复是一种用于恢复数据库到先前的工作状态的技术。数据库恢复是保障数据安全和可靠性的重要保障，通过预防故障、备份恢复、容错设计和故障演练等措施，可以有效应对各种数据灾难和恢复应用，及时恢复数据库的可用性和一致性。本节主要介绍数据库系统中可能发生的故障、恢复的实现技术及策略等。

8.4.1　故障的种类

1. 事务内部的故障

事务内部的故障可分为预期的和非预期的，其中大部分故障都是非预期的。预期的事务内部故障是指可以通过事务程序本身发现的事务内部故障；非预期的事务内部故障不能由事务程序处理，如运算溢出故障、并发事务死锁故障、违反了某些完整性限制而导致的故障等。

解决预期的事务内部故障就是将事务回滚，撤销数据库的修改。非预期的事务内部故障解决方法是强制回滚事务，在保证该事务对其他事务没有影响的条件下，利用日志文件撤销其对数据库的修改。

2. 系统故障

系统故障也称为软故障，是指数据库在运行过程中，由于硬件故障、数据库软件及操作系统的漏洞、突然停电情况，系统停止运转，所有正在运行的事务以非正常方式终止，需要系统重新启动的一类故障。这类事务不破坏数据库，但是影响正在运行的所有事务。

解决系统故障的方法是待计算机重新启动之后，对于未完成的事务可能写入数据库的内容，回滚所有未完成的事务写入的结果，对于已完成的事务可能部分或全部留在缓冲区的结果，需要重做所有已提交的事务，即撤销所有未提交的事务，重做所有已提交的事务。

3. 介质故障

介质故障也称为硬故障，主要指数据库在运行过程中，由于磁头碰撞、磁盘损坏、强磁干扰、天灾人祸等情况，使得数据库中的数据部分或全部丢失的一类故障。

使用数据库备份及事务日志文件，通过恢复技术恢复数据库到备份结束时的状态来解决介质故障的软件容错。介质故障的硬件容错则采用双物理存储设备，即两个硬盘存储内容相同，当其中一个硬盘出现故障时，及时使用另一个备份硬盘。

4. 计算机病毒故障

计算机病毒故障是一种恶意的计算机程序，它可以像病毒一样繁殖和传播，在对计算机系统造成破坏的同时也可能对数据库系统造成破坏（破坏方式以数据库文件为主）。

通过使用防火墙软件防止病毒侵入，对于已感染病毒的数据库文件，使用杀毒软件进行查杀，如果杀毒软件杀毒失败，此时只能使用数据库备份文件，以软件容错的方式恢复数据库文件。

8.4.2　恢复的实现技术

将数据库从错误状态恢复到某一已知的正确状态，称为数据库恢复。造成数据库错误的原因是多元化的，计算机系统中硬件的故障、软件的错误、操作员的失误或是恶意破坏都可能使数据库中的数据全部或部分丢失，数据库恢复技术就是一种用于恢复数据库到先前正确状态的技术。

1. 数据转储

数据转储是数据库恢复中采用的基本技术，转储是指数据库管理员将整个数据库复制到磁带或另一个磁盘中保存的过程，备用的数据成为后备副本或后援副本。当数据库遭到破坏时可以将后备副本重新装入，重装后备副本只能将数据库恢复到转储时的状态。

转储的方法按转储静动状态分为静态转储和动态转储两种。

静态转储是在系统中无运行事务时进行的转储操作，转储期间不允许对数据库进行操作，转储开始时数据库处于一致性状态，得到的一定是一个数据一致性的副本。静态转储的优点是实现简单，但是转储必须等待正运行的用户事务结束才可以进行，新的事务必须等转储结束才能执行，降低了数据库的可用性。

动态转储是指转储操作可以与用户事务并发进行，转储期间允许对数据库进行存取或修改。动态转储不用等待正在进行的事务结束，转储期间允许对数据库进行存取或修改，不会影响新事务运行，但不能保证副本中的数据正确有效。因此，使用动态转储进行故障恢复时，需要把动态转储期间各事务对数据库的修改活动登记，建立日志文件，后备副本加上日志文件才能把数据库恢复到某一时刻的正确状态。

转储的方法还可分为海量转储和增量转储。

海量转储是指每次转储全部数据库，增量转储是指每次只转储上次转储后更新过的数据。从恢复角度看，使用海量转储得到的后备副本进行恢复往往更方便，但是如果数据库很大，事务处理又十分频繁，则增量转储更实用有效。

2. 登记日志文件

1）日志文件格式和内容

日志文件是记录事务对数据库的更新操作文件。通过扫描日志文件，找到故障事务的更新操作，对事务更新操作执行逆操作、事务撤销或重做等处理，将数据库恢复到正确状态。不同的数据库系统采用的日志文件格式不同，日志文件主要分为两种格式，一种是以记录为单位的日志文件，另一种是以数据块为单位的日志文件。

以记录为单位的日志文件记录的内容包括各个事务的开始标记、各个事务的结束标记、各个事务的所有更新操作。上述内容均作为日志文件中一个日志记录，每个日志记录的内容包括事务标识、操作类型、操作对象、更新前数据的旧值（如果是插入操作，此项可为空）、更新后数据的新值（如果是删除操作，此项可为空）。

以数据块为单位的日志文件，日志记录的内容包括事务标识、更新前与更新后的数据块。

2）日志文件的作用

日志文件可以用来进行事务故障恢复和系统故障恢复，并协助后备副本进行介质恢复，其具体作用如下。

（1）进行事务故障恢复。

（2）进行系统故障恢复。

（3）协助后备副本进行介质故障恢复，利用静态转储副本和日志文件进行恢复，如图 8-10 所示。系统在 T_a时刻停止运行事务进行数据库转储，在 T_b时刻转储完毕，得到 T_b时刻的数据库一致性副本系统，运行到 T_f时刻发生故障，为恢复数据库，首先由 DBA 重装数据库后备副本，将数据库恢复到 T_b时刻的状态，重新运行 T_b到 T_f时刻的所有更新事务，从而将数据库恢复到故障发生前的一致性状态。

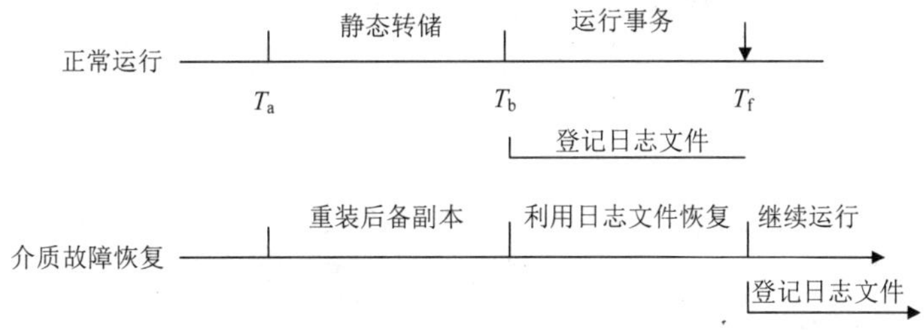

图 8-10 介质故障恢复

3）登记日志文件的原则和做法

为了保证数据库是可恢复的，登记日志文件必须满足两个原则：一是登记的次序严格按并行事务执行的时间次序；二是必须先写日志文件，后写数据库。先写日志文件是为了保证数据库的可恢复性，日志文件能够用来进行事务故障恢复、系统故障恢复，并能够协助后备副本进行介质故障恢复。当数据库文件毁坏后，可重新装入后援副本将数据库恢复到转储结束时刻的正确状态，再利用建立的日志文件，将已完成的事务进行重做处理，而对于故障发生时尚未完成的事务则进行撤销处理，这样不用运行应用程序就可把数据库恢复到故障前某一时刻的正确状态。

8.4.3 恢复的策略

1. 数据灾难的恢复策略

1）事务故障的恢复

事务故障是指事务运行至正常终止点前被终止。被迫中断的事务可能已对数据库进行了修改，为了消除该事务对数据库的影响，利用日志文件中记录的信息强行回滚该事务，将数据库恢复到修改前的初始状态。为此，需要检查日志文件中由这些事务引起变化的记录，取消这些没有完成的事务所做的一切改变。这类恢复操作称为事务撤销。事务故障的恢复由系统自动完成，对用户是透明的，不需要用户干预。

2）系统故障的恢复

系统故障恢复是待计算机重新启动之后，对于未完成的事务可能写入数据库的内容，回滚所有未完成的事务写入的结果，对于已完成的事务可能部分或全部留在缓冲区的结果，需要重做所有已提交的事务。系统故障发生后，并不能确定哪些未完成的事务已更新在数据库中，哪些事务的提交结果尚未写入数据库，系统重新启动后，需要撤销所有的未完成事务，重做所有已提交的事务。但是，在故障发生前已运行完毕的事务有些是正常结束的，有些是异常结束的，所以不需要把它们全部撤销或重做。系统故障的恢复是由系统在重新启动时自动完成的，不需要用户干预。

3）介质故障的恢复

介质故障比事务故障和系统故障发生的可能性要小，但是是最严重的一种故障，破坏性很大，磁盘上的物理数据和日志文件可能被破坏。介质故障的恢复需要数据库管理员的介入，解决此问题需要装入发生介质故障前最新的数据库后备副本，然后利用日志文件重做该副本所运行的所有事务。

2. 预防数据灾难的策略

1）故障预防与监控

预防故障的关键是定期进行数据库备份，并确保备份数据的完整性和可用性，同时监控数据库的运行状态，及时发现并解决潜在的故障风险。

2）故障恢复策略的制定

完整备份是指将数据库的所有数据和日志备份到磁盘或磁带上，以便在故障发生时进行恢复，增量备份则是只备份自上次备份以来发生变化的数据和日志。综合考虑备份时间和数据恢复成本，指定合理的备份策略，如每天进行完整备份，每小时进行增量备份。

3）容错与冗余设计

在数据库架构设计中，应考虑容错和冗余的需要。例如，RAID 技术实现磁盘冗余，使用集群技术实现服务器冗余，以提高数据库的可用性和容错性。

3. 故障恢复策略的测试与优化

数据库故障恢复策略的有效性需要进行定期的测试与优化。通过模拟各种故障场景，测试数据库的恢复能力和恢复时间。根据测试结果，对故障恢复策略进行优化和调整，以提高数据库的可靠性和恢复速度。

8.4.4 恢复数据库

SQL Server 提供了两种恢复方式，即自动恢复和手动恢复。

自动恢复是指每次在 SQL Server 数据库出现错误或关机重启后，SQL Server 自动运行带有容错功能的特性，其读取每个数据库事务日志的活动部分，并检查所有自最新的检查点以来发生的事务，把它们重新应用于数据库，使数据库还原到某个时间的状态。

手动恢复是指根据需要指定数据库恢复工作的应用程序，按照创建事务日志顺序，使数据库处于和事务日志最后一次备份时一致的状态。

1. 从完整数据库备份中恢复

【例 8.8】 利用备份设备 CourseDBsysbak 还原 CourseDB 数据库。

（1）启动 SQL Server Management Studio，在“对象资源管理器”窗口中，展开“数据库”→“CourseDB”子目录。右击“CourseDB”，在弹出的快捷菜单中选择“任务”→“还原”→“数据库”命令，如图 8-11 所示，弹出“还原数据库”窗口。

（2）在“还原数据库”窗口中有很多选项，根据需要选择不同的选项，如图 8-12 所示。

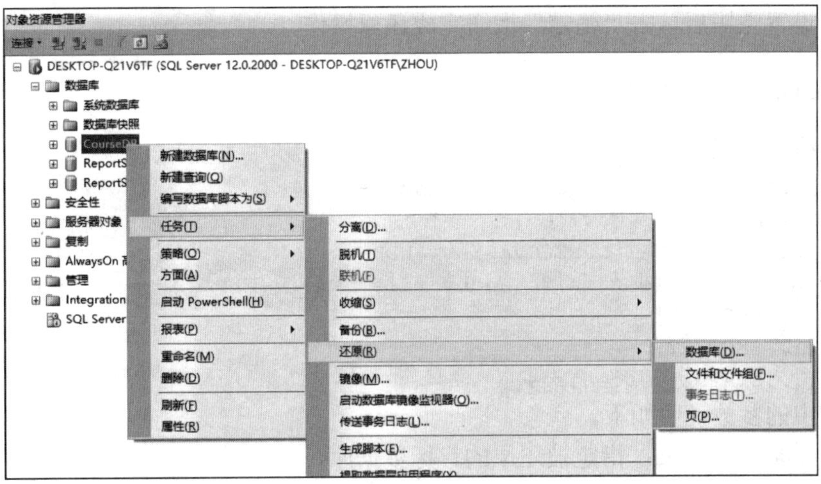

图 8-11 执行还原数据库命令

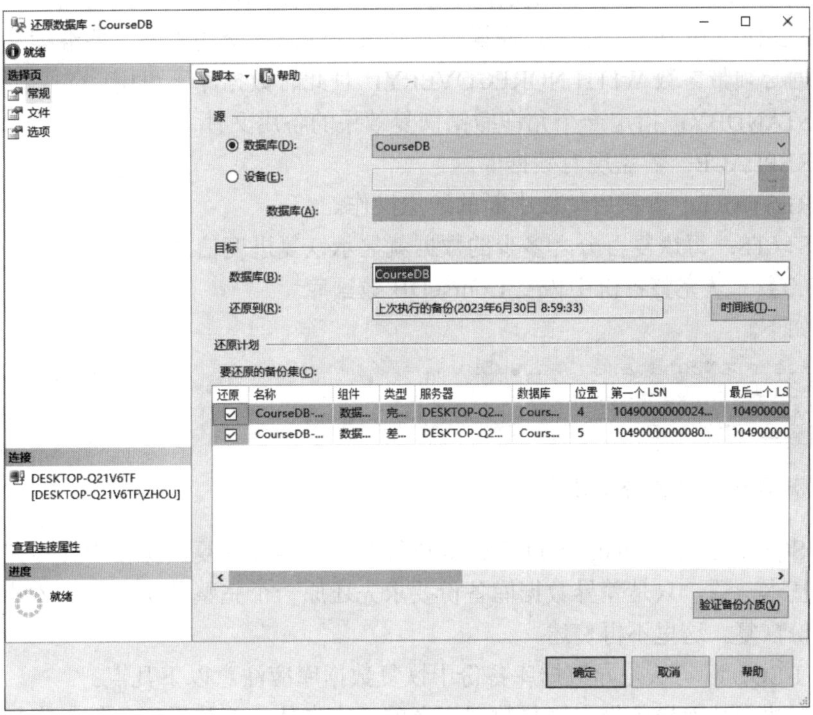

图 8-12 “还原数据库”窗口

① 源：在该区域中可以指定用于还原的备份集和源的位置。选中该区域中“数据库”单选按钮，在其下拉列表框中选择“CourseDB”选项。

② 目标-数据库：在该下拉列表框中可以选择还原的数据库，这里采用默认值。

③ 目标-还原到：如果备份文件或备份设备中备份集很多，还可以选择目标时间点，只要事务日志备份支持，就可以还原到某个时间的数据库状态。这里采用默认值。

④ 要还原的备份集：在该区域中列出了所有可用的备份集，确保选中了“CourseDB完整备份”。

（3）设置完毕后单击“确定”按钮完成还原操作。

2. T-SQL 语句恢复数据库

语法格式如下。

```
Restore database {database_name}
[From <backup_device>[,...n]
[WITH RECOVERY|NORECOVERY|STANDBY=
{standby_file_name|@standby_file_name_var}]
[[,]REPLACE]
[[,]RESTART]
[[,]STATS[=percentage]]
```

语句中的参数说明如下。

（1）database_name：指定被还原的目标数据库。

（2）backup_device：指定还原操作要使用的逻辑或物理备份设备。

（3）RECOVERY：指示还原操作回滚任何未提交的事务，采用默认值。

（4）NORECOVERY：指示还原操作不回滚任何未提交的事务，要继续从后续备份中还原数据必须带参数 WITH NORECOVERY，且此时数据库不可用。

（5）STANDBY：指定一个允许撤销恢复效果的备用文件。

（6）REPLACE：覆盖现有数据库。

（7）RESTART：重新启动被中断的还原操作。

（8）STATS：每恢复百分之多少的数据就显示恢复进度信息。

【例 8.9】 从完整备份中恢复 CourseDB 数据库。

代码如下。

```
Restore database CourseDB
From CourseDBsysbak
With REPLACE
```

3. 从差异数据库备份中恢复

通过 SQL Server Management Studio 进行差异数据库恢复，操作步骤与完整数据库备份还原基本一致，只是差异数据库备份要求先还原一个完整备份，之后才能进行差异数据库备份恢复。这里不再赘述。

通过 T-SQL 语句从差异数据库备份中恢复数据库应注意以下几点。

（1）在执行从差异备份中恢复数据库之前，应先从完整数据库备份中恢复。

（2）执行从差异备份中恢复数据库和完整备份数据库中恢复的语法相同，不同点在于 from 子句指定的备份文件不同。

（3）当有事务日志需要还原时，可以指定 norecovery 选项。

【例 8.10】 从差异备份中恢复 CourseDB 数据库。

代码如下。

```
Restore database CourseDB
From Disk=N'D:\sqlprogram\CourseDBsysbak'
WITH FILE=2,NOUNLOAD,REPLACE,STATS=10
```

语句中的参数说明如下。

（1）FILE：用于恢复的备份集。

（2）UNLOAD | NOUNLOAD：是否重绕并卸载磁带。

（3）REPLACE：覆盖现有数据库。

（4）STATS：每恢复百分之多少的数据就显示恢复进度信息。

本章小结

数据库的重要特征是能为多个用户提供数据共享。多个用户同时使用数据库如果不加控制必然会产生并发操作带来的破坏数据 ACID 特性，导致数据不一致的问题。为了避免这些问题，数据库系统采用封锁技术实现并发控制。本章介绍了三级封锁协议，通过共享锁和排他锁来控制事务对数据的访问，确保每个事务读取一致的数据。然而，即便有了这些并发控制策略，数据库仍然可能面临各种故障，如系统故障、介质故障和计算机病毒故障等。为了确保数据的安全和可靠，数据库系统实施恢复机制，当出现故障时，数据库系统可以利用日志进行恢复操作，检查点技术则用于减少恢复的工作量，通过将当前的数据库状态和日志信息持久化存储，快速地从检查点恢复数据。此外，数据库系统还实施故障预防与处理措施，及时发现和处理故障。

数据库并发与恢复技术保证了多用户并发访问数据库时的数据完整性和可靠性。通过合理的并发控制策略和恢复机制，有效地避免了数据的冲突和损坏，确保了数据的可用性和持久性。这些技术的应用为数据库系统的高性能、高可用性和高可靠性提供了坚实的基础。

习题 8

1. 论述事务的概念及事务的四个特性。
2. 什么是封锁？基本的封锁类型有哪几种？
3. 论述一级封锁协议、二级封锁协议和三级封锁协议的机制和作用。
4. 什么样的并发调度是正确的调度？
5. 数据库中为什么要有恢复子系统？它的功能是什么？
6. 数据库运行中可能产生的故障有哪几类？哪些故障影响事务的正常执行？哪些故障破坏数据库数据？
7. 数据库恢复的技术有哪些？
8. 登记日志文件时为什么必须先写日志文件，后写数据库？
9. 针对不同的故障，试给出恢复的策略和方法。

第 9 章 数据库安全

数据库是海量数据的集合，是维持企业正常运作的数据基础，必须具备完善、严密的安全管理机制。本章主要介绍用户身份鉴别、存取控制、角色授权等数据库安全控制知识，漏洞扫描、防火墙、加密、脱敏、审计等安全技术，以及医院数据库安全运维、等级保护的相关知识。

9.1 数据库安全概念和控制

9.1.1 数据库安全概念

数据库安全性指以保护数据库系统、数据库服务器和数据库中的数据、应用、存储，以及相关网络连接为目的，防止数据库系统及其数据遭受泄露、篡改或破坏的安全技术。安全性问题并非数据库系统所独有的，几乎所有计算机系统都存在这个问题。只是数据库中都存有大量数据，而且是多个用户共享数据库，因此安全性问题更为突出。

数据库是企业最为核心的数据保护对象，与传统的网络安全防护体系不同，数据库安全技术更加注重从客户内部采取安全措施。其内涵包括保密性（confidentiality）、完整性（integrity）和可用性（availability）三个方面，即 CIA。

（1）保密性：不允许未经授权的用户存取信息。

（2）完整性：只允许被授权的用户修改数据。

（3）可用性：不应拒绝已授权的用户对数据进行存取。

数据库在医院信息系统中的应用更是重要，在新医改政策和数字化技术的双重推动下，我国医疗行业的数字化转型取得了长足的进步，医疗数据成为国家重要的基础性战略资源。与此同时，随着信息化技术日益深入到医院的日常运营中，医院信息系统的安全工作迎来了新的挑战，敏感数据及隐私泄露、非法篡改等问题日益凸显。如何提升数据资产价值，同时使数据使用更安全，对数据进行有效防护，保障数据全生存周期的安全，已成为医院信息化探讨的重要方向。数据安全治理离不开安全技术及安全产品，安全防护体系能力主要从发现能力、运维能力、防护能力三个方面进行建设。

（1）发现能力：涉及数据泄密、数据审计、数据安全基线管理、用户和实体行为分析（user and entity behavior analytics，UEBA）、数据态势感知等。

（2）运维能力：涉及综合性审计、基于数据的漏扫、监控与预警及统一认证与授权等。

（3）防护能力：涉及数据加密、数据脱敏、数据库防火墙、数据防泄露、统一策略管理、容灾备份等。

9.1.2 数据库安全控制

数据库系统根据不同需要创建不同的用户，并且为每一个用户分配一定的权限或者角色。其中，权限是指用户在访问数据库时，能够执行某些操作的能力；角色是简化权限管理的一种方式，是一组相关权限的集合。用户、权限和角色是密不可分的，数据库管理员可以利用角色来简化权限的管理，为用户授予适当的角色（系统角色或自定义角色），从而让用户具有一定的权限去进行相应的操作。

非法使用数据库的形式主要有：未经授权读取数据（窃取信息）；未经授权修改和破坏数据。为了保护数据库，防止数据库的恶意滥用，可以在下述不同的安全级别上设置各种安全性措施。

数据库系统级：数据库存储着重要程度和敏感程度不同的各种数据，并为拥有不同授权的用户所共享，数据库系统必须采取授权限制、访问控制、加密和审计等安全措施。数据库系统级的任务是检验用户的身份是否合法，检验用户的数据库操作权限是否正确。

操作系统级：不论数据库系统安全性措施做得多好，操作系统方面的安全弱点总是有可能成为对数据库进行恶意访问的一种手段。操作系统级的任务是防止未授权的用户从操作系统层着手访问数据库。

网络级：作为多用户共享系统，几乎所有的数据库系统都允许通过网络进行远程访问，网络层的安全性和物理安全性一样重要，不论在因特网还是在私有网络内。

物理级：数据库系统所位于的结点（一个或多个）必须在物理级上受到保护，以防止入侵者强行闯入或暗中潜入。因此，物理级也称环境级，任务是对数据库系统的机房和设备加以保护，防止物理破坏。

人员级：对用户的授权必须格外小心，以减少授权用户（主要指数据库系统工作人员）给入侵者提供访问机会的可能性。

如果在较低级别上（物理级或人员级）安全性存在缺陷，高层安全性措施即使设置很严格，非法用户也有可能绕过安全屏障而进行恶意访问。因此，为了保证数据库安全，必须在上述所有级别上进行全面的安全性维护。

1. 用户身份鉴别

用户是定义在数据库中的一个账号，是使用数据库系统的所有合法操作者，用户定义是数据库的基本访问控制机制。用户连接到数据库进行数据访问时，必须提供合法的用户名及口令。

一般计算机系统中，安全措施是一级一级层层设置的。数据库系统的安全控制措施也是如此，用户需要通过用户名和口令登录，系统根据用户名和口令进行用户身份鉴定，只有合法的用户才允许进入计算机系统。对于已进入系统的用户，由数据库管理系统分配其存取控制权限，只允许用户执行其权限范围内的合法操作。

认证是指通过对网络系统使用过程中的主客体进行鉴别确认身份后，对其赋予恰当的标志、标签和证书等的过程。认证可以解决主体本身的信用问题和客体对主体访问的信任问题，确保客体身份的真实性、合法性和有效性。认证可以为下一步的授权奠定基础，是对用户身份和认证信息的生成、存储、同步、验证和维护的全生存周期的管理。

数字签名又称公钥数字签名或电子签章，是只有信息的发送者才能产生的、别人无法伪造的一段数字串，这段数字串同时也是对信息的发送者发送信息真实性的一个有效证明。数字签名用于保证信息来源的真实性、数据传输的完整性和不可抵赖性。例如，用户以电子邮件等方式，使用个人私有密钥加密数据后，发送给接收者。接收者用发送者的公钥解开数据后，就可确定数据源；同时也证明了信息的真实性，并确保发送者对发送的信息不可抵赖。

2. 存取控制

在计算机科学中，数据是指所有能输入到计算机并被计算机程序处理的符号总称，是用于输入计算机进行处理，具有一定意义的数字、字母、符号和模拟量等的通称。目前计算机存储和处理的对象十分广泛，表示这些对象的数据也随之变得越来越复杂。对于数据来说，数据安全十分重要，特别是一些机密性数据。

数据存取控制是对数据存取方式和权限进行控制，为了防止非法用户以不正当的方式存取信息，需对用户的存取数据资格和权限进行检查，只有获得权限的用户才能访问相关数据，数据存取控制机制属于数据安全保护机制的一种。

1）存取控制方法

数据库的存取控制可以通过多种方法实现，包括以下几种。

（1）用户名和密码：通过用户名和密码进行身份验证，只允许授权用户访问数据库，并允许管理员授予和收回访问权限。

（2）角色：将不同的权限组合成角色，通过为用户分配角色来控制他们对不同资源的访问权限。

（3）访问控制列表（access control list，ACL）：通过列出某个特定资源（如数据表、列）的用户或用户组，在特定时间控制是否允许访问。

（4）强制访问控制（mandatory access control，MAC）：通过使用标签或分类来限制用户访问数据库对象，包括标记对象的机密度、机密级别和身份等级。

（5）视图：将数据表按一定条件或顺序分类或按某种方法过滤，使用户获得最适合自身需要的内容，从而达到数据屏蔽和控制访问的目的。

2）存取控制模式

数据库的存取控制通过合理设置数据库权限，确保用户访问合法，从而提高数据库安全性和完整性。例如，在操作系统中，根据系统管理员或用户所规定的存取控制属性，可将文件分为三类。

① 只执行文件。该类文件只允许被核准的用户调用执行，既不允许读，更不允许写。

② 只读文件。该类文件只允许文件主及被核准的用户去读，但不允许写。

③ 读写文件。该类文件允许文件主和被核准的用户去读或写。

存取控制有两种控制模式。

（1）自主存取控制模式。

该模式通过定义各个用户对不同数据对象的存取权限自主进行存取控制。当用户要访问数据库时，首先检查其存取权限，以防止非法用户对数据库进行存取。“自主存取控制”中“自主”的含义：用户可以将自己所拥有的存取权限“自主”地授予他人，即用户具有一定的“自主”权。通过 GRANT 语句（授权）和 REVOKE 语句（回收）来实现关系数据库系统中权限控制。

（2）强制存取控制模式。

在该模式中每一个数据对象被（强制地）标以一定的密级，每一个用户也被（强制地）授予某一个级别的许可证。系统规定只有具有某一许可证级别的用户才能存取某一个密级的数据对象。

在强制存取控制中，数据库管理系统所管理的全部实体被分为主体和客体两大类，主体是系统中的活动实体，包括数据库管理系统所管理的实际用户、用户的进程等。客体是系统中的被动实体，包括受主体操纵的文件、基本表、索引、视图等。

对于主体和客体，DBMS 为它们每个实例（值）指派一个敏感度标记。

敏感度标记分成若干级别：绝密（top secret，TS）、机密（secret，S）、可信（confidential，C）、公开（public，P）。绝密是最高的保密级别，通常涉及国家安全或极端敏感的信息；机密则适用于较为敏感但不如绝密等级高的信息；可信表示信息具有一定的保密性，但可以在一定条件下公开；公开则表示信息可以自由传播和使用，没有保密要求。主体的敏感度标记称为许可证级别，客体的敏感度标记称为密级。

强制存取控制规则：仅当主体的许可证级别大于或等于客体的密级时，该主体才能读取相应的客体；仅当主体的许可证级别小于或等于客体的密级时，该主体才能写入相应的客体。

强制存取控制是对数据本身进行密级标记，无论数据如何复制，标记与数据是一个不可分的整体，只有符合密级标记要求的用户才可以操纵数据。

3. 授权

可以给一个用户在数据库中授予几种不同形式的权限，包括授权读取数据、授权插入新数据、授权更新数据、授权删除数据。每种类型的授权都称为一个权限。也可以在数据库的某些特定部分（如某个关系或视图）中授权给用户所有这些类型的权限，或者完全不授权，或者这些权限的一个组合。

当用户提交 SQL 操作（查询或更新）时，系统先基于该用户曾获得过的权限检查此查询或更新是否被授权。如果没有经过授权，那么将被拒绝执行。

除了在数据上的授权之外，用户还可以被授予在数据库模式上的权限。例如，可以允许用户创建、修改或删除关系表。拥有某些权限的用户还可以把权限转授给其他用户，或者撤销一种此前授出的权限（回收），最大的授权形式是被授予数据库管理员的权限。数据库管理员可以授权新用户、重构数据库等。

SQL 标准包括选择、插入、更新和删除权限，一个创建了新关系的用户将自动被授予该关系上的所有权限。

SQL 数据定义语言包括授予和收回权限的命令。使用 GRANT 语句来授予权限，此语句的基本形式为

```
GRANT <权限列表> ON <关系名或视图名> TO <用户或角色列表>
```

使用 REVOKE 语句来收回权限，此语句的基本形式为

```
REVOKE <权限列表> ON  <关系名或视图名> FROM <用户或角色列表>
```

4. 数据库角色

为便于管理数据库中的权限，SQL Server 提供了若干角色，这些角色是用于对其他主体进行分组的安全主体，类似于 Microsoft Windows 操作系统中的组。数据库级角色的权限作用域为数据库范围。

SQL Server 提供了三种主要角色类型：服务器级角色，管理 SQL Server 上的权限，如更改服务器配置；数据库级角色，管理对数据库的权限，如创建表和查询数据；应用程序级角色，允许应用程序以其自己的、类似用户的权限运行。下面主要介绍服务器级角色和数据库级角色。

1）服务器级角色

SQL Server 提供了九种固定的服务器级角色。无法更改授予固定服务器角色的权限。从 SQL Server 2012 开始，用户可以创建用户定义的服务器角色，并将服务器级权限添加到用户定义的服务器角色，可以将服务器级主体（SQL Server 登录名、Windows 账户和 Windows 组）添加到服务器级角色。固定服务器角色的每个成员都可以将其他登录名添加到同一角色。用户定义的服务器级角色的成员则无法将其他服务器主体添加到角色。

表 9-1 显示了服务器级固定角色及其权限。

表 9-1 服务器级固定角色及其权限

服务器级固定角色	权限
sysadmin	固定服务器角色的成员可以在服务器中执行任何活动
serveradmin	固定服务器角色的成员可以更改服务器范围内的配置选项并关闭服务器
securityadmin	固定服务器角色的成员管理登录名及其属性。它们可以授予、拒绝和撤销服务器级权限。它们还可以授予、拒绝和撤销数据库级权限（如果具有数据库访问权限）。此外，它们还可以重置 SQL Server 登录名的密码。能够授予数据库引擎的访问权限和配置用户权限的能力使得安全管理员可以分配大多数服务器权限。securityadmin 角色应视为与 sysadmin 角色等效
processadmin	固定服务器角色的成员可以终止在 SQL Server 实例中运行的进程
setupadmin	固定服务器角色的成员可以添加和删除链接服务器
bulkadmin	固定服务器角色的成员可以运行 BULK INSERT 语句
diskadmin	固定服务器角色用于管理磁盘文件
dbcreator	固定服务器角色的成员可以创建、更改、删除和还原任何数据库
public	每个 SQL Server 登录名均属于 public 服务器角色。如果未向某个服务器主体授予或拒绝对某个安全对象的特定权限，该用户将继承授予该对象的 public 角色的权限，所有默认用户均属于该角色。无法更改 public 中的成员关系。注意：public 的实现方式与其他角色不同。但是，可以从 public 授予、拒绝或撤销权限

2）数据库级角色

SQL Server 中有两种类型的数据库级角色：数据库中预定义的固定数据库角色和用户创建的灵活数据库角色。

固定数据库角色是在数据库级别定义的，并且存在于每个数据库中。db_owner 和 db_securityadmin 数据库角色的成员可以管理固定数据库角色成员身份。但是，只有 db_owner 数据库角色的成员能够向 db_owner 固定数据库角色中添加成员。msdb 数据库是 SQL Server 数据库中一个指定的系统数据库，它还有一些特殊用途的固定数据库角色。

表 9-2 显示了固定数据库级角色及其能够执行的操作，所有数据库中都有这些角色。

表 9-2 数据库级角色及其权限

数据库级角色	权限
db_owner	固定数据库角色的成员可以执行数据库的所有配置和维护活动，还可以删除数据库
db_securityadmin	固定数据库角色的成员可以修改角色成员身份和管理权限。向此角色中添加主体可能会导致意外的权限升级
db_accessadmin	固定数据库角色的成员可以为 Windows 登录名、Windows 组和 SQL Server 登录名添加或删除数据库访问权限
db_backupoperator	固定数据库角色的成员可以备份数据库
db_ddladmin	固定数据库角色的成员可以在数据库中运行任何数据定义语言命令
db_datawriter	固定数据库角色的成员可以在所有用户表中添加、删除或更改数据
db_datareader	固定数据库角色的成员可以从所有用户表中读取所有数据
db_denydatawriter	固定数据库角色的成员不能添加、修改或删除数据库内用户表中的任何数据
db_denydatareader	固定数据库角色的成员不能读取数据库内用户表中的任何数据

9.1.3 视图机制

视图的结构和表一样，由一系列字段和记录构成。表代表物理介质上存储的数据，而视图并没有真正保存数据，视图的数据在物理上并不存在。视图是按照一个查询的规则从一个或多个表（或视图）中导出的，是表的过滤器。数据库中只存储视图的定义，而不存放视图对应的数据。因此，视图只是逻辑上存在的“虚表”，视图的数据随着表的更新而保持与表的同步，从而保证数据的一致性。通过视图机制把要保密的数据对无权存取的用户隐藏起来，从而自动对数据提供一定程度的安全保护。

视图提供了数据库中数据重新组织的功能，通过查询定义，视图使得数据库中的数据可以用不同的组合呈现在不同用户面前，以满足不同用户的需要。另外，视图可以进一步作为其他查询的数据源，这样可以分步完成复杂的查询。

在数据库体系结构中，数据库分为三级模式，分别是内模式、模式、外模式。用户一般只需要数据库中的部分数据，由于不同用户的应用需求、看待数据的方式及对数据保密的要求等存在差异，其所要求的外模式各不相同，外模式通常是模式的子集，一个数据库可以有多个外模式，而实现外模式的对象就是视图。

视图具有以下优点和用途。

（1）对用户隐藏数据库复杂性，集中用户数据。数据库，特别是大型应用数据库，都非常复杂，而用户一般只需要数据库局部数据或加工的数据，无须了解数据库全貌，使用视图可以最直接地满足用户要求。

（2）实现外模式，增强数据库应用的灵活性和独立性。使用视图可以使开发者专注用户关注的数据。当数据库更改设计时，若不涉及特定用户视图，则无须修改应用。

（3）简化管理，增强查询能力。视图可以对数据库实现再组织，并可针对视图设计查询，从而实现一些复杂的查询。

（4）可在视图上创建索引，从而提高数据库应用的性能。

（5）增强数据库安全性。视图是架构对象，可独立授权。由于视图基于表，对视图的操作最终都转换为对表的操作，但视图更方便控制。因此，使用视图可极大地提高数据使用的安全性。

视图是一张表，所以对表的插入、删除、更新和查询操作原则上都可以在视图上进行。但是视图是基于表的，对视图的操作要转换为对表的操作。视图在使用上有诸多规定和限制，见第 4 章视图部分。

9.2 数据库安全技术

9.2.1 数据库漏洞扫描

数据库漏洞扫描也被称为数据库安全评估系统，主要功能是为一个或多个数据库创建扫描任务，用户可以通过自动扫描数据库和手动输入发现数据库，通过授权扫描、非授权扫描、弱口令、渗透攻击等检测方式发现数据库中的安全漏洞和使用中的安全隐患，形成修复建议报告提供给用户。

1）扫描类型

（1）授权扫描。授权扫描是指使用数据库用户名和口令连接到远程服务器，执行指定扫描策略的数据库漏洞检测。

（2）非授权扫描。非授权扫描是指在没有数据库用户和口令连接到数据库服务器的情况下，执行指定扫描策略。

（3）弱口令扫描。弱口令扫描是指使用数据库用户名和口令连接到远程服务器，执行对数据库中弱口令的检测。

（4）渗透检测。模拟黑客对数据库进行渗透攻击，如口令攻击、SQL 注入和缓冲区溢出等。

2）检测内容

（1）DBMS 脆弱点。已知数据库系统自身存在的漏洞，这些漏洞会引发数据泄露、权限提升或拒绝服务攻击等问题。

（2）弱口令。口令的安全强度不符合安全性要求，如使用 111111 口令，很容易被猜到或暴力破解。

（3）缺省口令。使用数据库系统安装的缺省口令，由于缺省口令被公众掌握，存在很大安全隐患。

（4）配置缺陷。由于数据库或系统的配置造成的安全缺陷或风险点。

（5）补丁。数据库的版本或相应功能版本已经不再被支持，需要进行升级来实现更好的安全性。

（6）易受攻击代码。在数据库的系统表或存储程序中存在可能会被利用进行攻击的代码，或存在已经发现的存在漏洞的存储程序。

（7）程序后门。存储在数据库中的可执行程序，如存储过程、函数，由于不安全的程序造成在某种条件下会触发安全缺陷。

（8）敏感数据。对数据库中需要敏感防护的数据项进行扫描，形成敏感数据报告，帮助管理人员检查安全措施是否得当。

9.2.2 数据库防火墙

数据库防火墙技术是针对关系数据库保护需求应运而生的一种数据库安全主动防御技术，数据库防火墙部署于应用服务器和数据库之间，用户必须通过数据库防火墙才能对数据库进行访问或管理。数据库防火墙所采用的主动防御技术能够主动实时监控、识别、告警、阻挡绕过网络边界防护的外部数据攻击和来自内部的高权限用户（DBA、开发人员、第三方外包服务提供商）的数据窃取、破坏、损坏等。从 SQL 语句精细化控制的技术层面提供主动安全防御措施，为数据库提供有效的保护，通过结合独立于数据库引擎的访问控制策略，帮助用户应对来自内部和外部的数据安全威胁。数据库防火墙的核心功能如下。

（1）屏蔽直接访问数据库的通道。数据库防火墙部署在数据库服务器和应用服务器之间，屏蔽了直接访问数据库的通道。这样，只有经过授权的应用程序才能访问数据库，从而防止了未经授权的访问和攻击。

（2）二次认证。应用程序对数据库的访问必须经过数据库防火墙和数据库自身的双重身份认证。数据库防火墙首先对访问请求进行身份认证，只有通过数据库防火墙的身份认证后，才能进一步向数据库发起身份认证。这样的双重认证确保了只有合法的用户才能访问数据库。

（3）攻击保护。数据库防火墙能够实时检测对数据库进行的 SQL 注入和缓冲区溢出攻击。这些攻击是常见的针对数据库的攻击，可以导致数据库被恶意操作或者数据被篡改。数据库防火墙通过检测和阻止这些攻击行为，保护数据库的安全。同时，它还提供了详细的审计功能，记录了攻击操作发生的时间、来源 IP、登录数据库的用户名、攻击代码等详细信息，为后续的追踪和调查提供了有力的支持。

（4）数据脱敏和加密。数据库防火墙可以对敏感数据进行脱敏和加密处理，减少了数据泄露的风险。数据脱敏是指将敏感数据替换为非敏感的假数据，从而保护敏感数据的隐私。加密则是指将敏感数据转换为密文，只有拥有密钥的用户才能解密和访问敏感数据。

（5）流量监控和异常检测。数据库防火墙能够监控数据库的流量和异常行为，及时发现和应对潜在的安全威胁。它可以通过分析网络流量和数据库操作日志，检测出异常的流量和操作行为，如异常的登录尝试、异常的查询请求等。一旦发现异常行为，数据库防火墙可以立即采取相应的措施，如阻止登录、限制查询等，以保护数据库的安全。

（6）安全审计和日志分析。数据库防火墙提供了完善的安全审计和日志分析功能，可以记录和监控所有的数据库操作行为。日志可以用于后续的分析和审计，帮助管理员及时发现潜在的安全问题，并采取相应的措施。此外，数据库防火墙还可以根据审计日志生成各种安全报告和分析报表，为管理员提供了更加直观和便捷的安全管理方式。

9.2.3 数据库安全运维

要做好数据库运维，首先，要不断强化信息系统管理人员和医院数据库管理员对信息系统的责任意识、标准意识和安全意识。其次，要建立完整的医院数据库运维管理制度，规范医院数据库运维管理标准，采取精细化管理措施，按照每日、每周、每月、每季度等时间段制定检查维护计划，确保医院数据库运维管理的各个阶段与环节都符合规范标准。在进行数据库维护时，要确保安全，谨慎规范操作，减少质量问题与安全问题的发生。最后，进一步划分任务、明确责任，制定责任追究机制和绩效考核机制，做到奖惩分明，追责到底；强化领导监督机制，对信息系统和医院数据库运维管理工作进行监督。数据库运维管理是一项技术含量较高的工作，还应制定信息化知识和信息系统业务的培训计划。

一般数据库管理员每日数据库巡检工作应包含以下六个方面。

（1）运行状态检查，检查内容应包括服务、进程、监听、定时作业等。

（2）实时性能监测，对服务器参数、数据库性能，如 CPU 使用率、会话数、I/O 情况等进行实时监控。

（3）空间使用情况检查，主要是表空间与存储使用情况的检查，以保证剩余足够的空间。

（4）日志文件检查，通过监控告警日志文件内容，及时捕获数据库运行过程中的异常，排除隐患；查看归档日志数量、容量。

（5）用户及权限管理，合理分配用户权限与角色，避免非法操作。

（6）备份与恢复管理，灵活应用各种备份方式，做好数据备份，检查备份数据的有效性。

针对医院数据库安全存在的风险，应制定数据库用户管理制度。数据库用户分为管理员和一般用户，管理员拥有开启、关闭数据库的最高权限，一般用户是数据库的使用人员。管理员按照用户权限审批制度对申请用户进行初步审核，再经过数据库主管部门的层层审批才能够进行授权。在权限管理上，管理员要清晰理解数据库中的各种权限作用，发挥管理员的权限管理职责，确保用户正常、安全地使用数据库，避免用户越权使用数据库的情况发生，降低用户误操作带来的安全风险。登录密码的安全管理是保障数据库应用安全的最有效手段之一，应对数据库账号和密码进行加密存储，数据库前端用户在使用数据库时不宜直接使用管理员所设置的密码，应将原始密码修改为尽可能复杂的密码，并定期更换登录密码。

医疗数据具有数量庞大、信息复杂等特点，数据一旦出现损坏或丢失，会导致医院患者诊疗记录不完整，带来非常严重的社会影响。因此为了提高医院数据库应用的安全性，需要建立数据备份与恢复机制，根据医疗业务的重要性及影响范围划分数据库备份管理等级，制定各等级的备份方式与频次，级别高的采用每日增量备份、每周完全备份与离线备份相结合的方式来保证数据的安全性，级别低的可使用差异备份、增量备份等方式。备份后应验证备份数据的有效性，确保使用备份数据能正确、迅速恢复数据库。

9.2.4 数据库加密

数据加密技术是指发送方将信息（或称明文）经过加密钥匙及加密函数转换成无意义的密文，接收方将此密文经过解密钥匙、解密函数还原成明文。数据加密技术是较常见的网络安全技术之一。

数据库加密是提高数据库安全性能的方法之一，在保证系统数据安全的同时，要均衡系统其他方面的需求，既要保证数据完整，还要不弱化 DBMS 相应的功能，这就要求在技术革新时注意 DBMS 内核及外围双层加密。

目前，我国医疗行业逐步开始使用国密算法加密技术。国密算法即国家密码局认定的密码算法，主要有 SM1（对称加密算法）、SM2（非对称加密算法）、SM3（杂凑算法）和 SM4（分组数据算法）。密钥长度和分组长度均为 128 位。例如，国家卫生健康委员会的电子健康卡应用、国家医疗保障局的医保电子凭证应用，均使用国密算法加密技术，对相应的管理平台数据进行加密，并对电子健康卡和医保电子凭证的生成、动态支付等业务提供安全支持。

9.2.5 数据脱敏

随着《中华人民共和国数据安全法》《中华人民共和国个人信息保护法》的实施，数据安全受到了越来越多的关注。如何保护数据安全也成了企业的责任与义务。数据脱敏就是保护数据安全的方式之一。

数据脱敏是指对某些敏感信息通过脱敏规则进行数据的变形，实现敏感隐私数据的可靠保护。在涉及客户安全数据或者商业性敏感数据的情况下，在不违反系统规则条件下，对真实数据进行改造并提供测试使用，如患者身份证号、手机号、卡号、客户号等。

常见的数据脱敏方法集中在泛化、抑制、扰乱和有损四方面。

泛化和抑制都是通过对数据实施取整、归类、截断、掩码、屏蔽等方式降低数据的精度实现的脱敏，脱敏后数据在一定程度上保留了原始数据所携带的非敏感信息。扰乱是指通过对数据中的敏感信息使用重排、加密、散列等方式破坏其结构，脱敏后数据的敏感信息被完全隐藏，因此极难推断出原始数据所携带的敏感信息。有损是指限制对数据集的敏感行数和列数向目标环境的交换来保护敏感数据不外泄。

通常来说，良好的数据脱敏实施需要遵循如下两个原则：第一，尽可能地为脱敏后的应用保留脱敏前的有意义信息；第二，最大程度地防止黑客进行破解。

数据脱敏时要确保脱敏过程的代价可控，在合规的前提下，得到满足业务需要的数据结果。在实施数据脱敏时，往往需要平衡脱敏后数据或数据集的安全性和可用性。

9.2.6 数据库审计

数据库审计是数据库安全技术之一，能够实时记录网络上的数据库活动，对数据库操作进行细粒度审计的合规性管理，对数据库遭受的风险行为进行实时告警，对攻击行为进行阻断。数据库审计通过对用户访问数据库行为的记录、分析和汇总，帮助用户生成事后合规报告，事故追根溯源，同时加强内外部数据库网络行为的监控与审计，提高数据资产的安全。

数据库审计技术可以实现对数据库中各类访问行为的全面跟踪，及时发现与分析安全事故原因，有效防止数据被非法访问和篡改，跟踪数据库是否遭到恶意攻击，同时很大程度上减少由于误操作造成的损失。标准数据库审计有语句审计、权限审计和对象审计三类。语句审计可对某个 SQL 语句进行审计，不用指定具体对象；权限审计可对某一系统权限使用情况进行审计；对象审计可对指定对象上的特定语句进行审计。通过审计技术进行风险隐患分析后，可以建立更有效的数据库管控机制，对统方（医院对医生用药信息量的统计）等涉及医疗敏感数据的行为进行监控。

9.3 医院数据库等级保护

当前，医疗数据安全问题正在面临巨大挑战。医疗行业关系国计民生，医疗数据一旦遭到篡改、破坏和泄露，势必对医疗机构的声誉、医患双方的隐私及健康安全构成严重威胁，甚至影响社会的和谐稳定。

为加强医疗机构的数据安全，从 2016 年至今，国家相继出台了系列医疗健康数据安全政策，包括《关于促进和规范健康医疗大数据应用发展的指导意见》《互联网诊疗管理办法（试行）》《远程医疗服务管理规范（试行）》《互联网医院管理办法（试行）》《国家健康医疗大数据标准、安全和服务管理办法（试行）》《中华人民共和国人类遗传资源管理条例》等。硬性评测标准的确立与更新，能够以评促建、以评促改，通过评级标准指明医院信息系统的底层架构和功能性要求。

2018 年 7 月国家卫生健康委员会、国家中医药管理局印发的《互联网医院管理办法（试行）》提出“互联网医院信息系统按照国家有关法律法规和规定，实施第三级信息安全等级保护”。

这是医疗行业首次将信息化建设与安全建设进行了捆绑，等级保护建设成了互联网医院上线的必要条件。等保三级是由公安机关依据国家信息安全保护条例及相关制度规定，按照管理规范和技术标准，对各机构的信息系统安全等级保护状况进行认可及评定，是非银行金融机构能够获得的最高级别网络安全认证，因其门槛高、要求严，是国内最权威的信息安全保护认证。

随着数据安全的重视程度不断提高，等保测评的要求将越来越高。2019 年 12 月，等保 2.0 版本正式实施，对各类信息系统进行 1～5 级定级，并定期进行打分测评（3 级及以上系统每年均需要等保测评）。等保 2.0 发布于 2007 年（等保 1.0 版本发布 10 多年之后），对 1.0 标准进行了调整，同时加大了对云计算、移动互联、工控安全、物联网的覆盖。等保 2.0 在评分上也进行了提高，要求 70 分及格（等保 1.0 是 60 分）。

在医疗领域中，通常将等级保护 2.0 定义为医疗资源信息、设备信息以及载体信息依据组成单元层级重要程度的不同等级安全措施制度，即等级保护实现安全物理环境、安全通信网络、安全区域边界、安全计算环境、安全管理中心、安全管理制度、安全管理机构、安全管理人员、安全建设管理、安全运维管理 10 个方面内容。等保三级成为医疗机构的一道安全防线，也是信息安全建设的基础。

医院等保测评中，会对 HIS、LIS、PACS、EMR、网络办公系统、门户网站等常见系统进行测评，多数三甲医院的 HIS、LIS、PACS、EMR 等保定级为三级，少数医院也有定级为二级的，而门户网站系统多定级为二级。等级保护二级，一般每两年至少开展一次测评，等级保护三级以上的系统，每年都需要开展测评，这是所有行业的规定，医院也需要按照这些规定开展测评工作。

对于数据库的管理，应指定专人分别对系统(包含存储)、数据库、网络设备、安全设备进行管理和监控，完成资源配置、运行状态监控、事件及异常分析并进行预警。指定审计员对以上资源操作和安全事件处理进行审计和跟踪。

数据库账号设置基于“三权分立”的原则，即设置超级管理员、管理员、审计员三个不同权限账号。超级管理员拥有系统最高权限，但不能参与业务管理，管理员具有业务运行的最低权限，审计员只有审计权。新项目上线前，项目组向各资产管理员申请相应账号，并对账号权限范围和用途做出说明。管理员应定期清查是否有测试或没有用的账号并进行清理。口令复杂度管理主要通过密码复杂度、锁定等强制策略实现，定期进行弱口令的筛查，对于老旧程序无法增加策略设置的，及时督促修改弱口令。通过单点登录和CA认证保证账号密码安全。

医院通过监控管理各类数据的日志，并利用态势感知与综合运维软件架构来建立安全管理中心，实现对安全环境的全面掌控。态势感知平台作为管理中心的神经中枢，收集综合日志平台的所有日志，包含网络设备、服务器、存储、安全设备和流量探针提供的安全威胁信息。从全局视角对安全威胁进行发现识别、理解分析、提出预警和联动处置等操作。综合运维平台能从业务监控的角度出发，贯穿业务、软件、网络、设备、环境等多个维度，实现包括系统、服务、进程、端口、数据库、中间件、虚拟机资源、设备配置变更等运行状态的监控，通过设立阈值管理实时预警。

下面举例说明医院信息系统中信息安全等级保护二级的应用案例。

医院网络一般分为内网（业务网）和外网（办公网）。内网主要承载着 HIS、LIS、PACS 等医院信息系统，外网主要承载医院 OA、网站等信息系统，如表 9-3 所示。医院信息安全等级保护政策中规定不同安全保护等级的信息系统应该具备相应的基本安全保护能力，并满足相应的基本安全要求。

表 9-3　医院信息化安全等保范围（二级）

序号	信息系统	可能侵害的客体	安全等级
1	门诊系统、HIS、LIS、PACS 等	公民、法人与其他组织合法权益	二级
2	OA 自动办公、网站、邮箱等	公民、法人与其他组织合法权益	二级

基本技术要求包含物理安全、网络安全、主机安全、应用安全和数据安全几个层面。本方案针对医院内外两个物理网络及其承载的信息系统，分别从网络安全、主机安全、应用安全、数据安全四个层面进行设计。根据医院信息系统的特点、重要性和等级保护要求，对医院各系统确定安全保护等级，集中优势资源保护核心内容，实现重点系统重点保护，最终达到满足《信息安全技术 网络安全等级保护基本要求》相关规定的目的。

网络安全、主机安全、应用安全、数据安全均包含多个控制点，而每个控制点又包含多个具体的技术要求项，本方案针对其中具体项要求提出以下安全措施，如表 9-4 所示。

表 9-4　医院信息安全等级保护（二级）安全措施方案

安全类别	控制项	主要安全措施	二级措施
网络安全	结构安全	网络应按职能和重要程度不同划分网段	√
		重要网段之间应采用防火墙进行隔离	
	访问控制	网络边界部署防火墙	√
	安全审计	网络日志审计、网络运维管理安全审计	√
	边界完整性检查	采用准入控制系统，实现准入控制及非法外联检查	√
		采用准入控制系统，实现准入控制及非法外联阻断	

续表

安全类别	控制项	主要安全措施	二级措施
网络安全	入侵防范	入侵检测系统/入侵防御系统	√
	恶意代码防范	防病毒网关	
主机安全	入侵防范	采用服务器安全加固	√
	安全审计	采用终端管理系统实现安全审计	√
	恶意代码防范	防病毒软件	√
应用安全	身份鉴别	采用电子认证措施	√
	安全审计	数据库安全审计系统	√
数据安全	备份和恢复	本地数据备份与恢复	√
	硬件冗余	关键网络设备、线路和服务器硬件冗余	√
	异地备份	异地数据备份	

数据库安全控制、安全技术的应用以及医院数据库的安全运维和等级保护，共同构成了医院信息系统安全的坚实防线，对于保护患者隐私、维护医疗秩序和促进医疗信息化发展具有重要意义。

本章小结

数据库安全是信息系统安全的重要组成部分。通过实施用户身份鉴别、存取控制、安全技术措施、医院数据库安全运维和等级保护制度等措施，可以有效降低数据库面临的安全风险，确保数据的完整性、保密性和可用性。同时，随着技术的不断发展和安全威胁的不断变化，需要持续关注数据库安全领域的新动态，不断更新和完善安全策略，以应对新的挑战。

习题 9

1. 什么是数据库安全？
2. 列举几种常见的数据库安全威胁。
3. 解释什么是用户身份鉴别，并列举几种常见的身份鉴别方法。
4. 什么是存取控制？它有哪些类型？
5. 数据库的安全技术包含哪些方面？
6. 简述数据库加密的概念及常见的加密方式。
7. 如何实现数据库的安全运维？
8. 简述医院数据库安全运维的重要性及其主要内容。
9. 什么是等级保护制度？简述医院数据库等级保护实现情况。

第 10 章　数据库性能调优

数据库性能是贯穿数据库整个生存周期的重要方面，数据库系统的性能调优是提升系统性能和提高响应速度的必要手段。随着信息技术的高速发展，数据库已成为数据存储和管理的核心，出现性能问题会影响业务流程及用户体验，甚至会引发灾难性宕机故障。

影响数据库性能的因素是多方面的，包括硬件、网络、存储、索引、SQL 语句、参数配置等，在设计系统时应全面考虑这些因素，以最优的原则进行设计，最大程度地消除性能隐患。

本章将从多个角度讨论数据库系统性能调优的最佳方法，并介绍数据库性能优化方面的实用技能。

10.1　查 询 优 化

10.1.1　概述

查询优化是指从多种策略中找出最有效的查询执行计划的一种处理过程，这里的“多种策略”通常指的是数据库管理系统在解析和执行用户提交的 SQL 查询时考虑的不同方法和路径。

给定一个查询，一般有多种方法计算结果。系统负责将用户输入的查询转换成能够更有效执行的等价查询。按照优化的层次一般可将查询优化分为代数优化和物理优化。

代数优化是指关系代数表达式的优化，即按照一定的规则，通过对关系代数表达式进行等价变换，改变代数表达式中操作的次序和组合，使查询执行更高效。也就是在不改变关系代数表达式结果的前提下，对表达式进行变换，以得到等价但可能更高效或更易于理解的表达式。

代数优化改变查询语句中操作的次序和组合，但不涉及底层的存取路径。对于有多种执行算法的操作，有多条存取路径，因此对于一个查询语句有多种存取方案，它们的执行效率不同，有时相差很大。因此，仅仅进行代数优化是不够的。

物理优化是指选择高效合理的操作算法或存取路径，求得优化的查询计划，达到查询优化的目的。

物理优化选择的方法如下。

（1）基于规则的启发式优化，将基于规则的方法和启发式算法相结合，形成一种功能强大的优化方法，启发式规则是指那些在大多数情况下都适用，但不是在每种情况下都是最好的规则。

（2）基于代价估算的优化，使用优化器估算不同执行策略的代价，并选出具有最小代价的执行计划。

（3）基于规则的启发式优化和基于代价估算的优化两者结合的优化方法，因为可能的执行策略很多，穷尽所有的策略进行代价估算往往是不可行的，容易造成查询优化本身付出的代价大于获得的益处的问题。为此，常常先使用启发式规则，选取若干较优的候选方案，减少代价估算的工作量，然后分别计算这些候选方案的执行代价，较快地选出最终的优化方案。

对于数据库查询，有一些关键因素会影响数据库的查询性能。

（1）数据库设计。数据库设计往往是影响查询性能和数据库完整性的最重要的因素之一，设计决策影响读取和修改的性能。

（2）物理硬件。CPU、内存以及 RAID 等硬件系统会严重影响查询的性能，内存是较关键的资源之一，其通过缓存数据和执行计划使数据库更快地进行数据检索和执行查询。

（3）网络吞吐量。获得查询结果所花费的时间会受到缓慢的或者不稳定的网络连接的影响。

（4）索引碎片。由于长时间的数据修改的发生，索引将会产生碎片。碎片增多，数据将会扩散到更多的数据页。查询需要检索的数据页越多，查询就越慢。

（5）适当的索引。在检测碎片的同时，也需要确定表中只存在有用的索引，应根据需要创建索引，并且删除不用的索引。表中的每一个索引都会给数据修改操作增加开销，而且如果判定使用低效的索引甚至还会减慢查询的速度。

（6）最新的统计信息。数据库依赖统计信息决定如何执行查询，如果基于过期的统计信息进行判断，它可能会选择一个非最佳的计划。

本节将主要讲解关于查询性能优化的内容，介绍查询优化的技巧，帮助大家更深刻地理解数据库如何真正地执行查询、如何让其快起来，并明白高效和低效的原因何在，这样有助于大家更好地优化查询 SQL 语句，提升响应速度。

10.1.2 查询优化的最佳实践

关系数据库管理系统查询处理可以分为四个阶段：查询分析、查询检查、查询优化和查询执行，如图 10-1 所示。

（1）查询分析。首先对查询语句进行扫描、词法分析和语法分析。从查询语句中识别出语言符号，如 SQL 关键字、属性名和关系名等，进行语法检查和语法分析，即判断查询语句是否符合 SQL 语法规则。如果没有语法错误就转入下一步处理，否则便报告语句中出现的语法错误。

（2）查询检查。对合法的查询语句进行语义检查，即根据数据字典中有关的模式定义检查语句中的数据库对象，如关系名、属性名是否存在和有效。如果是对视图的操作，则要用视图消解方法把对视图的操作转换成对基本表的操作。还要根据数据字典中的用户权限和完整性约束定义对用户的存取权限进行检查。如果该用户没有相应的访问权限或违反了完整性约束，就拒绝执行该查询。当然，这时的完整性检查是初步的、静态的检查。检查通过后便把 SQL 查询语句转换成内部表示，即等价的关系代数表达式。这个过程中要把数据库对象的外部名称转换为内部表示。关系数据库管理系统一般都用查询树（也称为语法分析树）来表示扩展的关系代数表达式。

（3）查询优化。每个查询都会有许多可供选择的执行策略和操作算法，查询优化就是选择一个高效执行的查询处理策略。查询优化有多种方法。实际关系数据库管理系统中的查询优化器都综合运用了多种优化技术，以获得最好的查询优化效果。

（4）查询执行。依据优化器得到的执行策略生成查询执行计划，由代码生成器生成执行该查询计划的代码，然后加以执行，回送查询结果。

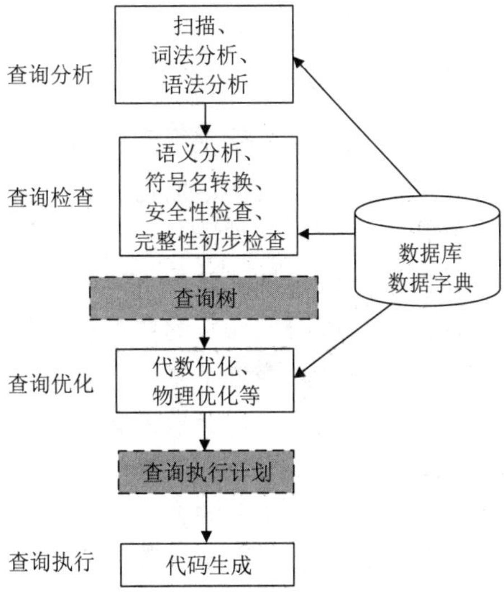

图 10-1 查询处理步骤

1. SQL 语句性能要素

对数据库系统中数据的操作都是通过 SQL 语句执行的，因此 SQL 语句的执行效率直接影响服务器的执行效率。当执行效率低时，同样的执行意味着将消耗更多的时间，耗时大量增加，将直接影响服务器正常的服务，导致性能下降。解决 SQL 语句执行效率问题，对于提高数据库性能有着重要意义。

要解决 SQL 语句执行效率问题，需要关注以下六个方面内容：锁、索引、SQL 条件、事务、游标、临时表。

（1）锁。锁，即是对资源的独占，因为是独占，锁对于性能影响是最大的。在数据库系统中，为了保证数据的完整性，锁又是必不可少的。要解决锁对系统性能的影响，即解决资源独占的问题，只能将资源独占的时间尽量减到最少。

（2）索引。索引能提供对数据的快速检索，在一定程度上可以减少数据检索时间，使得检索数据过程对服务器的资源消耗减少，提升服务器性能。相反，则会加重服务器负担，影响性能。

（3）SQL 条件。使用 SQL 语句对数据检索时，各表之间的关联、检索条件的不同在性能上会导致较大差异。同样，如果执行时间越长，对服务器性能影响越大，适当对语句进行优化，保障语句执行时间控制在一定范围可以改善服务器性能。

（4）事务。尽可能将事务控制在最小，保障服务器能快速执行相应的请求，完成事务，释放资源。另外，事务执行过程中不允许与用户进行交互。

（5）游标。游标虽然存在很多优点，但需要在服务端执行，服务端需要维护游标集中各种状态，会增加服务端负担。在可能的情况下，可用更复杂的 SQL 语句代替游标处理。

（6）临时表。对于临时需要处理的数据集来说，临时表是非常便捷的处理方法。对于在临时表中存放的数据集来说，在数据源头上尽量处理好数据集数据，避免在临时表中存放过多数据而导致系统资源占用。

2. SQL 查询设计建议

当需要运行一个查询时，可使用多种方法来得到相同结果的数据。在许多情况下，优化器生成相同的计划，而不考虑查询的结构。但是，在一些情况下查询结构使优化器不能选择最好的处理策略。知道何时发生这种情况以及如何避免这种情况很重要。

一般来说，遵循如下建议可确保最佳性能。

（1）在小的结果集上操作：尽可能限制操作的数据量，包括列数和行数。在小结果集上操作减少了查询消耗的资源数量并且增进了索引效率。

（2）有效使用索引：对于改进性能来说，在数据库表上拥有一个有效的索引极其重要，但并不是表的索引越多越好，确保查询设计能有效地使用这些索引非常重要。

（3）避免资源密集型的查询：资源密集型的查询通常指的是查询操作对服务器产生较大负担，需要消耗较多的计算、内存、磁盘 I/O 等资源。尽可能使用高效的语法，通过避免或减少这些查询，可以提高数据库的性能和响应速度。

（4）减少网络传输数量：数据库应用程序往往执行多个查询以实现数据库操作，除了优化单个查询的性能之外，优化批量操作或批量查询的性能效果更佳。

10.2 索引技术

10.2.1 基本概念

索引是在表上创建的数据库对象，是对数据库表中一列或多列的值进行排序的一种结构，通过索引列值可以快速定位到要访问的行，从而大大减少磁盘的输入输出次数，显著提高查询性能。因此使用索引可以更有效地访问数据库中的数据，促使检索特定行，而不需要查找表中的每个数据页、读取表中的所有内容。

索引可以从物理结构和逻辑设计两个方面来分类。

从物理结构的角度看，索引可分为 B 树索引、顺序索引、散列索引和位图索引等类型。

（1）B 树索引是最常用及典型的索引结构，它是一种广义上的平衡二叉树，包含根结点、分支结点、叶子结点，具有动态平衡的优点。

（2）顺序索引是指针对按指定属性值升序或降序存储的关系，在该属性上建立一个顺序索引文件，索引文件由属性值和相应的元组指针组成。

（3）散列索引是指建立若干个桶，将索引属性按照其散列函数值映射到相应桶中，桶中存放索引属性值和相应的元组指针。散列索引具有查找速度快的特点。

（4）位图索引是指用位向量记录索引属性中可能出现的值，每个位向量对应一个可能值。位图索引适用于索引键取值范围极小的情况。有些字段只有几个取值，如性别、学位和职称等。当表中数据量较大时，如果在此类字段上创建 B 树索引，也许并不能提高查询效率，有时反而会降低效率。但是此类字段经常出现在查询语句的 WHERE 子句中，如果需要，应该在此类字段上创建位图索引。

从逻辑设计的角度看，索引可以分为唯一索引、非唯一索引、单列索引、复合索引等。

（1）唯一索引/非唯一索引：如果限制索引键中不能出现重复值，则称该索引为唯一索引，否则为非唯一索引。唯一索引能够保证索引键中不包含重复的值，从而使表中的每一行从某种方式上具有唯一性。它的关键字是 UNIQUE，根据聚簇索引与非聚簇索引的区别，可以推理出一个表中只能有一个唯一聚簇索引，但可以有多个唯一非聚簇索引。在实际中经常用到唯一索引，它可以在业务逻辑上保证数据的唯一性。在创建唯一索引时有个选项需要注意，即 IGNORE_DUP_KEY 忽略重复键选项，默认值为 OFF，如果设置为 ON，那么在批量插入数据时会忽略重复的记录，而没有重复的记录将成功插入到表中，但此时表中的自增 ID 字段可能会出现断层。

（2）单列索引/复合索引。在创建索引时如果选择了多个列，那么这个索引被称为复合索引。当然，如果索引只选择了单个列，自然就是单列索引了。在应用环境的优化过程中，经常会用到复合索引。需要注意创建复合索引时索引列的排列顺序，只有 SQL 查询语句条件字段的排列与复合索引字段的排序吻合，该 SQL 查询才能通过这个复合索引进行数据的检索。

对于 SQL Server 数据库来说，按照数据的存储方式，索引还可分为聚簇索引和非聚簇索引。

被索引文件中的记录自身也可以按照某种排列顺序存储，如图书馆中的书按某些属性顺序存放一样。一个文件可以有多个索引，分别基于不同的搜索码。如果包含记录的文件按照某个搜索码指定的顺序排序，那么该搜索码对应的索引称为聚簇索引，也称为聚集索引。搜索码指定的顺序与文件中记录的物理顺序不同的索引称为非聚簇索引或非聚集索引。

当表的数据量比较大时，查询操作比较耗时，建立索引是加快查询速度的有效手段。数据库索引类似于图书后面的索引，能快速定位到需要查询的内容。用户可以根据应用环境的需要在基本表上建立一个或多个索引，以提供多种存取路径，加快查找速度。

建立索引的列可以是表的任何一个或多个列，而不必是表的主键。为了与表的主键相区别，将表上建立索引的列（或列集合）称为索引键。一个表上可以建立多个索引，所以也就可以有多个索引键。

索引在表的数据页以外建立索引页，索引页中的记录包含了对应表中数据行的指针。通过搜索索引可以找到特定的索引键值，而通过该值对应的指针可以直接找到数据行。这使得 DBMS 无须对整个表的数据进行扫描，就可以根据特定的要求快速找到所需的数据，从而极大地加快了查询速度。

索引并不是必需的，使用索引还可能导致插入、删除和修改的速度降低。因为使用索引后，进行插入、删除和修改操作时需要对索引也进行相应的操作，也就降低了操作效率。此外，使用索引还会占用额外的存储空间。当然，在大多数情况下，索引所带来的查询速度上的优势大大超过它在其他方面的劣势。

合理地规划和使用索引能较大程度地提高数据操作速度，但对索引的不当使用可能会降低数据操作的速度。使用索引的简单原则如下。

（1）只有经常需要根据索引键进行查询时，才创建索引。

（2）如果应用程序非常频繁地更新数据或磁盘空间有限，那么最好限制索引的数量。

10.2.2 索引原理、扫描方式及用法

想要通过优化索引来优化数据库性能，就需要了解索引的工作原理、数据库使用索引的方法（即索引扫描方式），以及索引的用法。

1. 索引原理

在默认情况下，在常规的未做索引的表中，行不会以任何特定的顺序存储。表处于被称为堆的无序的状态。为了从基于匹配一组搜索条件的堆中检索行，数据库引擎不得不检查表中所有的行。即使只有一行匹配搜索条件，并且该行恰恰是数据库引擎读取的第一行，也仍然需要估算每一行记录。因为要知道是否有其他匹配行存在，没有其他方法，只能对全表扫描。对于一个大型表，这可能意味着只是检索一行就要读取成百上千或数百万、数十亿行。但是，如果数据库系统在表的一列或多列上存在索引，就可使用这个索引去搜索匹配的记录，从而提高了效率。

下面以 SQL Server 为例，介绍索引的不同存储方式及原理。由前面内容可知，按照数据的存储方式，索引可以分为聚簇索引和非聚簇索引。当创建一个表时，默认情况下所有数据都包含在一个单独的分区中，分区中包含了堆。当创建索引时，它的索引键数据存储在 B 树结构中。B 树结构索引从根结点开始。这个根结点拥有包括指向下一级索引结点的索引键值范围的索引数据，称为中间叶级别。结点的底部级别为叶级别。叶级别基于实际的索引类型是聚簇或非聚簇而不同。如果它是聚簇索引，则叶级别是实际的数据页本身；如果为非聚簇索引，则叶级别包含指向堆或聚簇索引数据页的指针。

聚簇索引决定实际表中数据如何进行物理存储，只能指定一个聚簇索引。这个索引类型依照指定的一个或多个索引键列存储数据。图 10-2 演示了聚簇索引的 B 树结构，注意叶级别是实际的数据页本身。

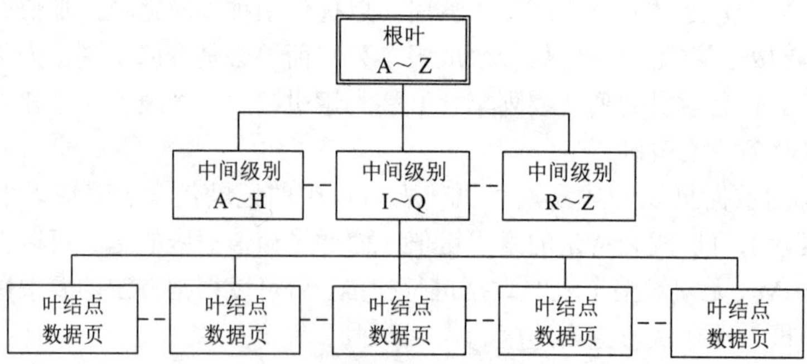

图 10-2 聚簇索引结构

非聚簇索引存储在与物理数据分离的索引页上，指针指向位于索引页和结点的物理数据。非聚簇索引列按照索引键列值的顺序进行存储。对于非聚簇索引，叶结点级别是

连接到指向堆行定位器的索引键，如图 10-3 所示。

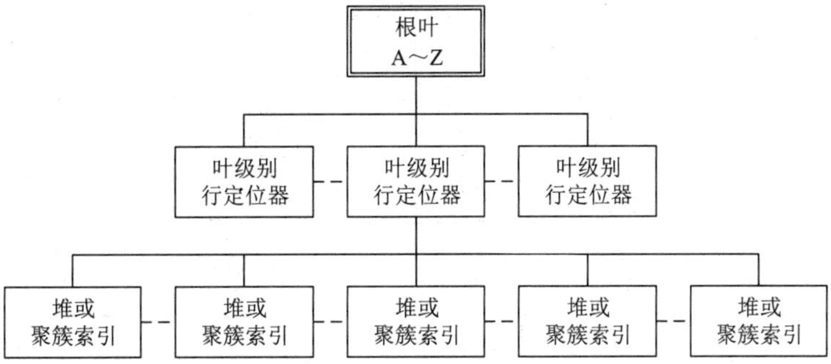

图 10-3 非聚簇索引结构

在调优数据库性能时，如何通过创建索引来更快速地查找数据？下面通过一个 SQL Server 例子来更好地了解其中的原理。

以下对 student 表（表 10-1）中前 6 个为例进行查询。student 表创建语句如下。

```
create table student(
    id char(10) not null primary key,
    name varchar(20),
    sex varchar(4),
    age char(3)
);
```

表 10-1 student 表实例

编号	id	name	sex	age	RowNumber
1	65	李明	1	11	1
2	61	李军	1	11	2
3	15	李四	1	7	3
4	3	王丽	2	12	4
5	2	王涛	1	9	5
6	66	张三	1	8	6

查询 student 表语句如下。

```
select p.id,
    p.name,
    p.sex,
    p.age,
    Row_number() over (order by p.name asc)as RowNumber
    from student p;
```

如果需要读取所有 age 大于 10 的学生，没有索引，就必须扫描全部表，检查每一行的 age 以确定哪些行包含大于 10 的值。age 列上的索引可以提供一个允许进行结构化搜索而不是逐行检查的机制，从而加速这一过程。可以采用以下两种方法来创建索引。

（1）类似词典：词典是按照字母顺序排列的一个不同单词的列表。索引可以以相似的风格存储。数据被排序，但是仍然会有重复。以 age 而不是 Name 排序的前 6 行数据如表 10-2 所示。RowNumber 列显示了以 Name 排序时的原始行位置。

表 10-2 在 age 上排序的 student 表

编号	id	name	sex	age	RowNumber
1	15	李四	1	7	11
2	66	张三	1	8	103
3	2	王涛	1	9	68
4	65	李明	1	11	5
5	61	李军	1	11	7
6	3	王丽	2	12	53

所以，如果需要查找 age 大于 10 的所有行，索引将使其能够通过向下移动到第一个大于 10 的值立即查找到这些行。索引根据聚簇索引的顺序来排列存储数据。

（2）类似书籍索引：可以不改变表的设计而创建一个排序的列表，这与书籍索引的创建方式类似。正如书籍的关键字索引列出不同部分中的关键字以及引用书籍正文的页数那样，age 值的列表作为一个独立的创建结构并且通过一个指针引用 student 表中的对应行，如使用 RowNumber 为指针。表 10-3 显示了 age 索引结构。

表 10-3 age 索引结构

age	RowNumber
7	11
8	103
9	68
11	5
11	7

SQL Server 通过扫描 age 索引，可以查找 age 大于 10 的行。因为 age 值按照排列后的顺序显示，SQL Server 可以在遇到值为 10 的行时立刻停止扫描。这种类型的索引即非聚簇索引。

在这两种情况下，SQL Server 都能在大多数情况下比没有索引时更快地找到 age 大于 10 的学生数据。

也可以在表的单个列（如前所述）或列的一个组合上创建索引。SQL Server 自动为类型的约束创建索引（如 PRIMARY KEY 和 UNIQUE 约束）。

2. *索引扫描方式*

为更好地设计索引，了解数据库的索引扫描方式是十分必要的；同时也是了解数据库如何使用索引，从而提高查询性能的过程。

索引的主要扫描方式包括以下几种。

（1）索引唯一扫描。针对唯一索引的扫描，它仅仅适用于 WHERE 条件中是等值查询的目标 SQL。因为扫描的对象是唯一索引，索引唯一扫描的结果最多返回一条记录。

（2）索引范围扫描。该扫描方式适用于所有类型的 B 树索引。当扫描对象是唯一索引时，目标 SQL 的 WHERE 条件一定是范围查询（谓词条件为 BETWEEN、<、>等）。

当扫描对象是非唯一索引时，此时目标 SQL 的 WHERE 条件没有限制（可以是等值，也可以是范围查询）。

（3）索引全扫描。该扫描方式适用于所有类型的 B 树索引。索引全扫描是指扫描目标索引所有叶子块的所有索引行。需要注意的是，索引全扫描需要扫描目标索引的所有叶子块，但这并不意味着需要扫描该索引的所有分支块。

（4）索引跳跃式扫描。该扫描方式主要发生在多个列建立的组合索引上，如果 SQL 中谓词条件只包含索引中的部分列，并且这些列不是建立索引时的第一列，就可能发生索引跳跃式扫描。其中跳跃是因为查询条件没有第一列或前面几列，被忽略了。

3. 索引用法

在良好的数据库设计基础上，能有效地使用索引是数据库取得高性能的基础，数据库采用基于代价的优化模型，它对每一个提交的有关表的查询，决定是否使用索引或用哪一个索引。由于查询执行的大部分开销是磁盘 I/O，使用索引提高性能的一个主要目标是避免全表扫描，因为全表扫描需要从磁盘中读取表的每一个数据页，如果有索引指向数据值，则查询只需读几次磁盘就可以了。

如果建立了合理的索引，优化器就能利用索引加速数据的查询过程。但是，索引并不总是能提高系统的性能，在增、删、改操作中索引的存在会增加一定的工作量，因此，在适当的地方增加适当的索引并从不合理的地方删除次优的索引，将有助于优化那些性能较差的数据库应用。实践表明，合理的索引设计是建立在对各种查询的分析和预测上的，只有正确地将索引与程序结合，才能产生最佳的优化方案。因此，索引在规划上要基于以下原则。

（1）在主键和需要经常搜索的列，经常用于连接的列、经常需要根据范围进行搜索的列、经常需要排序的列，以及经常用于 WHERE 子句的列上创建索引。索引需要结合实际业务需求进行设计，否则索引在日常数据操作中起不到应有作用，反而会影响写入数据性能及增加存储负担。

（2）一个表的索引个数要适中，对于经常数据操作（插入、修改、删除）的表，索引尽量少；对于查询很少使用和参考的列不建立索引；对于只有少数值的列不建立索引；对于字符类型定义为 text、image、bit 的列不建立索引；对于只做查询操作的表，索引可以适当多一些。数据操作的过程同时需要更新非聚簇索引中的数据，如果索引数量过多则会影响表的操作性能。

（3）适当配置列索引，查询优化器可以在索引中找到所有的列值，不需要通过聚簇索引，大大减少了磁盘 I/O 操作，从而显著提高查询性能。如图 10-4 所示，以 SQL Server 2022 为例，建立索引。

可能的情况下，将非聚簇索引存放在不同的磁盘中，分散 I/O，提升并行操作能力。

如何在 T-SQL 中应用索引提高效率？在不同索引的实际设计和使用中，可遵循如下思路。

1）聚簇索引的使用

聚簇索引是一种对磁盘上实际数据重新组织以按指定的一个或多个列的值排序。由于聚簇索引的索引页指针指向数据页，所以使用聚簇索引查找数据总是比使用非聚簇索引快。每张表只能建立一个聚簇索引，并且建立聚簇索引需要占用至少相当于该表 120% 的附加空间，以存放该表的副本和索引中间页。

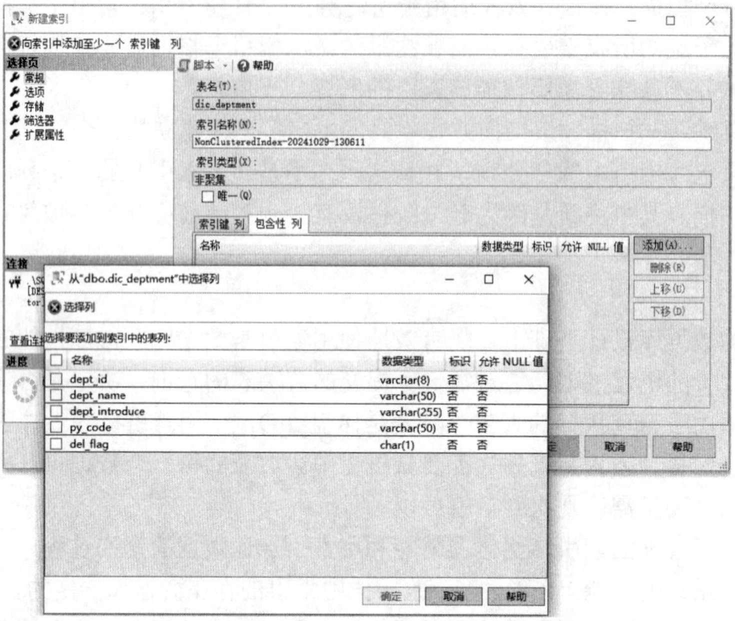

图 10-4 建立索引

建立聚簇索引的思路如下。

（1）大多数表都应该有聚簇索引或使用分区来降低对表尾页的竞争，在一个高事务的环境中，对最后一页的封锁严重影响系统的吞吐量。

（2）在聚簇索引下，数据在物理上按顺序排在数据页上，重复值也排在一起，因而在那些包含范围检查（BETWEEN、<、<=、>、>=）或使用 GROUP BY 或 ORDER BY 的查询时，一旦找到具有范围中第一个键值的行，具有后续索引值的行保证物理上毗连在一起而不必进一步搜索，避免了大范围扫描，可以大大提高查询速度。

（3）在一个频繁发生插入操作的表上建立聚簇索引时，不要建立在具有单调上升值的列（如 IDENTITY）上，否则会经常引起封锁冲突。

（4）在聚簇索引中不要包含经常修改的列，因为码值修改后，数据行必须移动到新的位置。

（5）选择聚簇索引应基于 WHERE 子句和连接操作的类型。

聚簇索引的候选列是：

（1）主键列，该列在 WHERE 子句中使用并且插入是随机的。

（2）按范围存取的列，如 pri_order > 100 and pri_order < 200。

（3）在 GROUP BY 或 ORDER BY 中使用的列。

（4）不经常修改的列。

（5）在连接操作中使用的列。

2）非聚簇索引的使用

在缺省情况下建立的索引是非聚簇索引，非聚簇索引不重新组织表中的数据，而是对每一行存储索引列值并用一个指针指向数据所在的页面。换句话说，非聚簇索引具有在索引结构和数据本身之间的一个额外级。一个表如果没有聚簇索引，可有 250 个非聚簇索引。每个非聚簇索引提供访问数据的不同排序顺序。在建立非聚簇索引时，要权衡索引对查询速度的加快与降低修改速度之间的利弊。另外，还需要考虑以下问题。

（1）索引需要使用多少空间。

（2）合适的列是否稳定。

（3）索引键是如何选择的，扫描效果是否更佳。

（4）是否有许多重复值。

对更新频繁的表来说，表上的非聚簇索引比聚簇索引和根本没有索引需要更多的额外开销。对移到新页的每一行而言，指向该数据的每个非聚簇索引的叶级行也必须更新，有时可能还需要索引页的分裂。从一个页面删除数据的进程也会有类似的开销，另外，删除进程还必须把数据移到页面上部，以保证数据的连续性。所以，建立非聚簇索引要非常慎重。非聚簇索引常被用在以下情况中。

（1）某列常用于集合函数（如 Sum 等）。

（2）某列常用于 JOIN、ORDER BY 和 GROUP BY。

（3）查询的数据不超过表中数据量的 20%。

3）覆盖索引的使用

覆盖索引主要用于 SQL Server，是指那些索引项中包含查询所需要的全部信息的非聚簇索引，这种索引之所以比较快也正是因为索引页中包含了查询所必需的数据，不需要访问数据页。如果非聚簇索引中包含结果数据，那么它的查询速度将快于聚簇索引。

但是由于覆盖索引的索引项比较多，占用比较大的空间，而且 update 操作会引起索引值改变，所以如果潜在的覆盖查询并不常用或不太关键，则覆盖索引的增加反而会降低性能。

4）索引的选择技术

查询尽量通过索引条件进行，如：

```
select * from wj_charge_item
where [d_code] like '4144840%' --[d_code]字段无索引

select * from wj_charge_item
where extend_code like '4144840%'--extend_code 字段有索引
```

执行完毕后可通过执行计划查看两个语句开销，有索引和无索引查询开销相差非常大，那么建立索引就很重要了。

（1）主键时常作为 WHERE 子句的条件，应在表的主键列上建立聚簇索引，尤其当经常用它作为连接时。

（2）有大量重复值且经常有范围查询和排序、分组发生的列，或者非常频繁地被访问的列，可考虑建立聚簇索引。

（3）经常同时存取多列，且每列都含有重复值，可考虑建立复合索引来覆盖一个或一组查询，并把查询引用最频繁的列作为前导列，如果可能，尽量使关键查询形成覆盖查询。

（4）如果知道索引键的所有值都是唯一的，那么确保把索引定义成唯一索引。

（5）在一个经常做插入操作的表上建立索引时，使用填充因子（filling factor）来减少页分裂，同时提高并发度降低死锁的发生。如果在只读表上建立索引，则可以把填充因子设置为100。

在选择索引键时，设法选择那些采用小数据类型的列作为键，以使每个索引页能够容纳尽可能多的索引键和指针，通过这种方式，可使一个查询必须遍历的索引页降到最少。此外，尽可能地使用整数为键值，因为它能够提供比任何数据类型都快的访问速度。

10.2.3 索引的定期优化

1. 索引碎片

索引是数据的物理顺序，在实际环境中，业务数据不可能全部是顺序递增的，随着表数据的增加，索引需要根据业务数据的变化不停地调整物理顺序，这些操作会导致很多已存储的数据出现适当的跨页，产生碎片，对于扫描部分或全部表的查询，这样的表碎片会导致读取额外的页，影响扫描的效率。

以 SQL Server 为例，假定索引有 9 个键值（或索引行）且索引行平均尺寸允许一个叶子页面中最多有 4 个索引行。8KB 叶子页面与前一个和后一个叶子页面相连接以维护索引的逻辑顺序。图 10-5 示范了该索引的叶子页面布局。

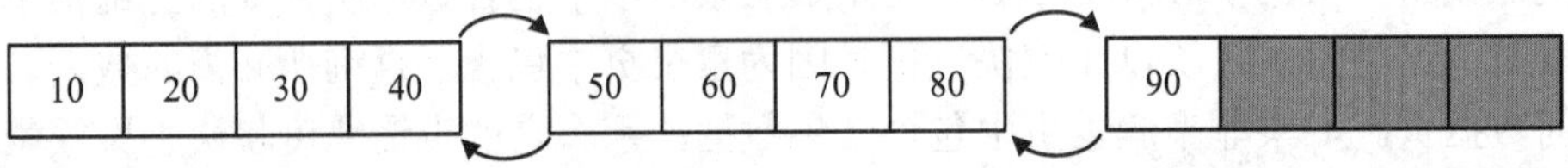

图 10-5　叶子页面布局

因为叶子页面中的索引键值总是排序的，键值为 25 的新索引行必须位于现有键值 20 和 30 之间。因为包含这些已有索引键的叶子页面已经装满了 4 个索引行，所以新的索引行将导致对应的叶子页面分割。一个新的叶子页面分配给这个索引，第一个叶子页面的一部分将被移到这个新的叶子页面，这样新索引键可以以正确的逻辑顺序被插入。索引页面之间的连接也将被更新，这样页面被按照索引顺序连接。如图 10-6 所示，尽管以正确的逻辑顺序链接到其他页面，但是新的叶子页面在物理上是无顺序的。

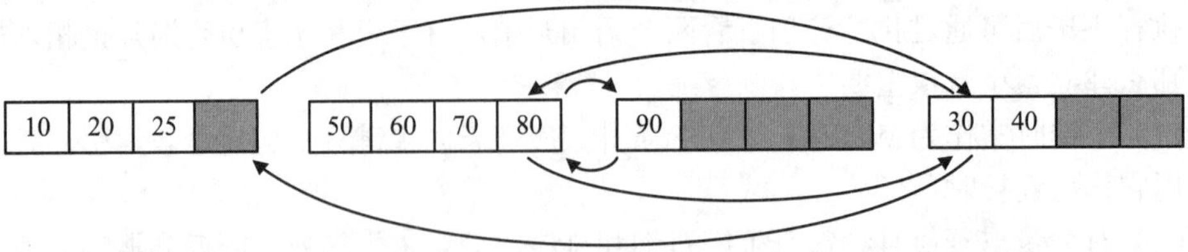

图 10-6　无顺序的叶子页面

页面被集合为更大的单元——区，其包含 8 个页面。SQL Server 使用一个区作为磁盘上的物理分配单元。理想状态下，包含一个索引的叶子页面的区的物理顺序应该和索引的逻辑顺序相同。这减少了检索一定范围的索引行时所需要的区之间的切换次数。但是，页面分割可能从物理上打乱区中页面的顺序，也可能从物理上打乱区本身的顺序。例如，假定索引的前两个叶子页面在 1 区，第 3 个叶子页面在 2 区。如果 2 区包含空闲空间，新的叶子页面将分配给该索引，因为页面分割将在 2 区中，如图 10-7 所示。

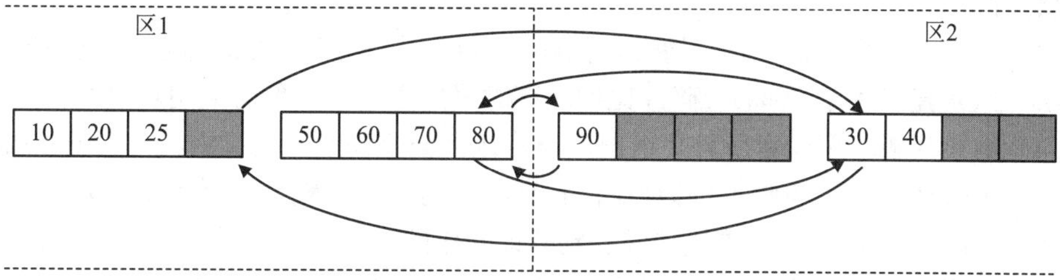

图 10-7 跨区分布的无顺序叶子页面

有了分布在两个区的叶子页面，理想情况下，预期使用最多一次两区之间的切换就可以读取一定范围内的索引行。但是，区之间无组织的页面可能导致在读取一定范围内的行时超过一次的区切换，例如：第 1 次区切换读取关键字值 25 之后的关键字值 30；第 2 次区切换读取关键字值 40 之后的关键字值 50；第 3 次区切换读取关键字值 80 之后的关键字值 90。

这种碎片被称为外部碎片。外部碎片总是不受欢迎的。

碎片还可能发生在索引页面中。如果一个 INSERT 或 UPDATE 操作造成了页面分割，空闲空间将被留在原始叶子页面中。DELETE 操作也可能造成空闲空间。净效应减少了包含在一个叶子页面中的行数。例如，在图 10-7 中，INSERT 操作引起的页面分割已经在第一个叶子页面中创建了一个空位。这种碎片被称为内部碎片。

对于高事务性的数据库，特意在叶子页面中留下一些空闲空间是受欢迎的。这样可以添加新行，或者修改现有行的大小，而不造成页面分割。

值得注意的是，索引碎片和磁盘碎片不同。索引碎片不能通过简单地运行磁盘碎片整理工具来解决，因为 SQL Server 文件中的页面顺序只能被 SQL Server 所理解，而不能被操作系统理解。

2. 索引重建

由于存在碎片问题，随着时间的推移，碎片会越来越多，索引不但没能提升效率，反而会影响数据表的正常使用。要解决索引碎片问题，则必须定期对碎片进行整理，即索引重建/重组。

索引重建是将索引删除并重新创建。这将根据指定的或现有的填充因子设置压缩页来删除碎片、回收磁盘空间，然后对连续页中的索引行重新排序。

索引重组是通过对叶级页以物理方式重新排序，使之与叶结点从左到右的逻辑顺序相匹配，进而对表和视图中的聚簇索引和非聚簇索引的叶级进行碎片整理。

最好根据实际业务使用情况定时进行索引重建/重组。在 SQL Server 中，具体可通过 SQL Server 工具维护计划向导完成重建/重组索引的任务，通过向导完成的重建/重组索引任务有一定缺陷。例如，向导完成的将是所有表对象（即使索引不存在碎片）所有索引的重建/重组，这样在重建/重组任务执行时将耗费服务器大量的资源，同时增加服务器执行重建/重组索引的工作时间。推荐采用脚本进行重建索引任务，具体实现步骤如下。

（1）检索表对象各个索引碎片情况。

（2）判断索引碎片是否达到一定程度，如果索引碎片比例较低（小于 10%），不执行后续操作。

（3）优先判断聚簇索引碎片情况，如碎片达到一定程度，执行重组（大于 10%，小于 30%）或重建（大于 30%）（碎片比例较高时采用重建，较低时采用重组）。

（4）继续判断非聚簇索引碎片情况，碎片达到一定程度，执行重组（大于 10%，小于 30%）或重建（大于 30%）（碎片比例较高时采用重建，较低时采用重组）。

（5）在每一个索引重组/重建完成后判断该操作的耗时，如果耗时较长，意味着数据量较大或者服务器性能较差，不适宜再执行重组/重建操作，执行中断。

在索引中，SQL Server 为了优化索引数据存储和性能，提供了填充因子的配置选项。填充因子值是指索引的每个叶级页上要填充数据的空间百分比，即索引上保留空间的百分比，主要用于后续扩展索引。理论上讲，填充因子越大（保留空间越小），写入数据速度越慢，检索数据越快；反之，填充因子越小，写入数据速度越快，检索数据越慢。从一般使用来讲，建议采用默认配置，不需要特别指定。

以 SQL Server 2022 为例，索引常规配置如图 10-8 所示，选中“自动重新计算统计信息”，采用行锁、页锁。填充因子不配置，按数据库默认配置。

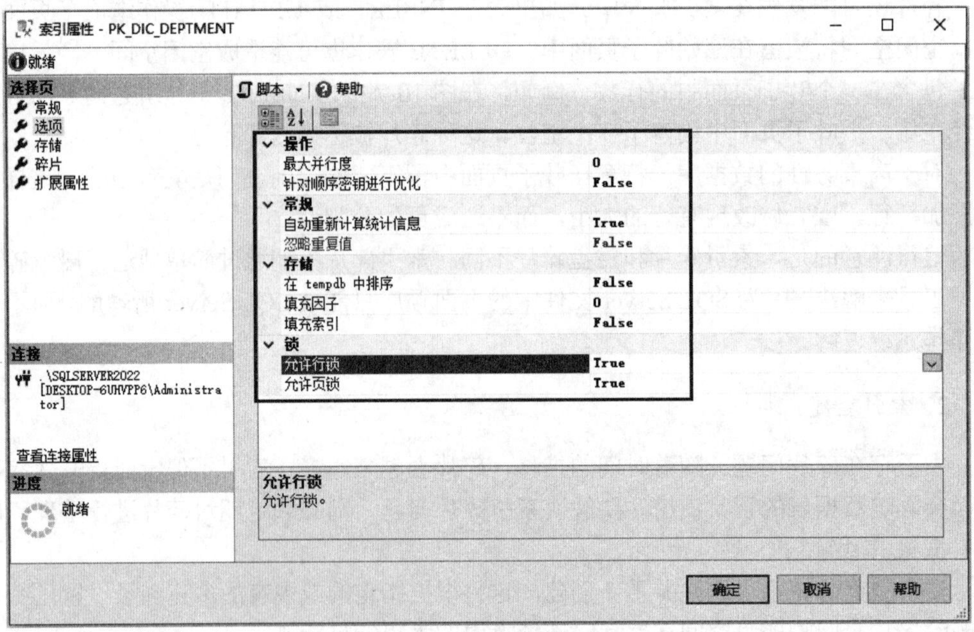

图 10-8 索引常规配置

10.3 存储设计优化

数据存储设计是保证数据库高效、稳定运行的关键。本节从数据存储设计的基本原则、实践方法等方面阐述数据库数据存储设计的重要性以及优化方法。

10.3.1　基本概念

存储设计优化，即通过优化数据库结构，提高数据库的整体性能。

为什么一个好的数据存储设计如此重要？举个简单的例子，假设某医院信息系统需要记录处方的信息，每张处方可能有若干种药品，同时处方有不同的状态。若此时新增一个表，将处方及处方中的药品全部都存放在这个表中，那么，当处方数量达到几万时，处方中的药品可能就会达到几十万级甚至更高。这时若需要查找某些处方状态，就不得不从这些大量处方药品数据中去“吃力”地查找。若在进行表设计时使用的是两张主子级关系的表，那么在查找处方信息时，检索的数据量则将大大减少。

因此，好的数据存储设计方案对于数据库的性能常常会起到事半功倍的效果。合理的数据库结构设计不仅可以使数据库占用更小的磁盘空间，而且能够使查询速度更快。

在数据存储设计的过程中，应遵循以下设计原则。

（1）数据库的数据类型应该尽量精简，不要使用过多的数据类型，避免造成数据冗余和浪费。

（2）数据库的表结构应该尽量简单，不要过度设计，避免复杂的关联关系和查询语句。

（3）数据库的索引应该合理设计，避免过多的索引和重复的索引，同时要注意索引的选择性，尽量选择高选择性的索引。

（4）数据库的数据模型应该与实际业务需求相匹配，不要过度抽象和理论化。

10.3.2　存储设计的最佳实践

对于数据库额度存储设计，当数据库性能压力比较大时，可通过数据库的拆分实现优化。

单机数据库存在哪些问题呢？从容量、性能、可用性和运维成本上来说，单机数据库都难以满足海量数据的场景。

（1）性能方面，数据量超过一定阈值，B 树索引增加导致磁盘访问的 I/O 次数增加，进而导致查询性能的下降。

（2）容量方面，单机数据库存储的数据量有限。

（3）可用性方面，大量的查询落到单一的数据库结点或者简单的主从架构上，数据库很难承担。

（4）运维方面，数据量达到一定阈值，主从同步延迟高、增加字段索引、备份这些都会很慢，影响业务系统。

为了解决这些问题，需要采用分库分表的方式将数据库拆分。降低单个结点的写入压力，提升整个系统的数据容量上限。

分表：将一个表中的数据按照某种规则拆分到多张表中，降低锁粒度以及索引树，提升数据查询效率。

分库：将一个数据库中的数据按照某种规则拆分到多个数据库中，以缓解单服务器的压力（CPU、内存、磁盘、I/O）。

分表分库可分别用于以下场景。

（1）单表的数据达到千万级别以上，数据库读写速度比较缓慢（分表）。

（2）数据库中的数据占用的空间越来越大，备份时间越来越长（分库）。

（3）应用的并发量太大（分库）。

分库分表又分为垂直拆分和水平拆分两种。

1. 垂直拆分

垂直分库：专库专用，按照业务将表进行分类，分布在不同的数据库中，每个库可以放在不同的服务器中。可根据业务拆分，如将医院信息系统拆分成门诊库、住院库、病历库等，如图 10-9 所示。

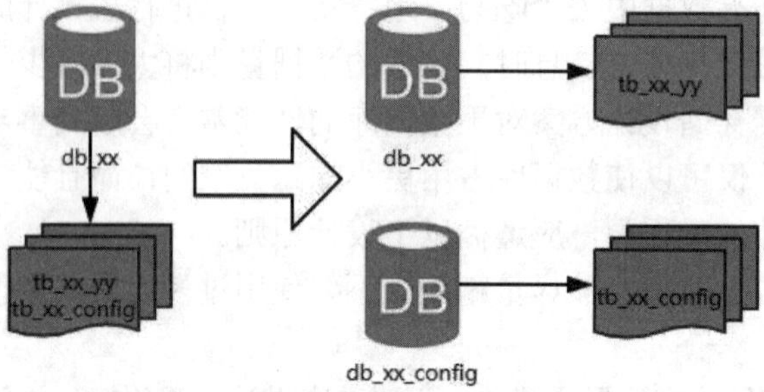

图 10-9 垂直分库

垂直分表：将一个表按照字段分为多表，每个表中都存储其中一部分字段。根据业务需求拆分表，如图 10-10 所示，把 user 表拆分成 user_base 表和 user_info 表，user_base 表负责存储登录，user_info 表负责存储基本用户信息。

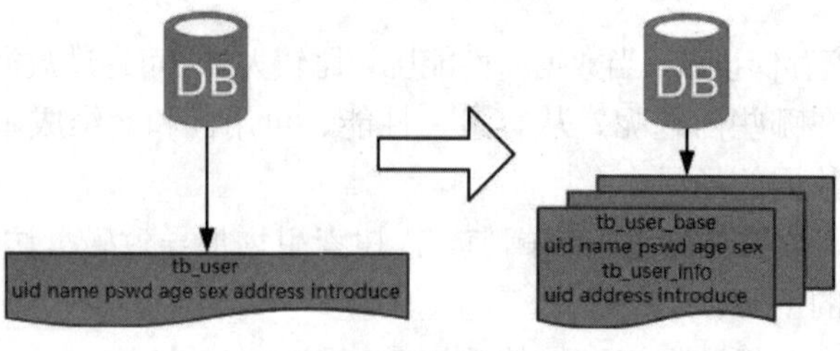

图 10-10 垂直分表

垂直拆分特点如下。

（1）每个库（表）的结构都不相同。

（2）每个库（表）的数据至少一列相同。

（3）每个库（表）的并集是全量数据。

垂直分库优点如下。

（1）解决业务层面的耦合，业务清晰。

（2）能对不同业务的数据进行分级管理、维护、监控、扩展等。

（3）高并发场景下，垂直分库一定程度上提升了 I/O、数据库连接数，降低了单机硬件资源的瓶颈。

2. 水平拆分

水平分库：同一个表的数据按一定规则拆分到不同的数据库中，库放在不同的服务器上，如图 10-11 所示。例如，将住院库拆分成住院 1 库、住院 2 库。

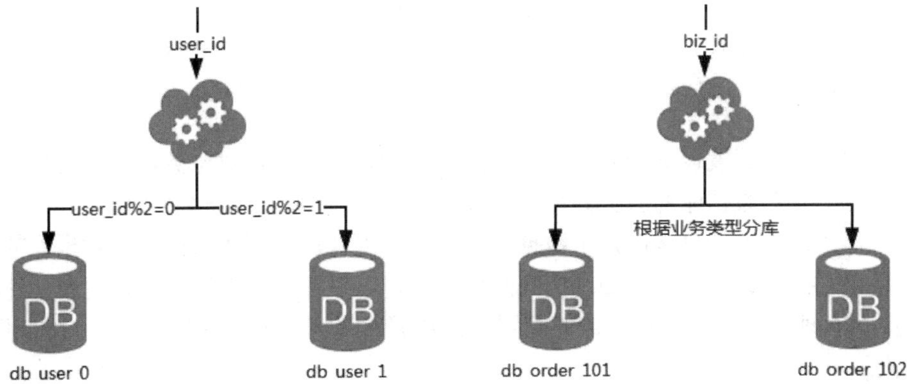

图 10-11 水平分库

水平分表：同一个数据库内，对数据行拆分，不影响表结构。例如，将 users 表拆分成 users1 表和 users2 表；以 user_id 拆分，0～1000 为 a 表，1001～2000 为 b 表，如图 10-12 所示。

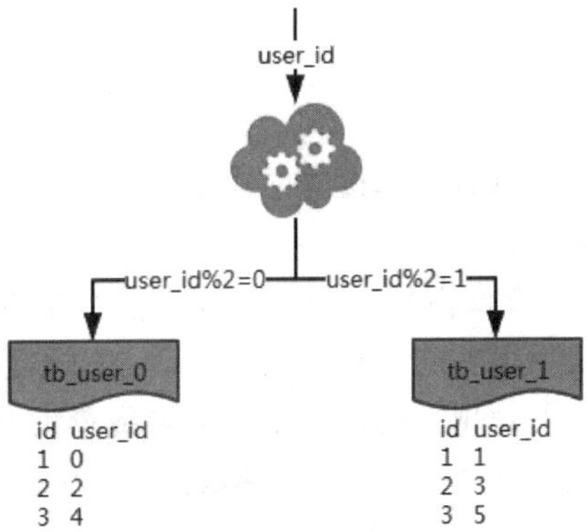

图 10-12 水平分表

水平拆分特点如下。

（1）每个库（表）的结构都相同。

（2）每个库（表）的数据都不相同。

（3）每个库（表）的并集是全量数据。

水平分库优点如下。

（1）解决了单库大数据、高并发的性能瓶颈。

（2）提高了系统的稳定性及可用性。

水平分表优点如下。

（1）优化单一表数据量过大而产生的性能问题。

（2）避免 I/O 争抢而减少锁表的概率。

10.4 环境配置调优

10.4.1 基本概念

数据库的环境配置调优主要从两个方面来进行，一方面是对服务器硬件配置进行优化，另一方面是对数据库的服务参数进行优化。

服务器的硬件性能直接决定了数据库的性能，硬件性能瓶颈直接决定数据库的运行速度和效率。因此针对性能瓶颈，提高硬件配置，可以提高数据库查询、更新的速度。

同时，合理的数据库运行参数的配置能使数据库最大程度发挥硬件性能，降低压力，提高数据库的整体性能。

10.4.2 环境配置的最佳实践

1. 服务器硬件配置

服务器硬件配置主要包括：更大的内存，高速磁盘系统，合理分布磁盘 I/O，更多处理器。

2. 数据库参数配置

数据库的参数配置也是影响数据库性能的重要因素之一。下面以 SQL Server 数据库为例，介绍数据库的参数配置。

（1）检查与设置。“每次查询占用的最小内存”参数是为查询内存分配的，对于一些数据量大的查询，需要占用很多的内存开销，修改“每次查询占用的最小内存”可明显提升查询速度。但该参数不是越大越好，太大会导致查询开销占用大量的内存，容易引起内存资源冲突。默认最小内存配置为 1024KB；对于医院门诊、住院系统等有很大数据量查询的服务器，建议该值调至 4096KB，对于其他小型系统，建议不修改。设置步骤为：右击服务器名称→“属性”→“服务器属性”→“内存”→“每次查询占用的最小内存”，如图 10-13 所示。

（2）“最大服务器内存”“最小服务器内存”的设置与检查。“最大服务器内存”和“最小服务器内存”配置值由数据库引擎使用的内存的上限和下限决定。数据库引擎获取的内存完全取决于放置在实例上的工作负荷，最小和最大服务器内存对服务器的影响是非常大的。以 SQL Server 2022 为例，“最大服务器内存”和“最小服务器内存”的建议设置值如图 10-13 所示，设置步骤为：右击服务器名称→“属性”→“服务器属性”→“内存”→“最小服务器内存”和“最大服务器内存”。

（3）“最大工作线程数”的检查与设置。“最大工作线程数”配置值用于确定处理数据库请求创建的辅助线程的最大数量。如果最大工作线程配置值为 0，最大工作线程值的计算基于平台（x86 或 x64）和 CPU 的数量检测。如果将“最大工作线程数”选项设置为较小的值，则可能会使过多的线程无法及时为传入的客户端请求提供服务，并且可能会导致线程资源不足。建议将“最大工作线程数”设置为 0。以 SQL Server 2022 为例，设置步骤为：右击服务器名称→“属性”→“服务器属性”→“处理器”→“最大工作线程数”，如图 10-14 所示。

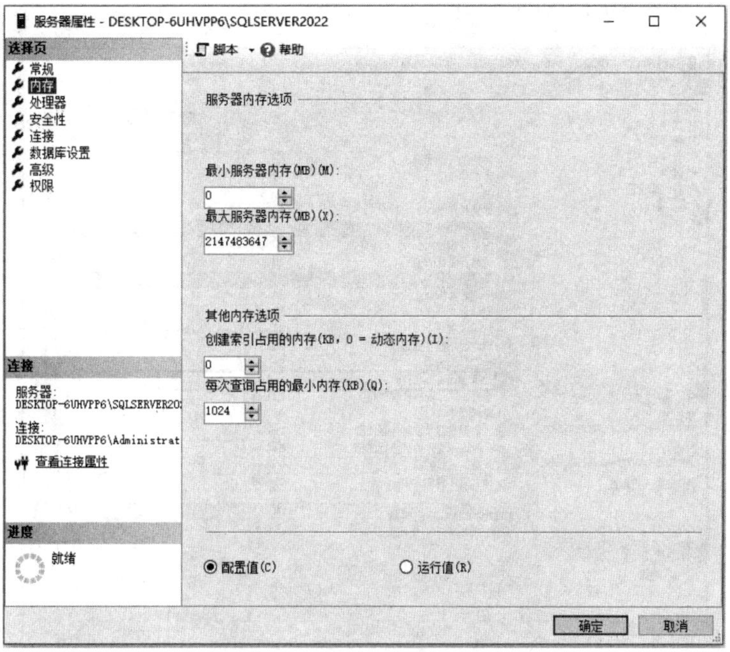

图 10-13　内存的设置和检查

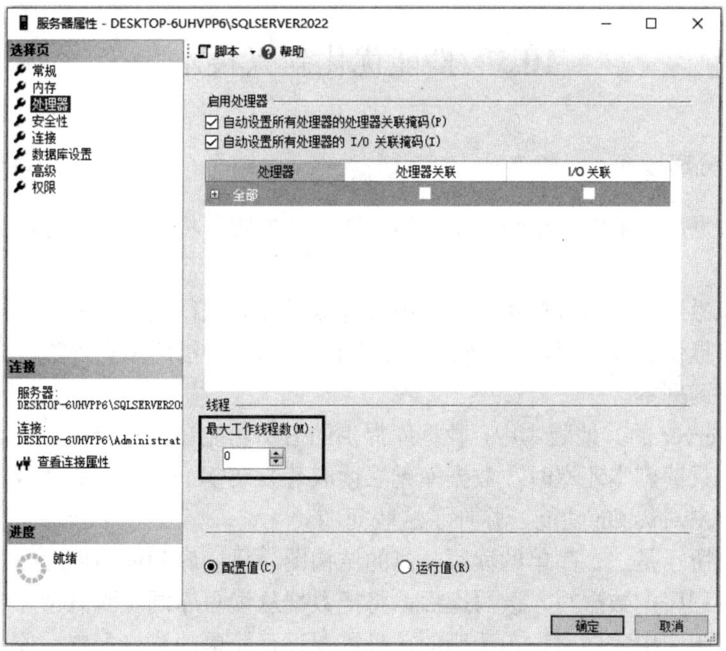

图 10-14　设置“最大工作线程数”

（4）启用“使用 Windows 纤程（轻型池）”。线程是在 Windows 内核中实现的，纤程是在用户模式下实现的，内核对纤程一无所知，内核会根据定义的算法来对纤程进行调度。一个线程可以包含一个或多个纤程。Windows 纤程模式使其实现了更快的应用程序并发性。设置步骤如下：右击服务器名称→“属性”→“高级”→“使用 Windows 纤程（轻型池）”，如图 10-15 所示。

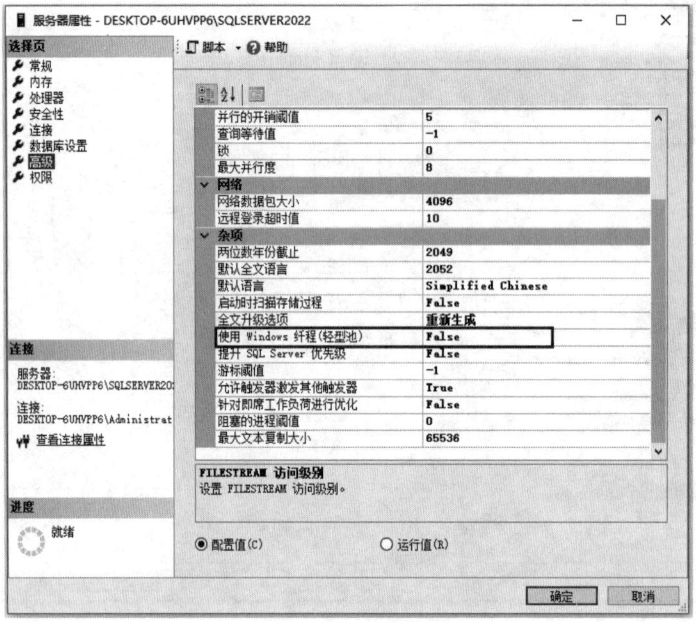

图 10-15 启用纤程

10.5 性能优化新兴技术

10.5.1 读写分离技术

高性能数据库集群的一个特点是读写分离，其本质是将访问压力分散到集群中的多个结点。

当数据积累到一定的数据量，通过硬件升级已经无法得到很好的性能提升。此时需要利用数据库提供的高可用性（high availability，HA）功能将数据库进行复制，复制一份数据作为只读副本。

在 SQL Server 的其他版本中，数据库提供的 HA 功能在读写分离上都有较大的局限性（例如，在只读副本还原时，数据库无法读取等）。SQL Server 2012 版本推出了新的 HA 功能，即 Always On 功能，弥补了这些问题。

图 10-16 所示是一个简单的读写分离的结构图。只读库和读写库之间可实现数据的共享，当应用程序把数据写入读写库后，将把数据从读写库同步到只读库中。这是一种实现方案，对于应用程序来说是透明的，只需要进行简单的连接配置，便可以将读和写的操作分离，不用太大的应用程序改动。但是这样会增加数据库的维护成本，需要确保数据库与数据库间的同步不会因异常而失败。

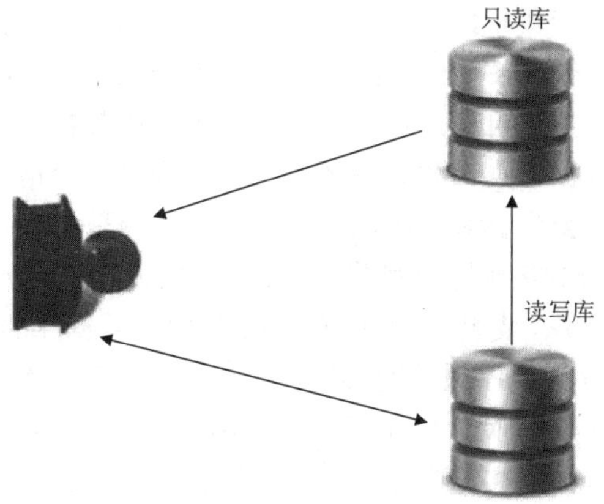

图 10-16 读写分离结构

通过读写分离技术，数据量持续增加，但是数据的读和写操作已经被分流，缓解了许多性能上的瓶颈问题。随着数据量的增加，只读副本可能不止一个，并且某些数据可能会被归档存放。单数据库高可用性功能的加入也为数据库的维护带来了很大的难度，随着各种不同类型的副本出现，以及副本数量的增加，包括数据量的不断增长，维护成本也不断增加。

10.5.2 自治数据库

自治数据库是一种采用了机器学习技术，可自动执行数据库调优、保护、备份和更新以及其他传统上由数据库管理员执行的常规管理任务的云数据库，与传统数据库不同，它无须人工干预就能执行所有这些以及更多其他任务。常见的自治数据库有 Oracle 数据库企业版、Exadata 和 OCI。

相比于传统数据库，自治数据库可提供以下多种优势，尽可能提高数据库正常运行时间、性能和安全性，包括自动修补和修复；通过自动化技术消除易于出错的手动管理任务；自动执行日常任务，降低成本，提高工作效率。

当今数据的生成速度已经远远超过了手动数据管理和处理的速度，在高效、安全地捕获关键业务洞察方面，现代企业面临着严峻的挑战。得益于智能自动化特性，自治数据库具有众多传统数据库无法企及的优势。未来，越来越多的企业将迁移到自治数据库，通过自治数据库巩固和提高竞争优势，使 IT 部门专注于创新而不是数据库管理。

10.5.3 内存数据库

内存数据库又称主存数据库，是一种主要依靠内存来存储数据的数据库管理系统。现在比较成熟的内存数据库产品包括 Redis、eXtremeDB、Memcached 等。

在数据库技术中，有一类内存优化技术，可在传统的磁盘数据库中增加内存缓冲池，也就是常说的共享内存技术，其主要目的是最小化磁盘访问。内存数据库技术，几乎把整个数据库放进了内存中，相较于传统数据库使用的磁盘读写机制，内存具备更极致的读写速度，性能会比传统的磁盘数据库有数量级的提升。因此，内存数据库通常被用于对性能要求较高的场景中。

内存数据库的研究起步较早，20 世纪 60 年代末就出现了内存数据库的雏形。由于当时内存容量较小、成本较高，内存数据库主要作为嵌入式系统或者磁盘数据库辅助的存储与加速引擎存在。其主要目标是把磁盘数据库中使用频繁的“热”数据集中存放在内存中，提高这些关键数据的查询和处理效率。随着内存的价格不断下降、容量不断增大，内存数据库的实用性得到显著提高，从而促进了内存数据库技术研究的发展。

1969 年，IBM 公司研制出国际上最早的层次数据库管理系统 IMS，其中采用内存存储的 Fast Path 数据管理方法，支持内存驻留数据，是内存数据库的雏形。1984 年，DeWitt（德威特）等发表了“内存数据库系统的实现技术”一文，第一次提出了内存数据库的概念。1985 年，IBM 推出了在 IBM 370 上运行的 OBE 内存数据库。1986 年，Hagman（哈格曼）提出了使用检查点技术实现内存数据库的恢复机制。威斯康星大学提出了按区双向锁定模式解决内存数据库中的并发控制问题，并设计出内存数据库管理系统。贝尔实验室推出了 DALI 内存数据库模型。1987 年，ACM SIGMOD 会议中提出了以堆文件作为内存数据库的数据存储结构。1988 年，普林斯顿大学设计出 TPK 内存数据库，1990 年又设计出 System M 内存数据库。1994 年，美国 OSE 公司推出了第一个商业化的、开始实际应用的内存数据库产品 Polyhedra。

随着互联网的发展，越来越多的网络应用需要高性能、高并发的数据库系统支撑，应用需求推动内存数据库市场的发展，在未来有着更广阔的应用前景。

10.6 性能调优案例分析——Microsoft SQL Server 性能调优工具简介

如何有效地提高查询的速度及准确定位数据查询速度变慢等问题，需要借助专门的数据库优化工具。在与优化相关的工具中，以下是几种常用的数据库优化工具。

（1）事件探查器。

（2）查询分析器。

（3）企业管理器。

10.6.1 事件探查器

本节将介绍如何通过事件探查器监视发生在 SQL Server 实例中的查询活动，从而捕捉和估计查询性能。

（1）打开“开始”菜单，选择“程序”→“Microsoft SQL Server 2022”→“性能工具”→“SQL Server Profiler”命令。也可以通过“Microsoft SQL Server Management Studio”中的“工具”菜单，打开“SQL Server Profiler”。

（2）打开 SQL Server Profiler 后，选择“文件”菜单中的“新建跟踪”命令，打开“连接到服务器”对话框，见图 10-17。在该对话框中选择要连接的 SQL Server 实例的名称及认证方式，指定值后，单击“连接”按钮。

（3）打开“跟踪属性”对话框，见图 10-18。在“跟踪名称”文本框中输入跟踪名称（自定义）。SQL Server Profiler 提供一组各种各样的跟踪模板。这些模板包括预定义的事件选择，它允许开始监视 SQL Server 实例活动的特定类型。

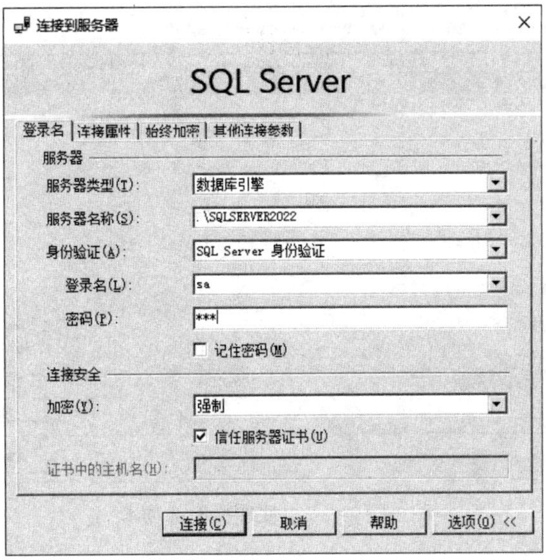

图 10-17　“连接到服务器”对话框

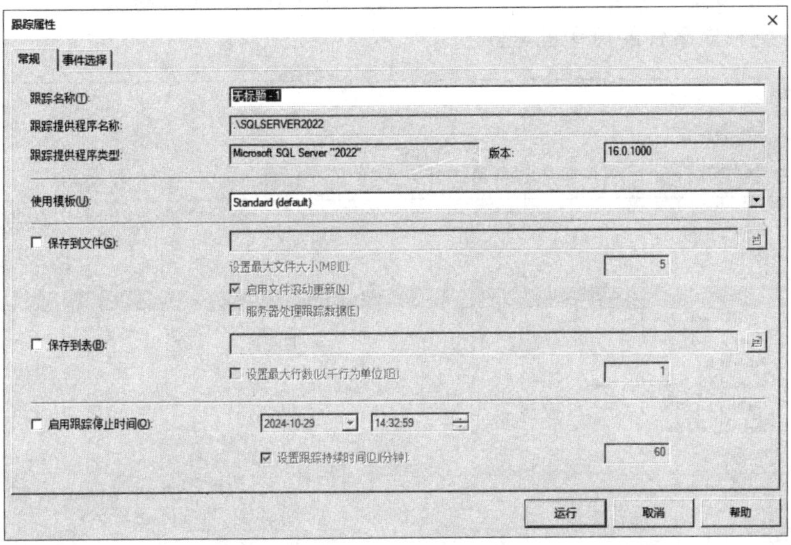

图 10-18　“跟踪属性”对话框

（4）在“跟踪属性”对话框中打开“事件选择”选项卡，见图 10-19。常规配置如下，事件中选择 RPC:Completed、SQL:BatchCompleted、SQL:BatchStarting 三个事件，即 SQL Server Profiler 将返回在 SQL Server 实例中完成的远程过程调用或 T-SQL 语句的行。该对话框中也显示了跟踪数据要返回的列，包括 TextData（捕捉实际的 T-SQL）、ApplicationName（产生 T-SQL 语句的应用程序名称）、Duration（已完成的查询的持续时间）及 Spid（调用者的服务器进程 ID）等。用户可以在该对话框中选中“显示所有列”复选框及单击“组织列”按钮，在弹出的对话框中选择跟踪数据要返回的列。

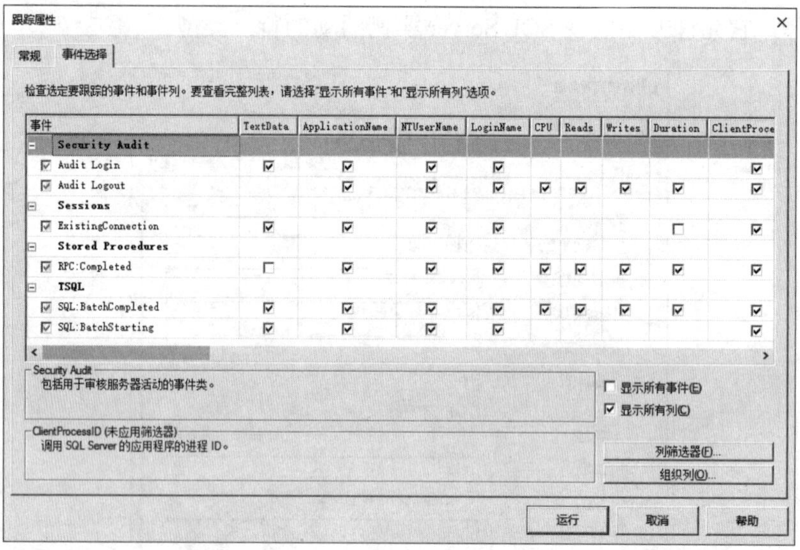

图 10-19 “事件选择”选项卡

（5）为了查看添加到跟踪的其他事件和列，选中“显示所有事件”和“显示所有列”复选框，见图 10-20，这增加了可以扩展或减少显示事件的事件种类，从而可以复选或非复选关联到独立事件的可用的列。

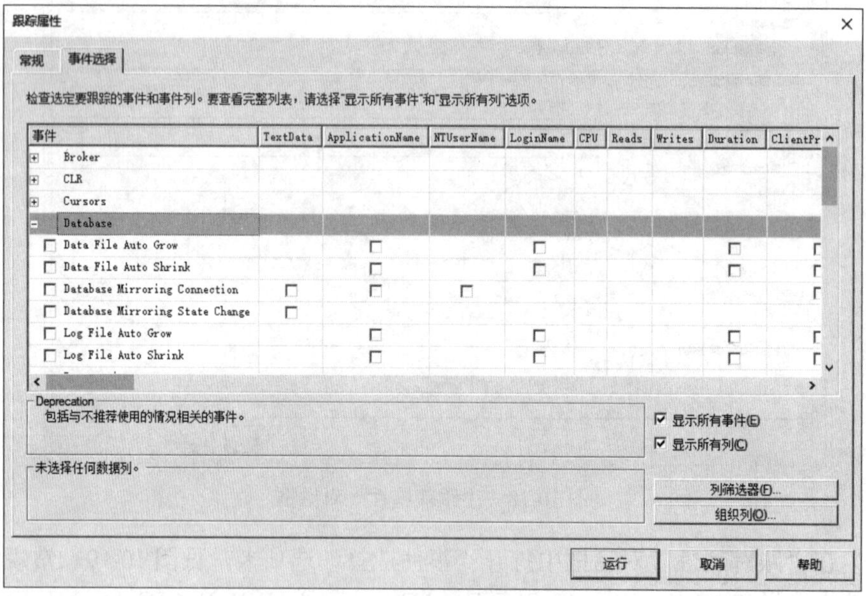

图 10-20 跟踪事件列选择设置

（6）若希望配置的跟踪事件只显示查询持续时间超过 5s 的事件，在“事件选择”选项卡中单击“列筛选器”按钮，打开“编辑筛选器”对话框，见图 10-21。为了筛选查询持续时间，在对话框左边选择要筛选的列 Duration，在右边的列表框中扩展出“大于或等于”选项，输入筛选的条件“5000”。完成后，单击“确定”按钮。下面列举了常用筛选列的参数说明（在“编辑筛选器”对话框中，当选择左边的筛选列时，对话框右上角会给出这个筛选列的说明，建议每次填写过滤条件时，选中“排除不包含值的行”复选框）。

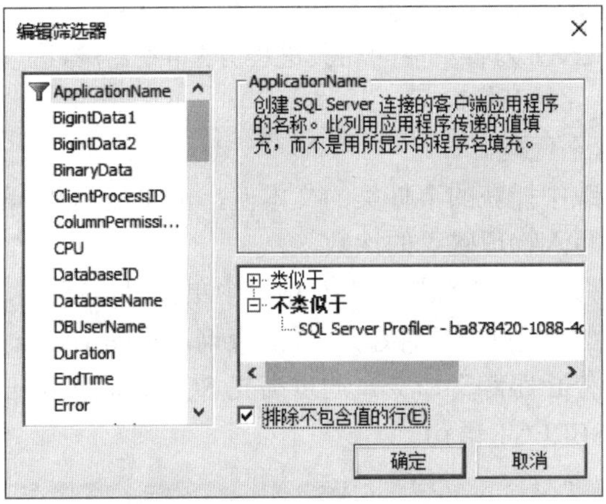

图 10-21 “编辑筛选器”对话框

常用的筛选列说明如下。

① ApplicationName：连接 SQL Server 对应程序的程序名。

② BinaryData：依赖于跟踪中捕获的事件类的二进制值。

③ ClientProcessID：连接 SQL Server 对应程序在运行环境的进程 ID 值。

④ CPU：执行语句所耗费的 CPU 时间，以毫秒计。

⑤ Database ID：执行语句对应的数据库 ID 值。

⑥ DatabaseName：执行语句对应的数据库名称。

⑦ DBUserName：执行语句的客户端所登录服务器的用户名。

⑧ Duration：对应行事件持续的时间（毫秒显示）。

⑨ EndTime：对应行事件的结束时间。

⑩ Error：对应事件的错误号。

⑪ EventClass：事件类型。

⑫ EventSequence：事件的序列号。

⑬ EventSubClass：事件子类的类型。

⑭ FileName：所修改文件的逻辑名称。

⑮ HostName：运行客户端程序机器的机器名。

⑯ IndexID：受事件影响的对象的索引 ID 值。

⑰ IsSystem：事件来源是系统进程或用户进程。

⑱ LineNumber：包含存在错误行的行号。

⑲ LinkedServerName：链接服务器名称。

⑳ LoginName：用户的登录名。

㉑ LoginSid：已登录用户的安全标识符。

㉒ ObjectID：系统分配的对象 ID 值。

㉓ ObjectName：引用的对象名。

㉔ Reads：事件读取逻辑磁盘的次数。

㉕ RowCounts：批处理中的行数。

㉖ ServerName：正在跟踪的 SQL Server 实例的名称。

㉗ SPID：SQL Server 为客户端的相关进程分配的服务器进程 ID 值。

㉘ StartTime：事件的开始时间。

㉙ State：错误状态代码。

㉚ TextData：跟踪中捕获的事件类的文本值，也即是 SQL 操作语句。

㉛ Writes：事件写入物理磁盘的次数。

（7）为了启动跟踪，在“跟踪属性”对话框中单击“运行”按钮。这时可以在 SQL Server Profiler 中看到被捕捉持续事件超过 5s 的查询，见图 10-22。为了停止跟踪，打开“文件”菜单并选择“停止跟踪”命令。通过高亮 SQL:BatchCompleted 行，可以在下面的窗格中看到完整的 SELECT 语句。

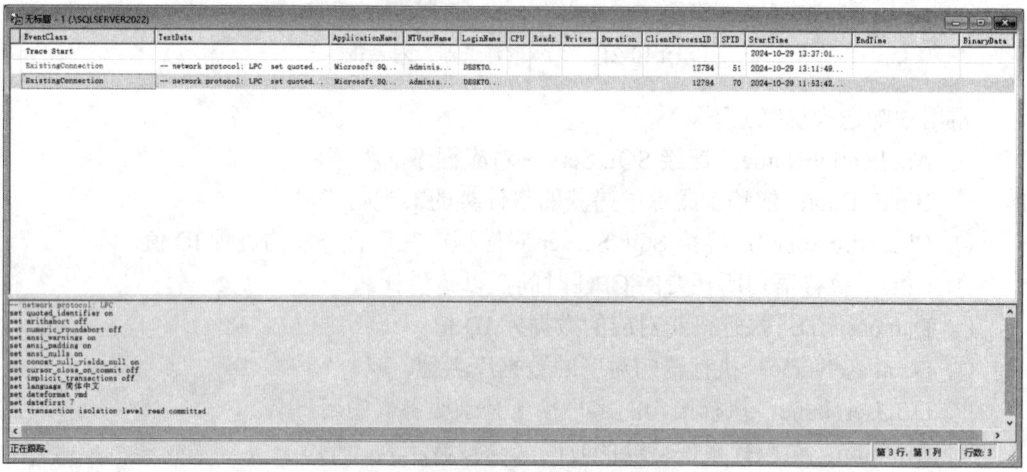

图 10-22 捕捉事件查询表

对于服务器性能问题，通过事件探查器可以记录服务器的各种操作，再通过筛选可以找出操作存在性能问题的记录，加以分析解决。在性能问题方面，主要通过 Duration、CPU、Reads、Writes 这四列数据进行分析。Duration 是执行相应操作的耗时，简单的理解就是执行该操作需要等待多长时间。通过跟踪记录中筛选出执行耗时值较大的记录，把 TextData 列数据提取出来执行（特别注意：如果是插入、修改、删除数据操作的话，不能直接执行，要调整成查询语句再进行分析）。提取 TextData 列数据后，采用查询分析器对语句进行分析，找出问题根源。如果缺少索引就添加相应的索引；如果语句需要优化，那就优化语句；如果语句由程序发起，那就必须修改程序，调整操作语句。对于其他列，CPU 列主要显示执行语句消耗 CPU 时间，如果语句消耗 CPU 时间很长，那需要考虑是否是必需的，如果是非必需的，最好通过调整语句减少 CPU 资源占用。Reads、Writes 列主要是 I/O 方面的资源占用，可能的情况下，尽量保障语句所需要的 I/O 值越低越好。

在用事件探查器进行跟踪时，为了可以使得跟踪工作快速进行，减少每次跟踪前不必要的配置工作。用户可以自定义模板，打开 SQL Server Profiler，进入“文件”→“模板”→“编辑模板”，也可根据需要选择“新建模板”、“导入模板”或“导出模板”命令。“跟踪模板属性”对话框见图 10-23。

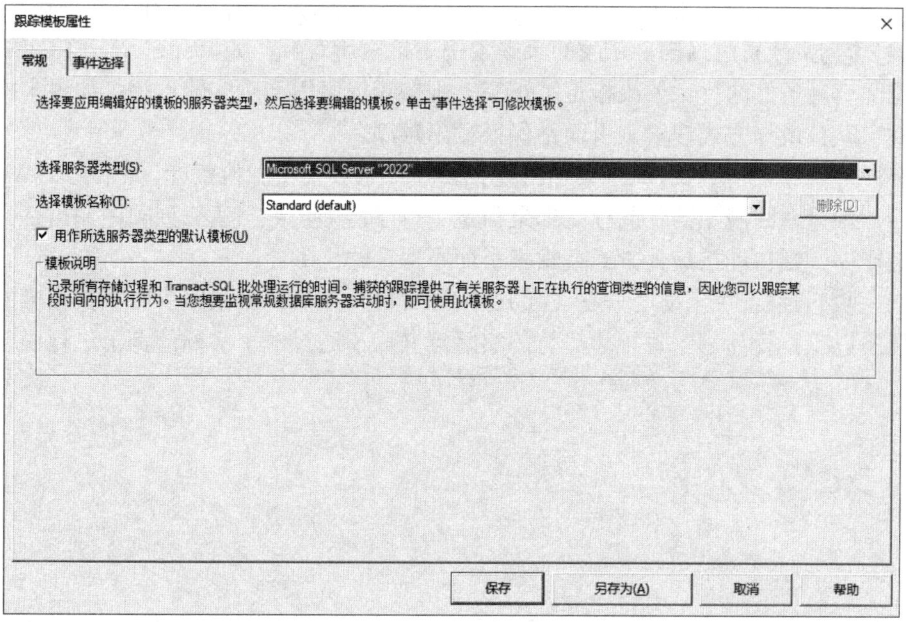

图 10-23 “跟踪模板属性”对话框

在“常规”选项卡配置完成后，切换到“事件选择”选项卡，“事件选择”选项卡与普通跟踪配置一致，可配置相应的事件及筛选。根据常用的跟踪配置，配置跟踪事件类型，设置筛选条件后，单击“保存”按钮保存模板，单击“另存为”按钮可将模板另存为新的模板。

10.6.2 查询分析器

1. 查看执行计划

了解数据库如何执行查询可以帮助用户确定如何修复执行性能差的查询。利用查询分析器查看查询的执行计划、标识普通的操作来分析查询的性能，它包括以下方面。

（1）标识查询是否执行了扫描（查询堆中所有的页或索引）或查找（只访问选择的列）。

（2）标识丢失的统计信息或其他警告。

（3）执行高消耗排序或计算活动。

本小节主要展示如何查看估计和实际的查询执行计划（这两个功能在查询分析器的“查询”菜单下）。要看懂执行计划，首先要了解各个运算符的意义（执行计划通过包含一个或多个运算符的树表现出来），在这里只介绍比较基础的几个运算符。

（1）表扫描，从指定的表中扫描所有的行，如果存在 WHERE 条件的，就只返回满足条件的行。

（2）非聚簇索引扫描，从指定的索引列中检索所有行，如果存在 WHERE 条件的，则只返回满足条件的行。如果指定了排序，则按排序输出行；如果未指定排序，则自动按最佳方式搜索索引而不保证输出顺序。

（3）非聚簇索引查找，利用索引的查找功能从非聚簇索引中检索行。如果指定了排序，则按排序输出行；如果未指定排序，则自动按最佳方式搜索索引而不保证输出顺序。

（4）聚簇索引扫描，从表的聚簇索引中检索所有行，如果存在 WHERE 条件的，则只返回满足条件的行。如果指定了排序，则按聚簇索引列顺序输出行；如果未指定排序，则自动按最佳方式搜索索引而不保证输出顺序。

（5）聚簇索引查找，利用索引的查找功能从聚簇索引中检索行，如果存在 WHERE 条件的，则只返回满足条件的行。如果指定了排序，则按聚簇索引列顺序输出行；如果未指定排序，则自动按最佳方式搜索索引而不保证输出顺序。

（6）书签查找，使用书签（行 ID 或聚集键）在表或聚簇索引内查找相应的行。

熟悉以上执行计划中每种运算符的实际意义后，通过一个实际的例子进行说明。

```
if OBJECT_ID(N'dbo.TestTable') is not NULL
   drop table dbo.TestTable
go
create table dbo.TestTable
   (
      id int,
      code varchar(10),
      value varchar(30),
      CONSTRAINT PK_TextTable PRIMARY KEY NONCLUSTERED(id)
   )
go

declare @i int
set @i = 1
while @i < 10000
begin
   insert into dbo.TestTable
      values(@i, RIGHT(REPLICATE('0',6)+CAST(@i as varchar), 6),
         case when @i%255 > 128 then CHAR(@i%255)+CHAR(@i%255) else
CHAR(@i%255) end)
   set @i = @i + 1
end
go
```

执行上述语句，创建了一个表，包含三列，第一列为主键（非聚簇索引），上述语句实际执行计划见图 10-24。

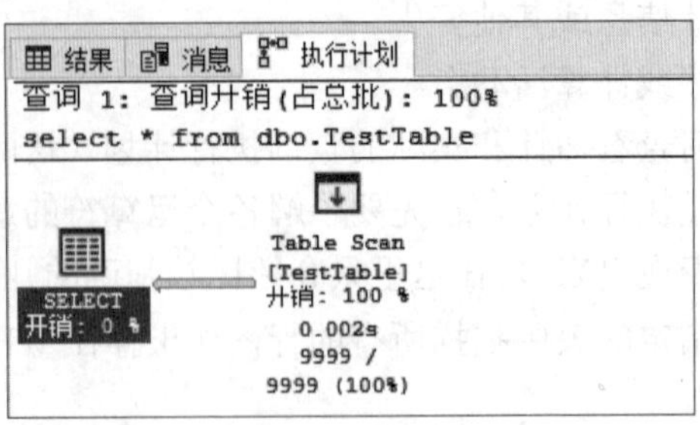

图 10-24　实际执行计划

用第二列作为查询条件，执行如下语句：

```
select * from dbo.TestTable where code = '000123'
```

结果同样是表扫描，同时执行计划提示缺少索引，如图 10-25 所示。

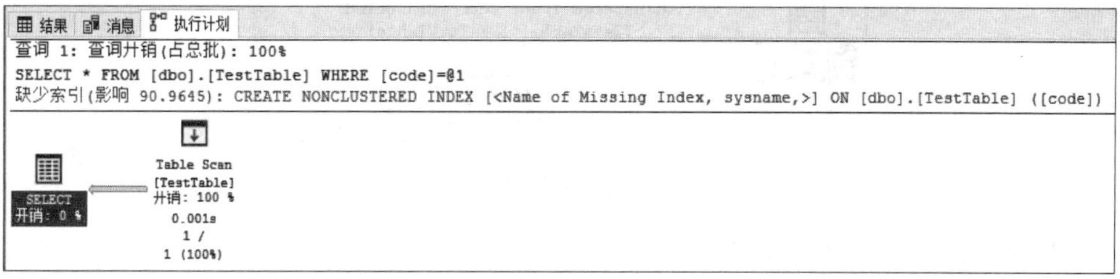

图 10-25　查询缺少索引

现在用主键列作为条件查询：

```
select * from dbo.TestTable where id = 123
```

执行计划显示见图 10-26，按索引查找，同样有一个 RID 查找，这就是所提到的在堆中根据行号进行查找。

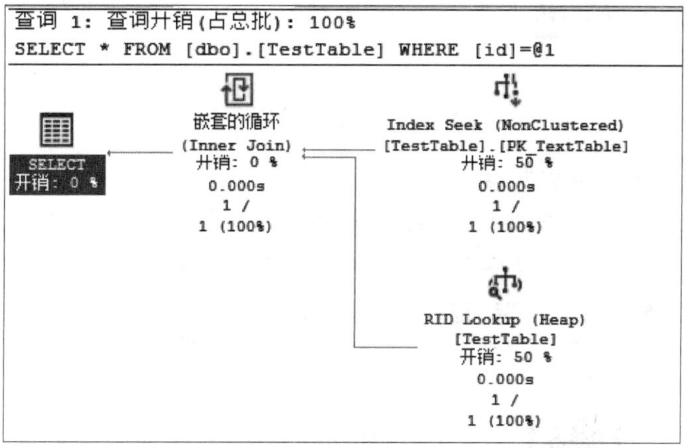

图 10-26　按索引查找

接下来，对创建表的语句做如下修改，将主键默认设置成聚簇索引，再执行相关查询语句查看实际执行计划。

```
create table dbo.TestTable
(
    id int,
    code varchar(10),
    value varchar(30),
    CONSTRAINT PK_TextTable PRIMARY KEY CLUSTERED(id)
)
go
```

同样执行全表查询：

```
select * from dbo.TestTable
```

结果如图 10-27 所示，实际执行计划是进行聚簇索引扫描，从这一点分析，有聚簇索引的表与无聚簇索引的表在全表查询过程的内部执行存在不同。

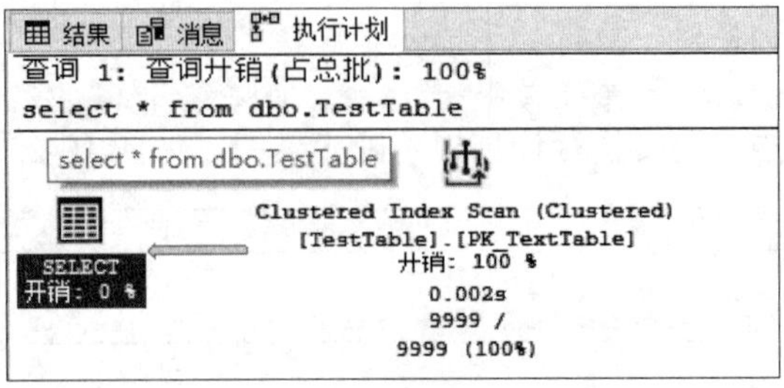

图 10-27　全表查询聚簇索引查找

同样，用第二列做查询条件：

```
select * from dbo.TestTable where code = '000123'
```

结果同样是聚簇索引扫描，如图 10-28 所示。

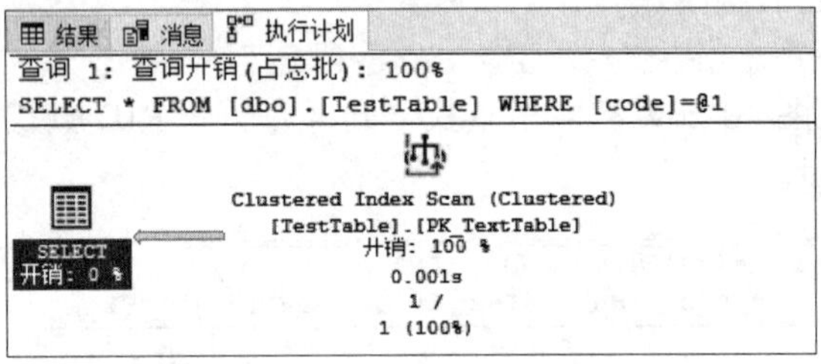

图 10-28　列查询聚簇索引查找

接下来，继续用主键列做查询条件：

```
select * from dbo.TestTable where id = 123
```

这时只有一个聚簇索引查找过程，与无聚簇索引的表有较大区别，见图 10-29。

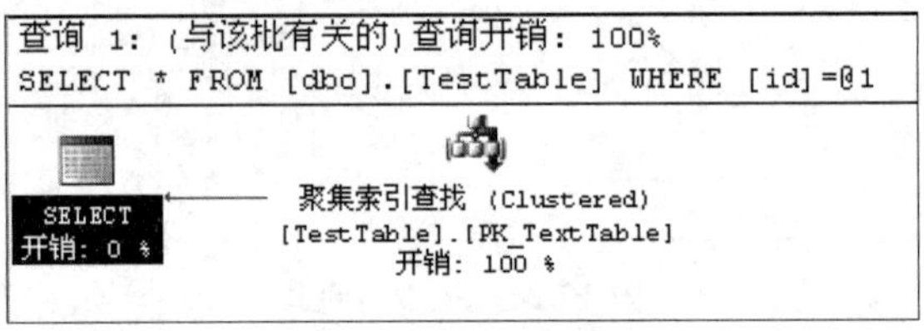

图 10-29　主键列聚簇索引查找

通过上面这个例子，简单地讲解了如何查看估计的和实际的查询执行计划。对于执行时间较长的查询，可以检验输出中较高开销的查询批处理及查询批处理中较高开销的运算符，将鼠标指针停留在运算符上可查看工具提示。

2. 统计信息查看

SQL Server 查询分析器是基于开销的。通常来讲，查询分析器会根据谓词来确定如何选择高效的查询路线，如选择哪个索引。每次查询分析器寻找路径时，并不会都去统计索引中包含的行数、值的范围等，而是根据一定条件创建和更新这些信息后保存到数据库中，这也就是所谓的统计信息。下面简要介绍统计信息的设置、查看及更新。

1）统计信息设置

数据库选项 AUTO_CREATE_STATISTIC 使 SQL Server 自动产生关于列中数据分布的

统计信息。数据库选项 AUTO_UPDATE_STATISTIC 自动地更新既有的表或索引视图的统计信息。统计信息设置步骤：右击数据库→“属性”→“选项”→“自动”，详见图 10-30。

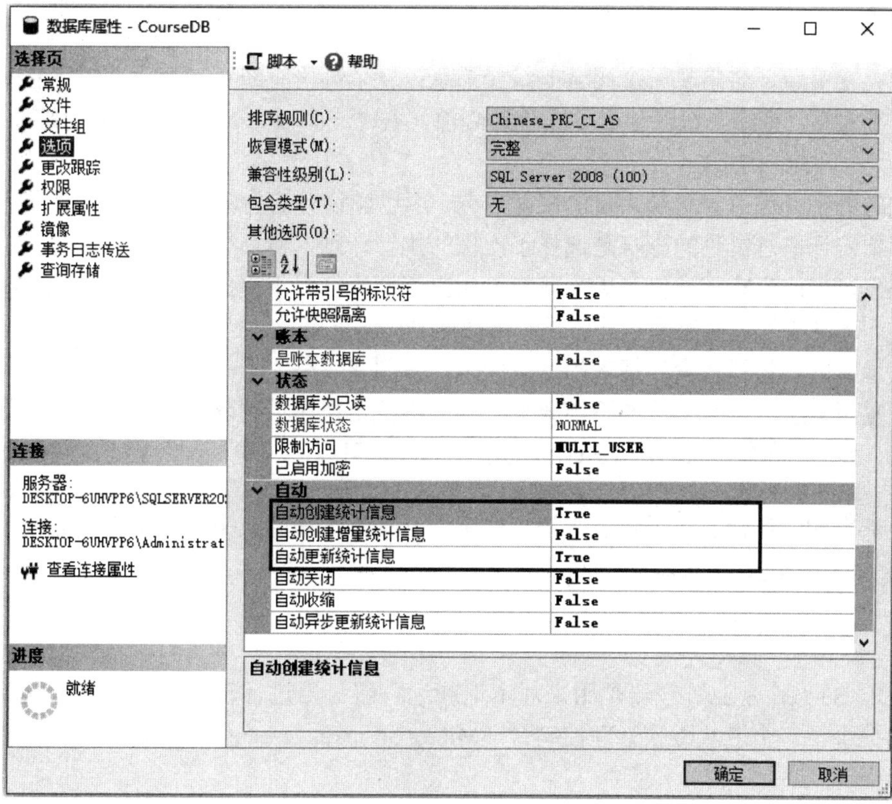

图 10-30　统计信息设置

2）查看统计信息

统计信息可以通过查询分析器的图形界面及在查询分析器中编写 SQL 命令两种方式进行查看，具体如下。

（1）图形界面查看方式，单击打开要查看的数据库→单击打开要查看的表→单击查看统计信息，如图 10-31 所示。

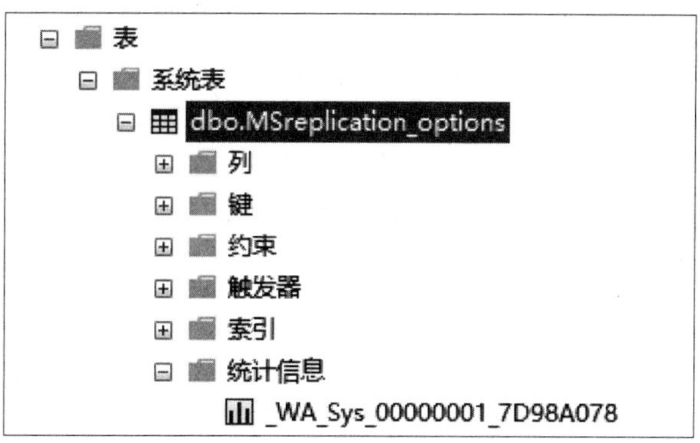

图 10-31　通过图形界面查看

（2）通过执行查询命令方式进行查看：

```
DBCC SHOW_STATISTICS('table_name'|'view_name',target)
```

其中，'table_name'|'view_name'为要验证的表或索引视图；target 为要验证的索引或统计信息的名词。

建立索引后，会出现一个同名的统计信息；一个列没有统计信息，这时用它来关联表和查询数据，系统会在评估最佳查询计划前，生成一个该列的"_WA_Sys"的统计信息。

3）更新统计信息

过时的统计信息会引起大量的性能问题，所以建议开启自动更新，默认设置是 ON。没有更新统计信息常见的影响是选择了次优的执行计划，然后性能下降。有时，过期的统计信息可能比没有统计信息更加糟糕。如果查询执行得很慢，那么应尝试更新统计信息，并且建议插入大量数据到升序或者降序的列时，更新统计信息，因为在这种情况下，统计信息直方图将不包含新插入的值，同时，强烈建议在除索引维护（当重建、整理碎片或者重组索引时，数据分布不会改变）外的维护工作之后更新统计信息。由于数据经常改变，统计信息是由 SQL Server 自动维护的。也可以手工更新统计信息，命令如下：

```
update statistics [[zping.com]](_WA_Sys_creater_4C02DB92) with fullscan;
```

更新表的统计信息，采集表中该列的全部数据，一般建议采用全部数据采集，保证统计信息的正确性。

10.6.3 企业管理器

SQL Server 企业管理器是用来对本地或远程服务器进行管理操作的服务器管理工具，它提供了一个遵从微软管理控制台（Microsoft management console，MMC）标准的用户界面。

企业管理器的主要功能包括以下方面

（1）定义 SQL Server 实例组。

（2）将个别服务器注册到组中。

（3）为每个已注册的服务器配置所有 SQL Server 选项。

（4）在每个已注册的服务器中创建并管理所有 SQL Server 数据库、对象、登录、用户和权限。

（5）在每个已注册的服务器上定义并执行所有 SQL Server 管理任务。

（6）通过唤醒调用 SQL 查询分析器，交互地设计并测试 SQL 语句、批处理和脚本。

（7）唤醒调用为 SQL Server 定义的各种向导等。

对于企业管理器的具体使用方法大家可以参考其他资料。

本 章 小 结

数据库性能调优是一个复杂且持续的过程，涉及硬件、数据库配置、查询优化、索引设计、架构设计等多个方面。本章从查询优化的概念、索引技术、存储设计优化、环境配置调优、性能优化新技术及 SQL Server 的优化工具展开介绍，希望以上知识能帮助大家在持续的监控、分析和优化数据库过程中，不断地提升数据库的性能和稳定性。

习题 10

1. 查询优化实现的方式有哪些？
2. 哪些因素会影响数据库的查询性能？
3. 索引的种类有哪些？每一种的特点是什么？
4. 简述索引在数据库性能调优中的实现方式。
5. 索引碎片产生的原因和影响分别是什么？
6. 存储设计优化如何来实现？
7. 环境配置优化的实现方式有哪些？
8. 性能优化新技术有哪些？
9. SQL Server 数据库通过哪些工具可以实现性能调优？

第 11 章 数据库技术的前沿进展

2009 年 Gray（戈瑞）出版了他的著作 *The Fourth Paradigm: Data-Intensive Scientific Discovery*（《第四范式：数据密集型科学发现》）。在这本书中他提出将科学研究分为四类范式，依次为经验科学、理论科学、计算科学和数据科学，今天来到了数据密集型科学的新时代，也就是“大数据时代”。

11.1 NoSQL 技术

半个世纪以来，随着计算机技术全面融入人类的生活，尤其是随着互联网 Web 技术和移动互联网的兴起，信息的累积已经到达爆炸的程度。传统的数据库系统在处理大数据时显得捉襟见肘，主要体现在以下方面：①可扩展性不足；②数据模型限制严格；③缺乏灵活性；④高延迟。新兴的非关系数据库 NoSQL 则具有如下几个方面的优点。

（1）大规模数据存储和处理：NoSQL 数据库可以处理海量的数据，具有良好的可伸缩性和高性能，适合于大规模数据存储和处理的场景。

（2）高并发读写：传统关系数据库在高并发读写的情况下可能会出现性能瓶颈，而 NoSQL 数据库采用了分布式架构和优化的数据模型，能够更好地处理高并发读写请求。

（3）灵活的数据模型：NoSQL 数据库采用了不同于传统关系数据库的数据模型，如键值对、文档、列族和图形等，可以更灵活地存储和查询各种类型的数据，包括半结构化和多变的数据。

（4）快速迭代和开发：NoSQL 数据库对于数据模型的修改和扩展更加容易，无须像传统关系数据库那样频繁修改表结构，可以更快速地进行迭代和开发。

（5）低延迟和高可用性：NoSQL 数据库通常具有分布式架构和自动数据复制机制，可以提供低延迟和高可用性，以满足现代应用对实时性和可靠性的需求。

11.2 NoSQL 数据模型

NoSQL 是一种非关系数据库管理系统，其数据模型与传统的关系数据库模型不同。NoSQL 数据库旨在解决传统关系数据库在处理大规模、高性能和分布式数据时所面临的挑战。

NoSQL 数据库采用了多种不同的数据模型，以适应不同的数据存储和查询需求。以下是一些常见的 NoSQL 数据模型。

（1）键值模型：这是最简单的 NoSQL 数据模型，数据以键值对的形式存储。每个键都是唯一的，通过键可以快速访问和检索对应的值。例如，Redis 和 Amazon DynamoDB 就是键值存储的典型代表。

（2）文档模型：这种模型将数据组织为类似于 JSON 或 XML 的文档结构，可以包含嵌套的键值对。文档数据库允许灵活的数据模式和动态的字段，适用于存储半结构化数据。MongoDB 和 Couchbase 是常见的文档数据库。

（3）列族模型：这种模型将数据组织为列的集合，每个列族可以包含不同数量和类型的列。列族数据库适用于需要高度可伸缩性和灵活性的场景，如分析和日志存储。HBase 和 Cassandra 是常见的列族数据库。

（4）图模型：这种模型使用图结构来表示数据之间的关系，可以有效地进行复杂的关系查询和分析。图数据库适用于社交网络、推荐系统和知识图谱等领域。Neo4j 和 Amazon Neptune 是常见的图数据库。

下面对这 4 种数据模型及其代表数据库产品进行详细介绍。

11.3 键值数据库

键值数据库是键值对的集合，典型的实现方式是采用哈希（Hash）函数实现关键字到值的映射，即在键和值之间建立映射关系，键是定位值的唯一关键字，值是键对应的数据值。查询时，基于键的哈希值直接定位到数据，实现快速查询，并支持大数据量和高并发查询。

键值数据库比较适合存在大量写操作的场景，如内容缓存（会话、参数、购物车等）。这是因为关系数据库需要通过建立索引来实现加速查询。频繁发生写操作时，索引会发生频繁更新，因此产生维护索引的开销很大。此外，关系数据库很难实现横向扩展，而只能通过纵向扩展的方式实现扩充，由于键值数据库具有良好的伸缩性，因此，理论上可以通过横向扩展实现无限扩容键值数据库的弱项是条件查询。如果只对部分值进行查询或者更新，键值数据库的效率比较低。此外，键值数据库不支持回滚操作，所以无法支持事务。

键值数据库简单、高效且灵活，是 NoSQL 中最基本的数据模型。键值数据库按照其存放的位置可以划分为内存键值数据库和持久化键值数据库。内存键值数据库是将数据保存在内存中，典型的数据库如 Redis、Memcached；持久化键值数据库将数据保存在磁盘中，如 BerkeleyDB。目前，很多键值数据库都可以两者兼容，既可以把数据保存在内存中，也可以保存在硬盘上。

常见的键值数据库管理系统如 Redis，其是一个使用 C 语言编写、分布式、可基于内存也可基于持久化的开源键值数据库管理系统，并提供多种语言的 API。目前有多个网站采用 Redis 作为业务平台架构支撑的关键技术。Redis 不仅支持简单的键值对数据类型，同时还可以支持哈希、列表、集合等多种数据结构。Redis 的性能非常高，每秒可以读写数十万次。

Redis 数据库支持多种类型的数据结构，常用的有字符串、列表、集合、哈希结构、有序集合等，如表 11-1 所示。

表 11-1 Redis 数据库常见类型的数据结构

类型	简介	特性	场景
String（字符串）	二进制安全	可以包含任何数据，如 JPG 图片或者序列化的对象，一个键最大能存储 512MB	

续表

类型	简介	特性	场景
Hash（字典）	键值对集合，即编程语言中的 Map 类型	适合存储对象，并且可以如数据库中 update 一个属性一样，只修改某一项属性值	存储、读取、修改用户属性
List（列表）	链表（双向链表）	增删快，提供了操作某一段元素的 API	（1）最新消息排行等功能（如朋友圈的时间线）；（2）消息队列
Set（集合）	哈希表实现，元素不重复	（1）添加、删除，查找的复杂度都是 O（1）；（2）为集合提供了求交集、并集、差集等操作	（1）共同好友；（2）利用唯一性，统计访问网站的所有独立 IP；（3）好友推荐时，根据 tag 求交集，大于某个阈值就可以推荐
Sorted Set（有序集合）	将 Set 中的元素增加一个权重参数 score，元素按 score 有序排列	数据插入集合时，已经进行天然排序	（1）排行榜；（2）带权重的消息队列

对于这些数据结构，Redis 不仅提供了常见的增加、删除、修改等操作，还提供了集合上的并差交等操作，以及列表的 push 和 pop 操作。利用这些命令，Redis 可以高效地完成数据的读写操作。

表 11-2 列出了一些常见的 Redis 命令、示例和说明。

表 11-2　Redis 数据库常见的命令、示例和说明

命令	示例	说明
SET	SET key value	将键 key 设置为指定的值 value
GET	GET key	获取存储在键 key 中的值
DEL	DEL key1 key2 ...	删除一个或多个键
HSET	HSET key field value	在哈希表 key 中设置字段 field 的值为 value
HGET	HGET key field	获取哈希表 key 中字段 field 的值。
HMSET	HMSET key field1 value1 field2 value2 ...	在哈希表 key 中同时设置多个字段的值
HMGET	HMGET key field1 field2 ...	获取哈希表 key 中多个字段的值
LPUSH	LPUSH key value1 value2 ...	将一个或多个值插入到列表 key 的头部
RPUSH	RPUSH key value1 value2 ...	将一个或多个值插入到列表 key 的尾部
LPOP	LPOP key	移除并返回列表 key 的头元素
RPOP	RPOP key	移除并返回列表 key 的尾元素
SADD	SADD key member1 member2 ...	将一个或多个成员添加到集合 key 中
SMEMBERS	SMEMBERS key	返回集合 key 中的所有成员
ZADD	ZADD key score1 member1 score2 member2 ...	将一个或多个成员添加到有序集合 key 中
ZRANGE	ZRANGE key start stop	返回有序集合 key 中指定范围内的成员
EXPIRE	EXPIRE key seconds	设置键 key 的过期时间为 seconds（秒）

11.4　文档数据库

在互联网上用于数据传递通常有两种文件格式，分别是可扩展标记语言（extensible markup language，XML）和 JS 对象简谱（JavaScript object notation，JSON）。XML 是标

准通用标记语言的子集，可以用来标记数据、定义数据类型，是一种允许用户对自己的标记语言进行定义的源语言。XML 具有可扩展性良好，内容与形式分离，遵循严格的语法要求，保值性良好等优点。JSON 是一种轻量级的数据交换格式。它基于欧洲计算机协会制定的 JS 规范的一个子集，采用完全独立于编程语言的文本格式来存储和表示数据。简洁和清晰的层次结构使得 JSON 成为理想的数据交换语言。易于阅读和编写，同时也易于机器解析和生成，可有效地提升网络传输效率。

由此可以看到，JSON 简单的语法格式和清晰的层次结构明显要比 XML 容易阅读，并且在数据交换方面，由于 JSON 所使用的字符比 XML 少得多，可以大大节约传输数据所占用的带宽。有不少研究表明 JSON 的传输效率高于 XML。

MongoDB 是一个基于分布式文件存储的数据库，由 C++语言编写，旨在为 Web 应用提供可扩展的高性能数据存储解决方案。

MongoDB 是一个介于关系数据库和非关系数据库之间的产品，是非关系数据库中功能最丰富、最像关系数据库的产品。它支持的数据结构为类似于 JSON 的 bson（Binary JSON）格式，因此可以存储比较复杂的数据类型。MongoDB 最大的特点是支持的查询语言非常强大，其语法类似于面向对象的查询语言，几乎可以实现类似关系数据库单表查询的绝大部分功能，而且还支持对数据建立索引。

下面是 MongoDB 与关系数据库的对比、MongoDB 中的表达式介绍、MongoDB 常用查询语句、参照 SQL 语句对比，分别如表 11-3～表 11-5 所示。

表 11-3　MongoDB 与关系数据库的对比

SQL	MongoDB	解释说明
database	database	数据库
table	collection	数据库表/集合
row	document	数据记录行/文档
column	field	数据字段/域
index	index	索引
primary key	primary key	主键，MongoDB 自动将_id 字段设置为主键
table joins		表链接，MongoDB 不支持

表 11-4　MongoDB 中的表达式介绍

格式	符号描述	文字描述
:（冒号）	=	等于
$lt	<	小于
$lte	<=	小于等于
$gt	>	大于
$gte	>=	大于等于
$ne	!=	不等于
$in	in( )	包含
$nin		不包含

表 11-5 MongoDB 与 SQL 语句关于常用查询语句的对比

MongoDB 命令	SQL 语句
db.mycol.find();	select * from mycol;
db.mycol.find({"name": "jack"});	select * from mycol where name= 'jack';
db.mycol.find({age: {$gte: 20}});	select * from mycol where age >= 20;
db.user.insert({'name' : 'starlee', 'age' : 25})	INSERT INOT user ('name', 'age') values ('starlee',25)
db.user.remove({})	DELETE * FROM user
db.user.find().skip(10).limit(20)	SELECT * FROM user ORDER BY age DESC
db.user.find().sort({'age' : -1})	SELECT * FROM user ORDER BY age DESC
	不包含

11.5 列式数据库

列式数据库是以列相关存储架构进行数据存储的数据库，主要适合于批量数据处理和即时查询。与列式数据库相对应的是行式数据库，数据以行相关的存储体系架构进行空间分配，主要适合于小批量的数据处理，常用于联机事务型数据处理。

列式存储是相对于行式存储而言的，行式存储以行的形式在磁盘上存储数据，因为大部分查询都是基于某个字段查询和输出结果的，所以在行式存储中会存在大量的磁盘转动寻址的操作，磁盘转动次数多，磁头移动幅度大，性能相对较慢。列式存储以列的形式在磁盘上存储数据，因为大部分应用程序的查询都是基于某个字段查询和输出结果的，所以列式存储能很方便地找到需要的数据，磁盘转动次数少，磁头移动幅度小，性能相对快。

传统的关系数据库 Oracle、MySQL、SQL Server 都是以行来存储数据的，而与大数据相关的数据库 HBase、Cassandra 等则以列的方式存储数据。列式存储最大的好处是，由于查询数据时查询条件是通过列来定义的，因此整个数据库是自动索引的。

列式数据库有代表性的产品就是 HBase。HBase 是一个开源的分布式列式数据库，它是基于 Google 的 Bigtable 而开发的，具有高可靠性、高性能、面向列、可伸缩的特点。它运行在 Apache Hadoop 之上，提供了对大规模数据的高可扩展性和高可靠性的存储和访问，能够很好地适应大规模分布式存储的要求。HBase 适用于需要快速读写大量数据的场景，如日志处理、实时分析和在线应用程序等。HBase 以分布式和可伸缩的方式存储数据，并且可以在成百上千个服务器上进行水平扩展。

开发人员可利用 HBase 在 PC Server 上搭建大规模数据存储集群。具体来说，就是仅需要使用普通的硬件服务器配置，就能够处理由成千上万的行和列所组成的大型数据库。HBase 不同于一般的关系数据库，非常适合存储非结构化数据。

为了管理庞大的数据表，支持分布式应用，HBase 采取分而治之的策略对数据进行分片。HBase 在横向和纵向两个方向将海量数据切分。横向上，根据行键的值把可达百亿行的数据切分为一个个存储区域。区域包含了某个行键值域区间内的所有行数据，它是 HBase 负载均衡和数据分发的基本单位。不同的区域会被分配到不同的区域服务器上，区域服务器负责管理与维护分配给自己的区域，处理来自客户端的读写请求。每个区域的默认大小是100～200MB，每个区域服务器上会放置10～1000个区域。初始时，每个表只包含一个区域，随着数据的不断插入，区域会持续增大，当一个区域中包含的行数量达到一个值时，就会被自动分成两个新的区域，从而不断地分裂出越来越多的区域。纵向上，把可达百万的列划分成一组组列族，列族为有关联的若干列的集合。

11.6　图 数 据 库

图数据库是以点、边为基础存储单元，以高效存储、查询图数据为设计原理的数据管理系统。图概念对于图数据库的理解至关重要。图是一组点和边的集合，“点”表示实体，“边”表示实体间的关系。在图数据库中，数据间的关系和数据本身同样重要，它们作为数据的一部分进行存储。这样的架构使图数据库能够快速响应复杂关联查询，因为实体间的关系已经提前存储到了数据库中。图数据库可以直观地显示可视化关系，是存储、查询、分析高度互联数据的最优办法。

图数据库具有如下优点。①使用图（或者网）的方式来表达现实世界的关系很直接、自然，易于建模。例如，某人喜欢看某电影，就可以建立一条边连接这个人和这部电影，这条边就叫作“喜欢”边，同时这个人还可以有其他边，如“朋友”边、“同学”边等，同样这个电影也可以有其他边，如“导演”边、“主演”边等，这样就构建了自然的关系网。②图数据库可以很高效地插入大量数据。图数据库面向的应用领域数据量可能都比较大，如知识图谱、社交关系、风控关系等，总数据量级别一般在亿或十亿以上，有的甚至达到百亿边。MySQL 不做分表分库的情况下插入百万数据基本就很慢了，图数据库基本能胜任亿级以上的数据，如neo4j、titan（janus）、hugegraph等图数据库，持续插入十亿级的数据基本还能保持在一个较高的速度。③图数据库可以很高效地查询关联数据。传统关系数据库不擅长做关联查询，特别是多层关联（如查我的好友的好友有哪些人），因为一般来说都需要做表链接，表链接是一个很昂贵的操作，涉及大量的I/O操作及内存消耗。图数据库对关联查询一般都进行针对性的优化，如存储模型上、数据结构、查询算法等，防止局部数据的查询引发全部数据的读取。④图数据库提供了针对图检索的查询语言，如 Gremlin、Cypher 等图数据库语言。图查询语言大大方便了关联分析业务的持续开发，传统方案在需求变更时往往要修改数据存储模型、修改复杂的查询脚本，图数据库已经把业务表达进行了抽象处理，如上面的 2 层好友查询，Gremlin 实现为g.V(me).out('friend').out('friend')，如果需要改为2层同学查询，那调整一下把好友换为同学即可（g.V(me).out('classmate').out('classmate')）。⑤图数据库提供了专业的分析算法、工具，如ShortestPath、PageRank、PersonalRank、Louvain等。很多图数据库还提供了数据批量导入工具，提供了可视化的图显示界面，使得数据的分析结果更加直观展示出来。

Neo4j是一个开源的NoSQL图形数据库，也是当前较先进的图数据库之一，其一在于提供了原生的图数据存储、检索和处理功能；其二采用了属性图模型，可极大地完善和丰富图数据模型；其三有专属查询语言Cypher，可将视图变得更直观，操作更高效。

Neo4j图数据库主要有以下构建元素。

（1）节点：节点是图数据库中的一个基本元素，用来表示一个实体记录，如关系数据库中的一条记录一样。在 Neo4j 中节点可以包含多个属性和多个标签。

（2）属性：属性是用于描述图节点和关系的键值对。其中键是一个字符串，值可以是任何类型的数据。

（3）关系：关系同样是图数据库的基本元素。当数据库中已经存在节点后，需要将节点连接起来构成图。关系就是用来连接两个节点的一条边，关系也称为图论的边，其始端和末端都必须是节点，关系不能指向空，也不能从空发起。关系和节点一样可以包含多个属性，但关系只能有一个类型。

（4）标签：标签将一个公共名称与一组节点或关系相关联，节点或关系可以包含一个或多个标签。可以为现有节点或关系创建新标签，也可以从现有节点或关系中删除标签。常用的 Neo4j 命令如表 11-6 所示。

表 11-6 常用的 Neo4j 命令

操作	命令
创建任务节点	CREATE (n:Person {name:'常同学'}) RETURN n
创建关系	MATCH (a:Person {name:'常同学'}), (b:Person {name:'河南'}) MERGE (a)-[:出生地 {since:2001}]->(b)
查询	MATCH (a:Person)-[r:出生地]->(b:Location {city:'河南'}) RETURN a,b
删除指定关系	MATCH (a:Person)-[r:出生地]-(a:Person) DELETE r
删除节点	MATCH (a:Person {name:'河南'}) DELETE a

本 章 小 结

非关系数据库通常用于高性能和可扩展性的应用程序。表 11-7 总结了非关系数据库的种类和优缺点。

表 11-7 NoSQL 数据库分类

类型	部分代表	数据模型	优点	缺点	特点
列存储	HBase Cassandra Hypertable	列	对某些类型的查询更有效	不如其他模型灵活	顾名思义，是按列存储数据的。最大的特点是方便存储结构化和半结构化数据，方便进行数据压缩，对针对某一列或者某几列的查询有非常大的I/O优势
文档存储	MongoDB CouchDB	文档	灵活和可扩展	不支持复杂查询	文档存储一般用类似 JSON 的格式存储，存储的内容是文档型的。这样也就有机会对某些字段建立索引，实现关系数据库的某些功能
key-value 存储	Tokyo Cabinet / Tyrant Berkeley DB MemcacheDB Redis	键值对	快速和简单	不支持复杂查询	可以通过 key 快速查询到其 value。一般来说，存储不考虑 value 的格式，照单全收
图存储	Neo4j FlockDB	图	适合存储和查询关系	关注于图的查询，其他关系效率较低	图形关系的最佳存储。使用传统关系数据库来解决的话性能低下，而且设计使用不方便

习题 11

1. NoSQL 数据库的四大分类包括（　　）。

A. 键值存储数据库，列存储数据库，文档型数据库，关系型数据库

B. 列存储数据库，文档型数据库，关系型数据库，分布式数据库

C. 键值存储数据库，列存储数据库，文档型数据库，图数据库

D. 键值存储数据库，文档型数据库，图数据库，内存数据库

2. 适合于存储大量复杂、互连接的数据类型，如人际交往、推荐系统和知识图谱的 NoSQL 数据库有（　　）。

A. MongoDB　　B. Neo4j　　C. Redis　　D. HBase

3. MongoDB 采用（　　）格式完成存储数据和网络数据交换。

A. XML　　B. JSON　　C. CSV　　D. SQL

4. MongoDB 中的_id 字段默认为（　　）类型。

A. 自动递增整数　　B. UUID　　C. ObjectId　　D. 字符串

5. Redis 支持（　　）数据结构。

A. 仅支持字符串

B. 支持字符串、哈希、列表、集合、有序集合

C. 支持关系表

D. 支持图结构

6. 请简述 NoSQL 数据库与传统的关系数据库的主要区别。

7. 请列举并解释 NoSQL 数据库的四大分类及其特点。

8. 在 MongoDB 数据库中编写如下的程序：

（1）向集合`users`中插入一条新文档，文档内容包含'name'为'Alice'，'age'为 28，'email'为'alice@example.com'。

（2）向集合`users`中批量插入以下两条文档：'name'为'Bob'，'age'为 34，'email'为'bob@example.com'；和'name'为'Charlie'，'age'为 22，'email'为'charlie@example.com'。

（3）更新集合`users`中'name'为'Bob'的用户的'age'字段为 35。

（4）删除集合`users`中'name'为'Charlie'的用户。

（5）查询集合`users`中'age'大于 25 的用户，并按'age'降序排序，返回查询结果。

参 考 文 献

陈畅亮，吴一晴，2015．SQL Server 性能调优实战．北京：机械工业出版社．

陈建辉，2015．车站计划管理系统数据库连接中断的分析及处理．通讯世界（1）：214．

陈铁明，2021．数据安全．北京：电子工业出版社．

党德鹏，2021．数据库应用、设计与实现．2 版．北京：清华大学出版社．

冯天亮，2014．数据库原理及其医学应用．北京：电子工业出版社．

郭远威，2022．MongoDB 核心原理与实践．北京：电子工业出版社．

胡孔法，2021．数据库原理及应用．北京：机械工业出版社．

黄志强，2009．SQL Server 在固井数据管理中的应用．长江大学学报（自然科学版）理工卷，6（1）：74．

简云松，2008．数据库恢复技术探讨．软件导刊，7（8）：102-103．

黎宙，梁华金，2001．数据库的恢复实现技术．现代计算机（专业版）（111）：30-31．

李子骅，2021．Redis 入门指南．3 版．北京：人民邮电出版社．

刘娜，2009．关系数据库事务操作及并发控制机制．电脑知识与技术，5（11）：23-24．

刘瑜，安义，王晓智，2023．NoSQL 数据库入门与实践（基于 MongoDB、Redis）．2 版．北京：中国水利水电出版社．

陆鑫，王雁东，胡旺，2015．数据库原理及应用．北京：机械工业出版社．

马宏强，2008．数据库的并发控制．电脑知识与技术（18）：21-22．

盛业兴，2007．嵌入式数据库事务处理和日志恢复技术研究．合肥：合肥工业大学．

史霄波，窦智，2024．数据库系统原理．北京：清华大学出版社．

随三军，2009．数据库网格的事务并发控制算法研究．兰州：兰州理工大学．

万常选，廖国琼，等，2009．数据库系统原理与设计．北京：清华大学出版社．

王安宇，姚凯，2022．数据安全领域指南．北京：电子工业出版社．

王珊，杜小勇，陈红，2023．数据库系统概论．6 版．北京：高等教育出版社．

王珊，萨师煊，2014．数据库系统概论．5 版．北京：高等教育出版社．

王英英，2021．SQL Server 2019 从入门到精通．北京：清华大学出版社．

卫琳，马建红，2021．SQL Server 数据库应用与开发教程．5 版．北京：清华大学出版社．

肖波，2008．主流 Web 数据库开发技术研究．成都：电子科技大学．

肖海蓉，任民宏，2016．数据库原理与应用．5 版．北京：清华大学出版社．

徐桂祥，2011．SQL 案例解析：以 SQL Server 与 Oracle 为例．北京：清华大学出版社．

杨波，2003．一个基于 C/S 模式的内存数据库系统的设计与实现．大连：大连理工大学．

周峰，张振东，张术强，2012．SQL 结构化查询语言速学宝典．2 版．北京：中国铁道出版社．

周游弋，2010．集群监控系统中内存数据库的设计与应用研究．上海：复旦大学．

Atkinson P, Vieira R, 2013. SQL Server 2012 编程入门经典．王军，牛志玲，译．4 版．北京：清华大学出版社．

Silberschatz A, Korth H F, Sudarshan S,2021．数据库系统概念．杨冬青，李红燕，张金波，等译．7 版．北京：机械工业出版社．